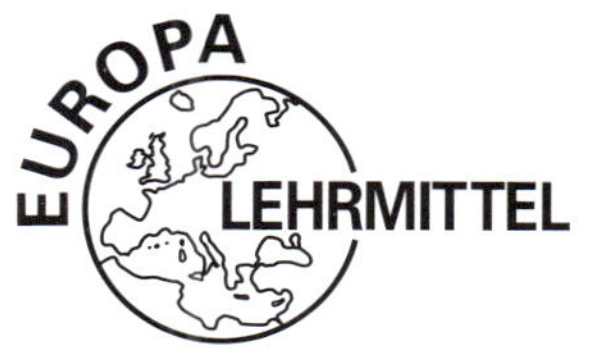

EUROPA Fachbuchreihe

für Berufe im Gesundheitswesen

Regine Astrid Schmidt

Innere Medizin
Praxisfälle Physiotherapie – Band 2

VERLAG EUROPA-LEHRMITTEL · Nourney, Vollmer GmbH & Co. KG

Düsselberger Straße 23 · 42781 Haan-Gruiten

Europa-Nr.: 64844

Autorinnen:

Mandy Gerin †
Regine Astrid Schmidt

Fachlektorat:

Dr. med. Martina Truss, Siegen

Illustrationen:

Steffen Faust, 12619 Berlin

1. Auflage 2023
Druck 5 4 3 2 1

Alle Drucke derselben Auflage sind parallel einsetzbar, da bis zur Behebung von Druckfehlern untereinander unverändert.

ISBN 978-3-8085-6484-4

Umschlaggestaltung: tiff.any GmbH, 10999 Berlin
Umschlagfoto: WavebreakmediaMicro – stock.adobe.com

Layout und Satz: Sanset Druckvorlagen, 67361 Freisbach, www.sanset.de
Druck: ITC Print, 1035 Riga (Lettland)

Vorwort

Das Arbeitsfeld von Physiotherapeuten[1] ist in den vergangenen Jahren deutlich anspruchsvoller geworden. Die Aus-, Fort- und Weiterbildung sowie das Studium müssen sich ständig dem aktuellen und hohen Niveau des Tätigkeitsbereiches anpassen. Der Verantwortungsbereich von Physiotherapeuten steigt, sie sind oft ein wichtiger Teil des multidisziplinären Behandlungsteams und brauchen eine Qualifizierung, die es ermöglicht, Patienten auch bei Direktzugang zu untersuchen und erfolgreich zu behandeln.

Das vorliegende Lehrbuch liefert Fallbeispiele und Lösungswege mit komplexen Denk-, Entscheidungs- und Handlungsprozessen eines professionellen Physiotherapeuten.

An wen wendet sich das Lehrbuch?

- Schüler und Studenten im Berufsfeld Physiotherapie:
  zur Erarbeitung der Inhalte in den Fächern Krankheitslehre und physiotherapeutische Anwendungen in der Inneren Medizin, zur Wiederholung bzw. Festigung der Inhalte und zur Prüfungsvorbereitung in den genannten Fächern
- Lehrer und Dozenten im Berufsfeld Physiotherapie:
  als Grundlage für den fachtheoretischen und fachpraktischen Unterricht, unabhängig vom Lehr- bzw. Lernkonzept. Die Fallbeispiele können in offenen Konzepten wie problemorientiertem Lernen, im Frontalunterricht und auch als Selbststudienaufgaben eingesetzt werden. In den Grundlagenfächern können die entsprechenden Teile einer Fallbeschreibung, z. B. die physiotherapeutische Untersuchung oder die Therapiemaßnahmen, anwendungsbezogen den theoretischen Unterricht untermauern.
- Physiotherapeuten in der Praxis:
  zur Auffrischung, Aktualisierung und Vertiefung ihres Wissens.

Inhalt und methodischer Aufbau

In diesem Buch ist die Physiotherapie an typischen Fallbeispielen aus dem Fachgebiet Innere Medizin beschrieben. Es werden exemplarische Vorgehensweisen beim Vorliegen von internistischen Grunderkrankungen besprochen, die entweder direkten Einfluss auf die Beweglichkeit haben, z. B. bei Erkrankungen mit Gelenkbeteiligung, oder aber indirekten Einfluss auf die Mobilität, z. B. durch eine vorgeschaltete Herz-Kreislauf-Erkrankung. Die Ordnung der Fallbeispiele ist nach der medizinischen Diagnose vorgenommen. Je nach Fall und Untersuchungsergebnis werden unterschiedliche physiotherapeutische Ziele und Therapieschwerpunkte, wie z. B. physiotherapeutische Behandlung von Patienten mit Herzerkrankungen, Gefäßerkrankungen, Darm- und Stoffwechselerkrankungen, rheumatoiden Beschwerden und Krebserkrankungen thematisiert.

Jedes Kapitel beginnt mit einer allgemeinen Einleitung, anschließend wird ein internistischer Fall vorgestellt. Die Beschreibung der Fallbeispiele ist entsprechend den Denk-, Handlungs- und Entscheidungsprozessen (Clinical Reasoning) strukturiert, die Physiotherapeuten während der Untersuchung und Therapie von Patienten durchlaufen.

1 Die Verwendung nur eines grammatischen Geschlechts bei Berufs- und Gruppenbezeichnungen wurde im Hinblick auf den Lesefluss gewählt. Sie stellt keine Meinungsäußerung zu Geschlechterrollen dar.

Aufbau der Fallbeispiele

Patientengeschichte: Text über den Patienten mit seiner medizinischen Diagnose, seiner Krankengeschichte und relevanter Kontextfaktoren

Hauptindizien: übersichtliche Aufstellung aller wichtigen Informationen aus der Patientengeschichte Der Lösungsweg ist einheitlich gegliedert in:

- Untersuchungshypothese, Diagnose, Differenzialdiagnose
- Hintergrund mit Ätiologie und Pathogenese der Grunderkrankung, Komplikationen, Interventionen in der multidisziplinären Behandlung und weiteren möglichen Symptomen
- physiotherapeutische Untersuchung mit den entsprechenden Teilschritten
- Untersuchungen anderer Professionen
- physiotherapeutische Diagnose, Leitsymptome und Ziele
- Therapie- und Behandlungsgrundsätze
- physiotherapeutische Maßnahmen
- Evaluation
- Prognose und Tertiärprophylaxe
- Recherchehinweise
- Zusammenfassung des Fallbeispiels

Die Beschreibung der Fallbeispiele, die physiotherapeutische Untersuchung und die Zielformulierungen werden aus der Blickrichtung des biopsychosozialen Modells, wie es in der Internationalen Klassifikation der Funktionsfähigkeit, Behinderung und Gesundheit (ICF) verwendet wird, betrachtet. Die theoretischen Hintergrundinformationen zur Erkrankung orientieren sich in der Regel an den aktuellen medizinischen Leitlinien. Im Therapieplan werden Gruppen physiotherapeutischer Maßnahmen aufgezählt, jedoch werden keine einzelnen Übungen beschrieben, denn die Arbeit mit diesem Buch setzt Wissen und Können über grundlegende physiotherapeutische Untersuchungs- und Behandlungstechniken voraus. Im Anhang finden Sie Klassifikationen, Definitionen und Tests, die für mehrere Fallbeispiele relevant sind.

Besonderheiten und Stärken des Lehrbuchs

Neben der Wissensvermittlung von medizinischem und physiotherapeutischem Inhalt ist dieses Lehrbuch auch zur Schulung der Denkstrategien des Clinical Reasonings geeignet. In jedem Fallbeispiel wird die Vorgehensweise als vollständige Handlung beschrieben. Der handlungsorientierte Aufbau erleichtert Schülern und Studenten den Theorie-Praxis-Transfer. Im Lehrbuch werden Inhalte zahlreicher Unterrichtsfächer (Anatomie, Physiologie, Krankheitslehre, PT-Untersuchungs- und Behandlungstechniken, Physiotherapeutische Anwendungen) vernetzt und anwendungsbezogen dargestellt.

Wir hoffen, dass das vorliegende Lehrbuch ein wertvoller Begleiter für Physiotherapeuten in Ausbildung, Lehre und Praxis wird. Kritische Hinweise, Anregungen und Vorschläge zur Verbesserung nehmen wir gern per E-Mail unter lektorat@europa-lehrmittel.de entgegen.

Winter 2022/2023 Autorin und Verlag

Vorwort zu Band 2: Innere Medizin

Es ist mir für mich eine große Freude und Ehre, auf Bitte der Autorin dieses Buches, in meiner Eigenschaft als Facharzt für Innere Medizin mit dem Schwerpunkt der Hämatologie und Onkologie ein Vorwort schreiben zu dürfen. Dabei ist mein Blick auf die in diesem zweiten Band behandelte Thematik stark von einem ganzheitlichen Denken geprägt, das mir während meines Studiums und der Facharztausbildung an der Universität Heidelberg, einem Zentrum psychosomatisch ausgerichteter Medizin, vermittelt wurde. Die Gesundung eines Patienten aus einer solchen psychosomatischen respektive anthroposophischen Sicht basiert idealerweise ungeachtet der Erkrankung auf einem gesamtheitlichen Therapiekonzept, das gleichberechtigt neben den somatischen Aspekten auch die individuellen psychosozialen Bedingungen berücksichtigt. Integraler Bestandteil eines solchen Konzepts ist daher eine die Körperkräfte stärkende Physiotherapie, die auf eine solche Verzahnung von Körper, Geist und Seele abzielt.

Gerade auf dem Feld der Inneren Medizin ist das Verständnis einer Erkrankung mit ihren zum Teil chronischen Folgen von besonderer und anderer Relevanz, als bei vorübergehenden Störungen des Bewegungsapparats, wie beispielsweise nach einem Trauma, bei dem es zumeist zu einer völligen Restitutio ad integrum kommt.

Grundlage für den Erhalt und den Erwerb eines fundierten Fachwissens ist eine kontinuierliche Fort- und Weiterbildung nach dem Studium mit dem Ziel, den Physiotherapeuten die Kompetenz zu vermitteln, innerhalb eines multidisziplinären Behandlungsteams eine eigenständige Rolle zu übernehmen, und darüber hinaus ein unmittelbares Krankheitsverständnis für die Patientin/den Patienten zu entwickeln. Dadurch bekommt die Physiotherapie eine qualitativ eigene Wertigkeit, die weit über den reinen Anspruch einer mobilitätssteigernden Maßnahme hinausgeht. Auf diese Weise wird für einen, nicht selten chronisch, Erkrankten die Erfahrung der körperlichen Genesung zu einem seelisch erfahrbaren Aufbruch, zu einer Rückkehr in die verloren geglaubte Normalität des Gesundseins.

Die Aktivierung sensomotorischer Schleifen in den neuronalen Netzwerken unseres Zentralnervensystems im Zuge des Mobilitätstrainings nimmt einen positiven Einfluss auf die für unser seelisch-emotional wichtiges limbisches System und fördert ein Erstarken in einem viel umfassenderen Sinn als dem des rein körperlichen. Mit diesem übergeordneten Leitmotiv gilt es nun, den chronisch-internistisch erkrankten Patienten mit ihren ganz unterschiedlichen Krankheitsbildern und damit einhergehenden Beschwerden individuell gerecht zu werden. Grundsätzlich pathophysiologisch ausgerichtet bietet dieses Lehrbuch problemorientiert prototypische Fallbeispiele mit Lösungen, die die zur Therapie führenden Entscheidungswege anschaulich verdeutlichen.

Nicht zuletzt kann dieses Buch auch für Physiotherapeuten als Repetitorium dienen, denn neben der Auffrischung und Vertiefung bietet es sicherlich auch eine Aktualisierung im Sinne eines Updates internistischer Konzepte. Was den Inhalt und methodischen Aufbau dieses Buches anbelangt, so wird die Physiotherapie für Patienten mit internistischen Erkrankungen an exemplarischen Fallbeispielen aus 9 Teildisziplinen der inneren Medizin dargestellt, wobei aufgrund der prinzipiellen Fülle des Stoffes eine Konzentration auf die wesentlichen Merkmale des jeweiligen prototypischen Falls notwendig war. Für die Fallbeispiele wurden die medizinischen Diagnosen nach Häufigkeit und Relevanz ausgewählt, wobei innerhalb jeder Kasuistik die unterschiedlichen physiotherapeutischen Ziele und Therapieschwerpunkte ausgeführt werden. So bleibt uns nur, Ihnen bei der Lektüre unseres Buches viel Freude und neue Erkenntnisse zu wünschen!

Univ.-Prof. Dr. med. Rainer Haas, Direktor der Klinik für Hämatologie, Onkologie und Klinische Immunologie am Universitätsklinikum Düsseldorf.

Dank

Das vorliegende Buch ist das Ergebnis einer langjährigen Zusammenarbeit mit Patienten, Kollegen, Ärzten und Professoren. Es ist gedacht als Diskussionsgrundlage zur stetigen Weiterentwicklung in einem Bereich, der immer noch als „Stiefkind" der Physiotherapie angesehen wird, obwohl er dort immer weiter Relevanz entfaltet. Im Zuge des demographischen Wandels nehmen chronische Erkrankungen bei der älter werdenden Bevölkerung zu. Auch soziokulturelle Faktoren wie Fehlernährung und Bewegungsmangel tragen zu einer Erhöhung internistischer chronischer Erkrankungen bei und prägen die multikausalen Krankheitsbilder in der physiotherapeutischen Praxis.

Mit der jahrzehntelangen Erfahrung in der Klinik, in der Praxis und insbesondere bei Hausbesuchen von Schwerstkranken ist es mir ein Herzenswunsch, hier mein Wissen, untermauert durch die Wissenschaft, zu teilen.

Bedanken möchte ich mich bei Marcel Kufs und Max Lieber für die fachlichen Hinweise beim Glossar, bei Raphaela Speicher für die konkrete Unterstützung bei den Fallbeispielen zum Herzen, bei Dr. Andreas Richter für die wertvollen Hinweise zum Diabetes-Fall und natürlich bei Prof. Dr. Haas für den regelmäßigen, konstruktiven Austausch und das einführende Vorwort.

Mein inniger Dank gilt der viel zu früh verstorbenen Mandy Gerin für die jahrelange inspirierende und sehr enge Zusammenarbeit.

Dieses Buch widme ich meiner Mutter Ute Schmidt und meinem verstorbenen Vater Prof. Dr. Günther Eberhard Schmidt, der mir die Freude an der Fachdidaktik in die Wiege legte.

Regine Astrid Schmidt, im Winter 2022/2023

Inhaltsverzeichnis

1 **Koronare Herzkrankheit (KHK) – Herr Hertz**
Schwerpunkt: Therapie von Patienten mit Herzerkrankung 9

2 **Entzündliche Herzerkrankungen – Frau Fitt wird aus der Bahn geworfen**
Schwerpunkt: Therapie von Patienten mit Herzerkrankung 28

3 **Erkrankungen der Venen/Angiologie – Frau Vari-Kosis hat Schmerzen im Bein**
Schwerpunkt: Therapie von Patienten mit venöser Gefäßerkrankung 43

4 **Erkrankungen der Arterien/Angiologie – Herr Claudicatio braucht Pausen**
Schwerpunkt: Therapie von Patienten mit (peripherer) arterieller Gefäßerkrankung (pAVK) .. 60

5 **Durchblutungsstörungen bei Diabetes mellitus Typ 2 (Prophylaxe) – Herr Honig geht neue Wege**
Schwerpunkt: Therapie von Patienten mit Gefäßerkrankung 76

6 **Entzündliche Erkrankungen des Gastrointestinaltraktes (GIT) – Frau Stress**
Schwerpunkt: Therapie von Patienten mit chronisch-entzündlichen Darmerkrankungen .. 94

7 **Rheumatischer Formenkreis/entzündlich rheumatische Erkrankungen (Spondylitis ankylosans) Herr Brenner macht mit**
Schwerpunkt: Therapie von Patienten mit entzündlichen rheumatischen Erkrankungen . 113

8 **Entzündliche rheumatische Erkrankungen – Frau Freytag macht gute Mine**
Schwerpunkt: Therapie von Patienten mit rheumatoider Arthritis (RA) 130

9 **Leukämie/Onkologie – Herr Krebs will leben**
Schwerpunkt: Therapie von Patienten mit onkologischen Erkrankungen 149

Glossar 170

Bildquellenverzeichnis 179

Sachwortverzeichnis 180

1 Koronare Herzkrankheit (KHK) – Herr Hertz

Schwerpunkt: Therapie von Patienten mit Herzerkrankung

Bei der physiotherapeutischen Behandlung von Patienten mit der Diagnose Koronare Herzkrankheit (KHK) stehen das Hinführen des Patienten zu einem selbstständigen Alltag und dessen Aufklärung über die der KHK zugrunde liegenden Pathomechanismen im Vordergrund. In diesem Zusammenhang ist es notwendig, dem Patienten die Wechselwirkung zwischen den Pathomechanismen und den Risikofaktoren (beispielsweise der Bewegungsarmut) zu verdeutlichen. Es ist wichtig, dass der Patient lernt, mit dem Symptom „Angina pectoris" (kurzzeitige Durchblutungsstörung im Herzen, die mit einem Engegefühl in der Brust, Schmerzen und starker Angst einhergeht) umzugehen und eine angemessene Selbsteinschätzung zu entwickeln, damit kein Teufelskreis entsteht, in dem sich die Angina pectoris durch die Aufregung des Patienten verschlimmert. Der Patient sollte durch die physiotherapeutische Intervention befähigt werden, ein eigenes Verständnis von einem gesunden Lebensstil zu entfalten, um den Verlauf der chronischen KHK zu verlangsamen und folglich die Lebenserwartung zu steigern. Selbstwirksamkeit des Patienten, also aktiv zum Genesungsprozess beizutragen und Wünsche in den Therapieablauf einzubringen, kann ebenso die Genesung fördern.

›› Fallbeispiel

Herr Hertz, 61 Jahre alt, ist stolzer Opa von 2 Enkelsöhnen und lebt mit seiner Frau in einem kleinen Haus auf dem Land. Seitdem er seit 3 Jahren seinen Ruhestand genießt, engagiert er sich ehrenamtlich im örtlichen Fußballverein, in dem auch seine beiden Enkel aktiv kicken. Herr Hertz hat im Verein die Aufgabe des Platzwarts übernommen und kümmert sich liebevoll um „seinen" Rasen. Das Linienziehen mit Kreide erledigt er mit einem Wagen, den er über den Platz schiebt. In letzter Zeit fällt ihm immer häufiger auf, dass er beim Weißen des Platzes viel mehr Pausen braucht und schnell außer Atem kommt. Manchmal hat er auch ein richtiges Stechen in der Brust. Wenn samstags die Herren spielen, trifft sich Herr Hertz mit seinen Fußballfreunden und guckt sich bei Bratwurst und Zigaretten das Spiel an. Seiner Frau hat er noch nichts von seinen Problemen erzählt, da er befürchtet, sie würde sich sonst zu viele Sorgen machen und ihm womöglich das Rauchen und sein wohlverdientes Feierabendbier verbieten.

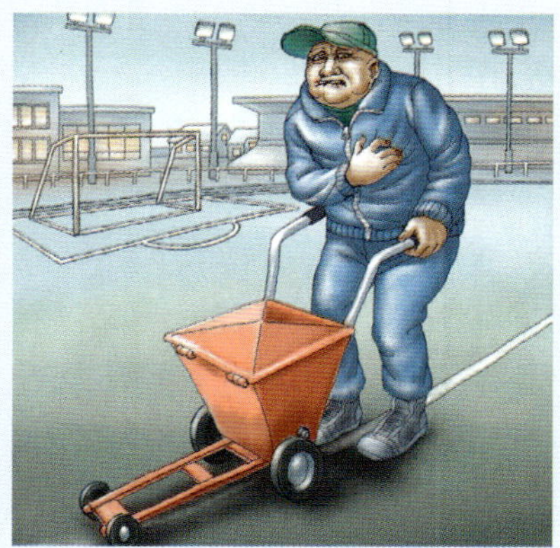

Bild 1: Herr Hertz gerät immer schneller außer Atem.

Gestern sollte er Zuhause einen Wasserkasten in den Keller bringen. Auf dem Weg nach unten hatte er plötzlich stechende Schmerzen in der Brust, die bis in den linken Arm und den linken Kiefer ausstrahlten. Er ließ den Kasten fallen. Überall Scherben. Frau Hertz sauste sofort die Treppen herunter und rief: „Was machst Du denn schon wieder für Sachen?" Völlig verängstigt brachte Herr Hertz kaum ein Wort heraus. Intuitiv erfasste Frau Hertz, dass es sich hier doch um eine Notfallsituation handeln musste und rief einen Rettungswagen. Nach den Untersuchungen erzählte der Arzt ihm von einer chronischen Herzkrankheit – das versteht Herr Hertz leider überhaupt nicht. Und dann soll er auch noch zur Physiotherapie, damit er wieder richtig „fit" wird. Auf Sport hat er überhaupt keine Lust und möchte nach wie vor weiter Zigaretten rauchen. Aber es nützt alles nichts. Frau Hertz hat für ihren Ehemann bereits einen Termin beim Physiotherapeuten für den morgigen Tag vereinbart.

Hauptindizien

Indizien	Hinweis auf	Klinische Kriterien
61 Jahre	älterer Patient	
Platzwart	muss eine bestimmte Gehstrecke absolvieren	
In letzter Zeit ist ihm immer häufiger aufgefallen, dass er beim Weißen des Platzes viel mehr Pausen braucht und schnell außer Atem kommt.	beschwerdefreie Gehstrecke verkürzt sich; Kurzatmigkeit	
stechender Schmerz in der Brust hinter dem Brustbein, ausstrahlend in linken Arm und linken Kiefer	Ein retrosternaler stechender Schmerz kann u.a. ein Anzeichen für einen akuten und lebensbedrohlichen Myokardinfarkt sein. Dieses Symptom muss unter allen Umständen differenzialdiagnostisch abgeklärt werden.	
Bier, Bratwurst und Zigaretten	Ein Lebensstil mit fettreichem Essen und regelmäßigem Alkohol-/Nikotinkonsum kann zum Risiko für die Entstehung einer Arteriosklerose werden.	Arteriosklerose als mögliche Ursache für Angina pectoris/KHK
Die Beschwerden treten beim Treppensteigen und gleichzeitigem Tragen eines Wasserkastens auf.	Belastung löste akute Symptomatik aus	Verdacht auf Angina pectoris
Diagnostik beim Hausarzt ergibt eine chronische Herzkrankheit, Verordnung von Physiotherapie	bereits längere Vor-/Entstehungsgeschichte einer Herzerkrankung; ggf. Kompensationserscheinungen anderer Organe, wie beispielsweise der Lunge	chronische Herzkrankheit
Auf Sport hat er überhaupt keine Lust und möchte weiter Zigaretten rauchen.	möglicherweise wenig Compliance und Motivation für körperliche Aktivitäten	

Lösungsweg

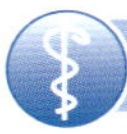

Untersuchungshypothese, Diagnose, Differenzialdiagnose

Wie lautet die Untersuchungshypothese bzw. Verdachtsdiagnose?

Der Patient zeigt folgende Symptome: stechender retrosternaler Brustschmerz mit Ausstrahlungen in den linken Arm und linken Kiefer, auch in Kombination mit vorheriger schneller Ermüdung und Kurzatmigkeit bei leichter körperlicher Belastung. Symptome wie Ermüdung und Kurzatmigkeit sind zunächst Anzeichen für viele verschiedene Grunderkrankungen, die Koronare Herzkrankheit ist eine davon. Je nachdem, welche Symptome zusätzlich auftreten, können auch andere Erkrankungen wie z.B. Tumorerkrankungen, andere Herzerkrankungen, Eisenmangel oder psychische Ursachen infrage kommen. Durch den ungesunden Lebensstil, den der Patient führt, und die damit verbundene erhöhte Gefahr der Arteriosklerose, wird die Diagnose Koronare Herzkrankheit immer wahrscheinlicher.

Vortestwahrscheinlichkeit für das Vorliegen einer Koronaren Herzkrankheit

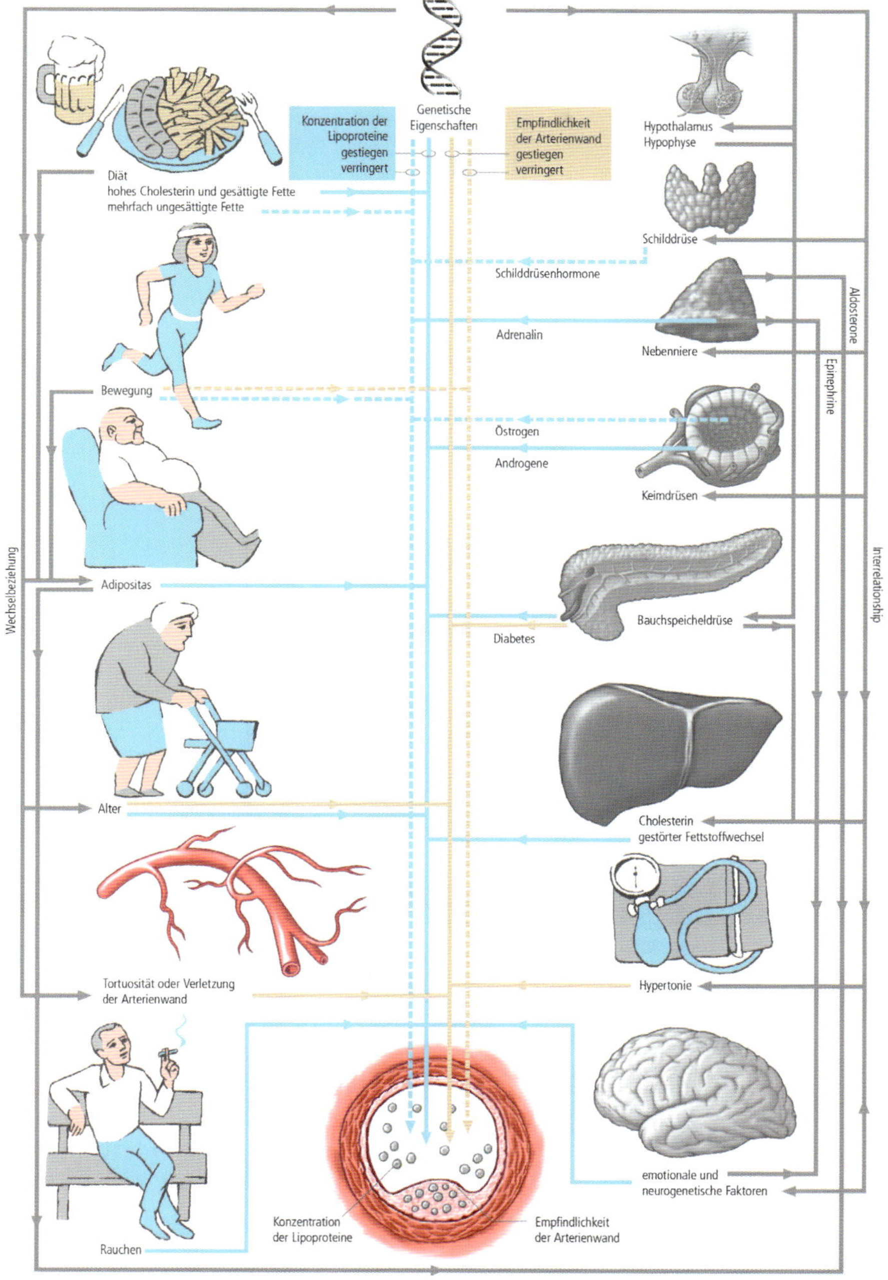

Bild 2: Vortestwahrscheinlichkeit für das Vorliegen einer Koronaren Herzkrankheit aufgrund der Parameter Alter, Geschlecht und Symptome in Abhängigkeit des Vorliegens weiterer Risikofaktoren

Als bei Herrn Hertz die akute Symptomatik auftrat, wurde er von seiner Frau direkt zum Hausarzt gefahren, hier wurden alle erforderlichen diagnostischen Schritte eingeleitet. Bei Patienten mit einem Verdacht auf eine Koronare Herzkrankheit ist ein detailliertes Anamnesegespräch von großer Bedeutung. Informationen über kardiovaskuläre Risikofaktoren wie arterielle Hypertonie, Nikotinabusus, Adipositas und eine positive Familienanamnese geben Aufschluss über die Wahrscheinlichkeit des Auftretens einer Koronaren Herzkrankheit. Zur weiteren Abklärung sind u.a. ein Ruhe-EKG, ein kleines Blutbild und eine Blutdruckmessung sinnvoll. Kommt es nicht zum Infarkt, ist in 50% der Fälle ein Ruhe-EKG unauffällig, da das Herz in Ruhe noch genügend Sauerstoff erhält. Folglich lässt sich die Koronare Herzkrankheit besonders durch Auffälligkeiten unter Belastung, also bei der Ergometrieuntersuchung (Elektrokardiogramm unter Belastung, Bild 3) feststellen.

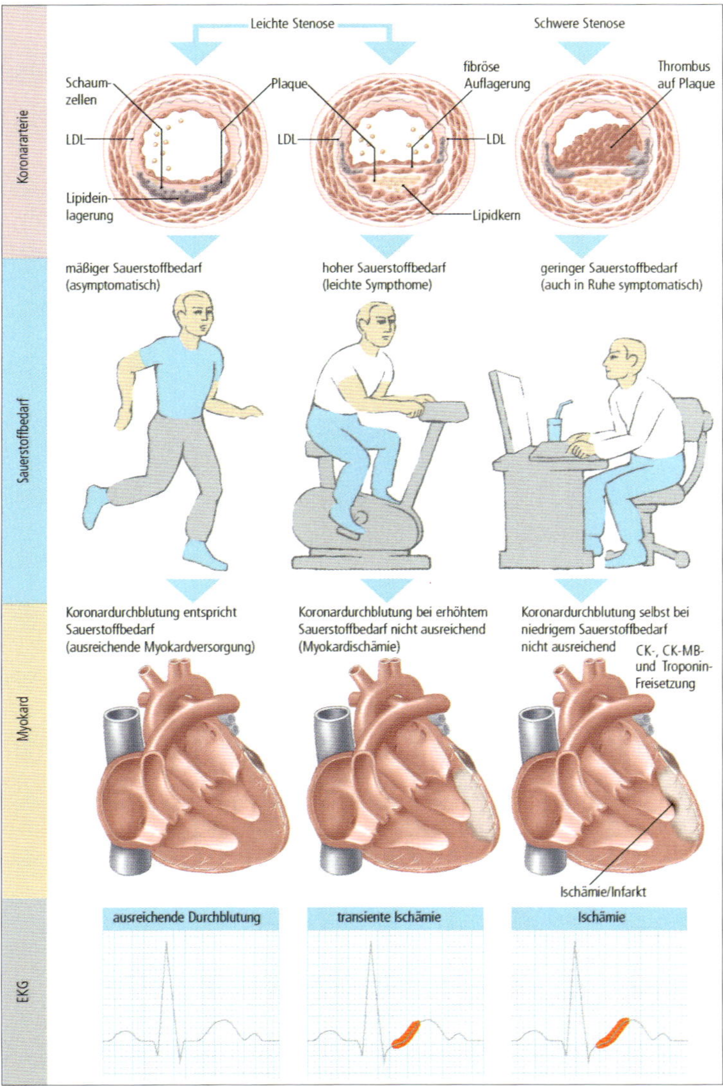

Bild 3: Ausprägung Arteriosklerose mit Auswirkung auf Bewegungsverhalten und EKG

Die Auswertung der Ergometrieuntersuchung von Herrn Hertz zeigt bei Belastung (100 Watt) eine Senkung der ST-Strecke. Dies ist kennzeichnend für die Koronare Herzkrankheit, wobei sich die Senkung zurückbilden kann. Die ST-Strecke beschreibt im EKG eigentlich eine horizontale, sogenannte isoelektrische Linie. Sie entsteht dann, wenn die Kammern des Herzens vollständig erregt sind und für den Moment sozusagen kein messbarer Strom fließt. Erhalten die Herzmuskelzellen z. B. im Rahmen einer KHK zu wenig Sauerstoff, kommt es zu einer Veränderung dieser Strecke (beim akuten Myokardinfarkt kommt es, anders als bei der KHK, zunächst zu einer Hebung). Weitere bildgebende Verfahren, die bei einem Verdacht auf eine Koronare Herzkrankheit zum Einsatz kommen, sind die Belastungsechokardiografie, das Stress-MRT oder die Myokardperfusionsszintigrafie.

Der behandelnde Arzt geht aufgrund der Ergebnisse aus der Anamnese, des Ruhe-EKGs und der Ergometrieuntersuchung von einer Koronaren Herzkrankheit aus. Er wartet noch auf den Troponin- und den Kreatinkinase (CK)-Wert aus dem Labor und auf das Röntgenbild, um einen Myokardinfarkt oder ein pathologisches Geschehen an der Lunge ausschließen zu können.

Bei der physiotherapeutischen Behandlung steht die Überwachung der Vitalparameter, wie dem Blutdruck und der Puls- und Atemfrequenz, im Vordergrund. Zusätzlich sollten die subjektiven Einschätzungen des Patienten, beispielsweise Schwäche und Unwohlsein, abgefragt und kontrolliert werden. Um die Belastungsfähigkeit des Patienten einschätzen zu können, sind diese Parameter wegweisend. Durch die Verwendung von Messmitteln, wie der BORG-Skala, ist es möglich, die Selbsteinschätzung des Patienten zu bewerten.

Im Gespräch sollten mögliche körperliche Aktivitäten gefunden werden, die der Patient gern und mit entsprechender Ausdauer ausführen kann.

Achtung! Beim Auftreten der retrosternal stechenden Schmerzen muss ein akuter Myokardinfarkt ausgeschlossen werden. Evtl. müssen von ärztlicher Seite weitere diagnostische Schritte eingeleitet werden (siehe Hintergrund).

Welche Differenzialdiagnosen liegen nahe?

Hintergrund

Wie sieht die Ätiologie und Pathogenese der Grunderkrankung aus?

Die Koronare Herzkrankheit ist eine Erkrankung, die durch die Verengung von Koronararterien (Herzkranzgefäße, S. 14, Bild 4) entsteht, die das Herz mit Blut und dadurch mit Sauerstoff versorgen.

Ursächlich für die Verengung der Blutgefäße ist das Krankheitsbild der Arteriosklerose. Hierbei sammeln sich Eiweiße und Fettzellen unter einer Kalkschicht an, die das Risiko vergrößert, die Gefäßwand aufzureißen. Zusätzlich ist durch die Verengung die Gefahr einer kompletten Verlegung des Gefäßes durch weitere Ablagerungen und damit eine Unterbrechung der Sauerstoffzufuhr mit Gewebsuntergang im betroffenen Abschnitt möglich.

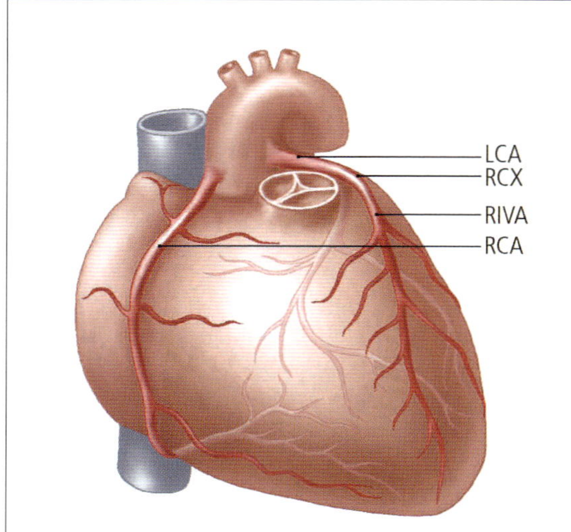

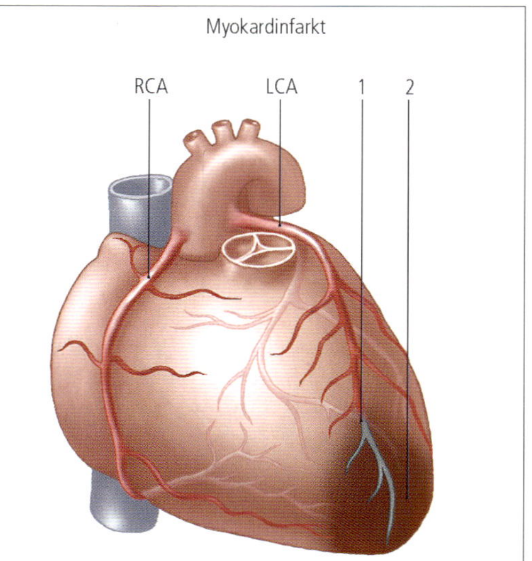

Bild 4: Gefäßversorgung des Herzens durch die Hauptkoronaräste.
RCA = Arteria coronaria dextra (rechte Koronararterie)
LCA = Arteria coronaria sinistra (linke Koronararterie)
RCX = Ramus circumflexus (Ast der linken Koronararterie)
RIVA = Ramus interventricularis anterior (Ast der linken Koronararterie)

Bild 5:
1 Unterbrochene Gefäßversorgung des Herzens bei einem Myokardinfarkt
2 Herzgewebe stirbt ab durch eine Unterversorgung mit Sauerstoff.

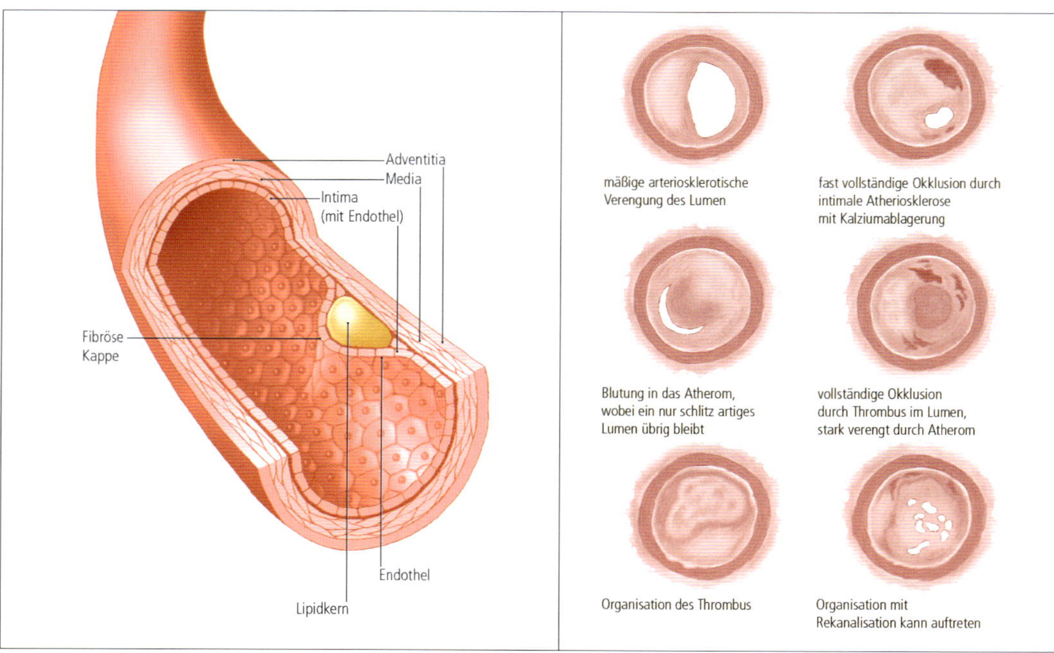

Bild 6: Arteriosklerose als Form einer Arteriosklerose mit fibröser Kappe

Bild 7: Schrittweise Verengung des Gefäßlumens durch Ablagerungen

Als Folge der Arteriosklerose in den Koronararterien entsteht ein Missverhältnis zwischen Sauerstoffbedarf und Sauerstoffverbrauch im Herzmuskel und das Symptom Angina pectoris (AP) tritt auf. Sie bezeichnet ein Engegefühl bzw. Schmerzen in der Brust. Die Unterversorgung des Herzmuskels wird unter Belastung (körperliche Anstrengung, plötzliche Kälte oder psychischer Stress) größer und die Angina pectoris verstärkt (daher der o.g. Test unter Belastung, in diesem Fall der Fahrradergometrie). Unterschieden wird die AP in eine stabile und eine instabile Form. Die stabile Angina pectoris zeigt sich bei bestimmten Belastungen, wohingegen die instabile Angina pectoris sehr variabel und ohne einen typischen Anlass auftreten kann. Zudem nimmt sie in der Regel während des Krankheitsverlaufes an Schwere und Häufigkeit zu.

Grad I	keine Angina pectoris bei normaler körperlicher Belastung, nur bei schwerer Belastung Symptomatik
Grad II	bei moderater Belastung Symptomatik, leichte Einschränkung der alltäglichen Aktivität
Grad III	bei leichter körperlicher Belastung Symptomatik, deutliche Einschränkung der täglichen Aktivität
Grad IV	bereits in Ruhe Beschwerden

Einteilung der Schweregrade der stabilen Angina pectoris in Anlehnung an die Canadian Cardiovascular Society (CCS)

Schweregrad I	Schweregrad II	Schweregrad III
neu auftretende Angina pectoris oder Verstärkung einer bestehenden Angina pectoris, keine Ruheschmerzen	Angina in Ruhe innerhalb des letzten Monats, aber nicht innerhalb der letzten 48 Stunden	Angina in Ruhe innerhalb der letzten 48 Stunden (Ruheangina)

Auszug aus der Braunwald-Klassifikation der instabilen Angina pectoris

Herr Hertz zeigt die typischen Auswirkungen einer stabilen Angina pectoris, da seine Beschwerden besonders unter Belastung, wie beim Treppensteigen mit einem Wasserkasten in den Händen oder dem Weißen des Fußballplatzes, auftreten und sich verschlimmern.

> **Merke!** Die Aufklärung des Patienten über Risikofaktoren ist eine elementare Säule in der Therapie von Patienten mit der Koronaren Herzkrankheit. Ohne die Aufgabe gesundheitsschädigender Gewohnheiten kann der chronische Verlauf dieser Erkrankung nicht verlangsamt oder die Lebenserwartung verlängert werden.

Diagnostik der KHK

In der Anamnese fragt der Arzt nach der Häufigkeit der Angina-pectoris-Anfälle, der Belastungsabhängigkeit und der Reaktion auf die Gabe von Nitrat, falls dieses bereits vorher schon einmal verabreicht wurde.

Merke! Die Applikation von Nitraten (z. B. Nitroglycerin als Spray) wirkt gefäßerweiternd, die Durchblutung nimmt so wieder zu und die Beschwerden einer akuten Myokardischämie klingen innerhalb kurzer Zeit ab. Die Symptome werden gelindert.

Die Laboruntersuchungen des Blutbildes geben Aufschluss über den Hämoglobin- und Eisenspiegel im Blut und die damit im Zusammenhang stehende Versorgung des Körpers mit Sauerstoff. Des Weiteren werden Glucose und Fettwerte im Blut im nüchternen Zustand bestimmt, um eine unbehandelte Diabetes-mellitus-Erkrankung oder eine Fettstoffwechselstörung aufzudecken.

Wichtiges Mittel zur Diagnostik und Differenzialdiagnostik bei KHK ist das Elektrokardiogramm EKG. Es wird als Ruhe- und Belastungs-EKG erhoben (siehe Bild 8 und oben). Ergänzend kann ein Langzeit-EKG durchgeführt werden.

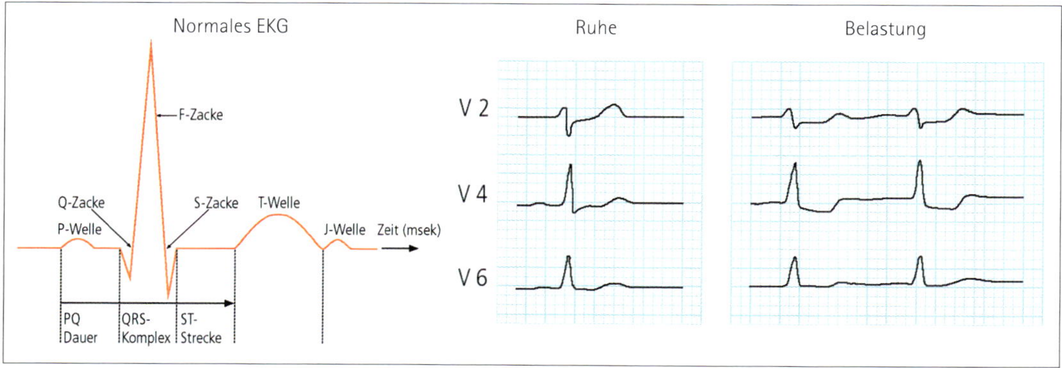

Bild 8: EKG-Kurve bei Ruhe und Belastung

Auch wenn bei betroffenen Patienten die typischen Risikofaktoren für eine Koronare Herzkrankheit vorliegen, ist es wichtig, andere Erkrankungen, die auch Ursache der Symptome sein können, in Betracht zu ziehen und durch eine entsprechende Diagnostik auszuschließen. Zu wichtigen Differenzialdiagnosen zählt der akute Herzinfarkt.

Differenzialdiagnose	Merkmal
Herzinfarkt	Auffälligkeiten im Ruhe-EKG mit einer typischen Hebung der ST-Strecke (STEMI) sind Indikatoren für einen Herzinfarkt. Zusätzlich dient die Bestimmung von Troponin und CK-MB im Blut (nach 6 Stunden möglich) der Diagnose eines Myokardinfarkts.
Erkrankungen des Skelettsystems, wie HWS-/BWS-Syndrom	Durch manuelle Diagnostik und Bewegungsprüfung der Wirbelsäule können Blockaden und Funktionsstörungen erkannt werden.
Lungenembolie	Durch die Untersuchung der Vitalparameter, Röntgen-Thoraxaufnahmen (sowie anderen bildgebenden Verfahren), EKG und einer Blutgasanalyse kann eine Lungenembolie weitestgehend ausgeschlossen werden.
mediastinale Erkrankungen, wie eine Tumorerkrankung	Ein Mediastinaltumor kann durch verschiedene bildgebende Verfahren, wie eine CT-Untersuchung, ausgeschlossen werden.
vegetative oder psychische Erkrankungen, wie Panikattacken	Angstfragebogen und weitere Untersuchungen bei einem Psychologen/Psychiater können die Diagnose einer Angststörung diagnostizieren oder ausschließen.

Welche Komplikationen sind bei dieser Erkrankung möglich?

Eine lebensbedrohliche Komplikation der Koronaren Herzkrankheit ist das **akute Koronarsyndrom**. Sobald die Sauerstoffversorgung des Herzmuskels durch die Verengung der Koronararterien nicht mehr bewältigt werden kann, tritt der sogenannte Myokardinfarkt (Herzinfarkt) ein. Je länger die Hypoxie (Sauerstoffmangel im Gewebe) des Herzmuskels anhält, desto höher ist die Gefahr des irreversiblen Untergangs von Herzgewebe. Der Myokardinfarkt ist eine der häufigsten Todesursachen in Deutschland. 2015 waren 5,3 % der Todesfälle in Deutschland die Folge eines Myokardinfarkts (Angaben des statistischen Bundesamts).

Wenn Patienten einen Myokardinfarkt überleben, ist in den meisten Fällen die Pumpleistung des Herzens durch die verringerte Anzahl intakter Muskelfasern herabgesetzt. Als Folge entstehen eine Links- bzw. Rechtsherzinsuffizienz.

Welche Interventionen sind in der multidisziplinären Behandlung üblich?

Nachdem die Diagnose der Koronaren Herzkrankheit von einem Kardiologen gestellt ist, steht die Aufklärung des Patienten und die Langzeitbetreuung durch den Hausarzt im Vordergrund. Der Patient muss den Zusammenhang zwischen den Risikofaktoren der Arteriosklerose (siehe pAVK) und der Entstehung der KHK verinnerlichen, um seinen Lebensstil aktiv verändern zu können. Der Hausarzt ist für die Koordination der verschiedenen Therapieinterventionen, wie die Ernährungsberatung durch eine Diätassistentin, den Reha-Sport und die physiotherapeutische Behandlung, verantwortlich. Desweitern ist die medikamentöse Behandlung durch den Kardiologen mit blutdrucksenkenden Mitteln (beispielsweise Betablocker) und Medikamenten zur symptomatischen Therapie der Angina pectoris (beispielsweise Kalziumkanalblocker) zur Verbesserung der Prognose und Lebensqualität von großer Bedeutung.

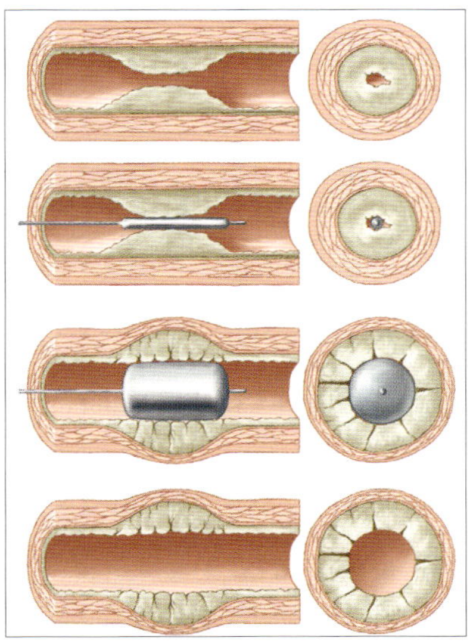

Bild 9: Prinzip der Perkutanen transluminalen Koronarangioplastie (PTCA)

Je nach Grad und Umfang der verengten Herzkranzgefäße kann eine Revaskularisationstherapie (Wiederherstellen des Blutdurchflusses durch ein Gefäß) indiziert sein. Eine Stenoseerweiterung kann mittels Katheter und Stentimplantation erfolgen (Bild 9).

Die Bypass-OP stellt eine weitere Methode zur Wiederherstellung der Blutversorgung des Herzmuskels dar, sie kann minimalinvasiv oder offen durchgeführt werden.

Um die Koronare Herzkrankheit optimal behandeln zu können, ist es aus physiotherapeutischer Sicht wichtig, die Belastungsfähigkeit des Patienten und seine Vitalparameter zu überprüfen und diese gewissenhaft zu dokumentieren. Durch diese Werte können Erfolg und Misserfolg der Behandlung abgelesen und die fortschreitende Verengung der Herzkrankgefäße überwacht werden. Bei Abweichungen ist der Therapeut in der Pflicht, das Gespräch mit dem behandelnden Arzt zu suchen, damit eine **gravierende** Verschlechterung des Allgemeinzustandes und der Leistungsfähigkeit des Patienten oder ein auftretendes/mögliches **akutes Koronarsyndrom** umgehend behandelt werden können. Zum akuten Koronarsyndrom zählen die lebensbedrohlichen Stufen der KHK, wie die instabile Angina pectoris, der akute Myokardinfarkt (Herzinfarkt) und der plötzliche Herztod. Auch der Patient, die Angehörigen und Freunde müssen bei dem Verdacht auf ein akutes Koronarsyndrom schnell handeln und einen Notarzt alarmieren.

Welche komplementären Verfahren zeigen Wirkung?

Die KHK ist eine ernstzunehmende Krankheit, die lebensbedrohlich sein kann und unbedingt einer fachärztlichen Behandlung bedarf.

Die Risikofaktoren, die zur Arteriosklerose führen, können mit zahlreichen komplementären Verfahren positiv beeinflusst werden. Die Patienten sollten geeignete Methoden zur Entspannung und zum Umgang mit Stress erlernen, um die Wahrscheinlichkeit eines Angina-pectoris-Anfalls zu minimieren. Hier bieten sich in der Akutphase einfache Verfahren, beispielsweise Techniken der Lösungstherapie nach Schaarschuch-Haase, an. Wohldosiert ist auch die Muskelrelaxation nach Jacobson eine gute Möglichkeit, zusätzlich therapeutisch zu intervenieren. Langfristig ist das regelmäßige Praktizieren einer Entspannungs- oder Meditationstechnik empfehlenswert.

Rescue-Tropfen aus der Bachblüten-Therapie eignen sich lediglich als begleitende 3. oder 4. Medikation und nur zur zusätzlichen Beruhigung (allerdings NIE als Erstmittel, hier bitte konventionelle Pharmaka als Erstmedikation, aber zur unterstützenden Beruhigung im Verlauf) als homöopathischen Begleitung, denn die Todesangst bewirkt eine Aktivierung des Sympathikus und einen erhöhten Adrenalin- und Cortisolspiegel. Dadurch bedingt kommt es zusätzlich zu einer Konstriktion der Blutgefäße, was einem Teufelskreis gleichkommt. Die Beruhigung des Patienten ist daher ebenfalls wichtig.

Eine gezielte Ernährung kann die Situation des Patienten langfristig wesentlich verbessern. Eine vasodilatierende Wirkung von Bioflavonoiden und Capsicin ist wissenschaftlich nachgewiesen. Capsicin ist der scharfe Geschmacksstoff in Peperoni. Flavonoide finden sich vor allem in frischen pflanzlichen Nahrungsmitteln und Tees, aber auch diese Maßnahmen sind unbedingt mit dem behandelnden Internisten abzusprechen.

Auch Blutdruck, Cholesterinwerte, Blutzusammensetzung und Aufbau der Gefäßwände können durch geeignete Nahrung positiv beeinflusst werden. Beispielsweise können die Einnahme von Knoblauch und Artischocke den Cholesterinspiegel senken.

Gleichzeitig ist eine Reduktion von tierischen Eiweißen, Alkohol, Zucker und denaturierten Nahrungsmitteln in der täglichen Ernährung angezeigt. Ferner müssen die Patienten mit Nikotinabusus auf den Zusammenhang zwischen Arteriosklerose und Rauchexposition hingewiesen werden.

Welche Pathologien und Leitsymptome sind physiotherapeutisch relevant?

Durch die Verengung der Herzkranzgefäße infolge einer Arteriosklerose entsteht ein Missverhältnis zwischen Sauerstoffangebot und Sauerstoffbedarf im Herzmuskel. Die kardiale Belastbarkeit ist herabgesetzt.

Leitsymptome:

- Angina pectoris
- herabgesetzte kardiale Belastbarkeit
- verminderte Motivation zur Bewegung (siehe S. 19, Abb. 1)

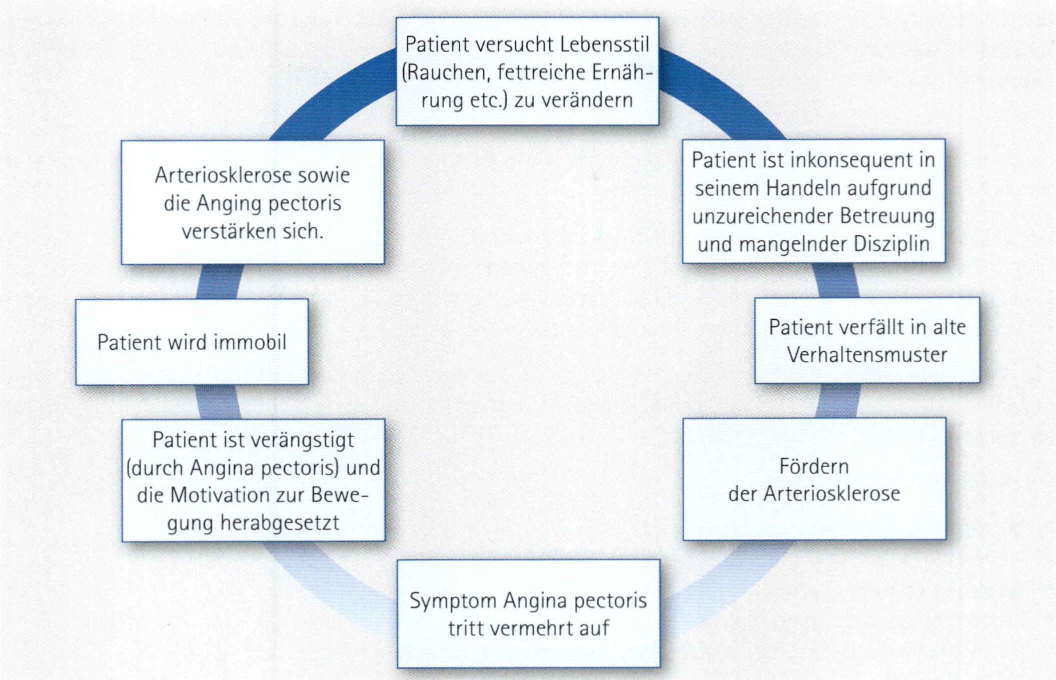

Abb. 1: Teufelskreis bei der Änderung des Lebensstils

Physiotherapeutische Untersuchung

Welche typischen Antworten erwarten Sie in der Anamnese?

Thema der Frage	Mögliche Antwort
Schmerzen	„Stechende Schmerzen in der Brust, dem linken Arm und im Kiefer bei Belastung."
Atmung	„Bei geringer Belastung komme ich sehr schnell aus der Puste und muss dann eine Pause machen."
Puls	„Mein Puls war immer schon schnell und wenn ich mich jetzt anstrenge, kann ich das Pochen sogar hören."
Belastungsfähigkeit	„Anfangs fühle ich mich eigentlich ganz fit, aber nach kurzer Anstrengung bin ich so erschöpft, dass ich eine Pause machen muss. Danach geht's wieder für kurze Zeit weiter."
Sonstiges	„Manchmal traue ich mich gar nicht mehr vor die Tür zu gehen, weil ich Angst vor den Schmerzen habe."

Zum Verhalten und Erleben

Die Koronare Herzkrankheit äußert sich meist durch einen schleichenden Prozess der Belastbarkeitsminderung, den der Patient erst in einem späten Stadium wahrnimmt. Durch die einhergehende Erhöhung des Blutdrucks fühlen sich die Patienten oft sogar stärker, bis zu dem Zeitpunkt, an dem das Herz gar nicht mehr oder nur noch unzureichend mit Sauerstoff versorgt werden kann und das Symptom Angina pectoris auftritt. Gezielte Fragen zum Bewegungserleben sind daher von großer Bedeutung, um die subjektive Einschätzung des Patienten im Hinblick auf seine Belastbarkeit zu beurteilen.

Des Weiteren sind gezielte Fragen notwendig, um den Umgang des Patienten mit der Angina pectoris zu erfassen und vorhandene Ängste aufzudecken, um eine individuell angepasste Aufklärung bezüglich dieses Krankheitsbildes einleiten zu können.

Eine Vielzahl der Patienten hat aufgrund des ungesunden Lebensstils das Entstehen der KHK bzw. den Krankheitsverlauf negativ beeinflusst. Um den Patienten optimal beraten zu können, sind Fragen bezüglich seiner Ernährung, seinem Bewegungsverhalten, seiner familiären Vorgeschichte und ungesunden Angewohnheiten, wie das Rauchen, von großer Bedeutung.

Alle Vorerkrankungen und Nebendiagnosen, die im Zusammenhang mit der KHK stehen, wie beispielsweise Diabetes mellitus (siehe Fallbeispiel im Kapitel 5), müssen erfragt werden und der richtige Umgang mit diesen Erkrankungen ist zu überprüfen.

Allgemein:

- betroffen seit wann?
- Nebendiagnosen bzw. Vorerkrankungen?
- Operationen oder invasive diagnostische Verfahren (z. B. Ballondilatation)?
- Ergebnisse der ärztlichen Diagnostik:
- Blutwerte (vor allem Lipide, Triglyceride, Eisen, Ferritin, Entzündungswerte etc.)
- Inspektion, Ultraschall evtl. Angiographie, Stress-MRT etc.
- Belastungs-EKG, ggf. 24-h-EKG

Schmerzanamnese:

- wo? wann? wie?
- bei Ruhe, bei Belastung? Tageszeitabhängig? Stimmungsabhängig (Wut, Trauer, Freude)?
- Schmerzintensität jeweils auf der Schmerzskala (VAS siehe S. 105)

Welche physiotherapeutischen Untersuchungen führen Sie durch?

Der Schwerpunkt der physiotherapeutischen Befundung liegt bei der Untersuchung des Herz-Kreislauf-Systems. Neben einem Belastungstest (2, 6 oder 12-Minuten-Gehtest) und einer respiratorischen Diagnostik (s. u.) steht die Analyse des Patienten im Umgang mit dem Symptom Angina pectoris im Vordergrund.

Bei allen Herzerkrankung ist die Pulskontrolle in Ruhe, bei Belastungsänderungen (physisch und psychisch) und bei Entspannung quantitativ und qualitativ unbedingt erforderlich. Zur subjektiven Selbsteinschätzung sollte bereits zu Beginn der Befundaufnahme die BORG-Skala (siehe Bild 10) eingeführt werden, denn bereits die Anamnese kann belastendender sein, als es auf den ersten Blick sichtbar wird.

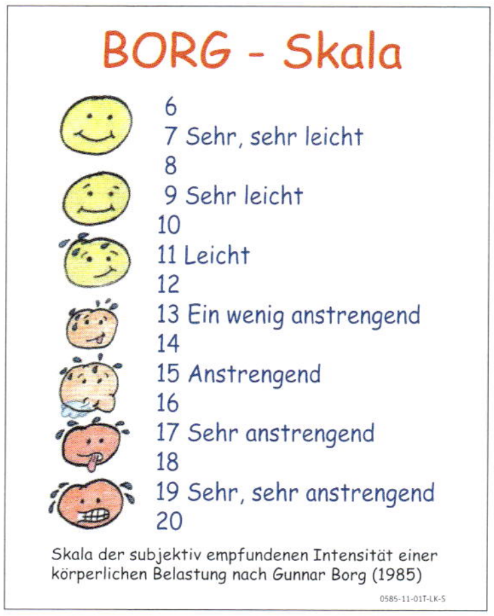

Bild 10: BORG-Skala zur Erfassung der subjektiven Empfindung körperlicher Anstrengung

Untersuchung der einzelnen Funktionssysteme

Herz-Kreislauf:

Test und Dokumentation von:

- Puls, Blutdruck
- subjektives Belastungsempfinden mit BORG-Skala (S. 20, Bild 10)
- 2-, 6- oder 12-Minuten-Gehtest

Atmung:

Herztätigkeit und Atmung stehen in enger Verbindung und beeinflussen sich gegenseitig. Daher wird bei Patienten mit KHK auch eine respiratorische Diagnostik erhoben. Hierzu gehören:

- Atemfrequenz
- Atemrichtung
- Thoraxform und -beweglichkeit
- Atembewegung (paradoxe Atmung, Ökonomie)
- Atemgeräusche, die auf eine Stauungslunge oder andere pathologische Veränderungen hinweisen könnten
- Pressatmung in Ruhe bzw. bei Belastung
- Ökonomie und Rhythmus: Einklang von Bewegung und Atmung

Bewegungssystem:

Patienten mit Beeinträchtigung des Herz-Kreislauf-Systems sind in ihren Bewegungen oft nicht ökonomisch. Sie setzen viel Kraft ein und dennoch ist der erreichte Effekt unzureichend. Deshalb ist eine Analyse der Bewegungsabläufe des Patienten wichtig, um Schwachstellen des Patienten aufzudecken und entsprechende Therapiemaßnahmen einzuleiten. Wichtige Bewegungsabläufe sind:

- Transfer: Rückenlage – Sitz
- Transfer: Sitz – Stand
- Gehen
- Bücken (insbesondere Schuhe anziehen und Schuhe zubinden)
- Heben und Tragen von Gegenständen
- das Greifen über Kopf (Glas aus dem Schrank holen oder Haare waschen/kämmen)

Weitere Tests:

Innere Organe:

Innere Organe, wie die Bauchspeicheldrüse im Zusammenhang mit einem Diabetes mellitus (siehe Fallbeispiel im entsprechenden Kapitel), müssen in der Befundung berücksichtigt werden. Die gezielte Befragung des Patienten im Umgang mit dieser Erkrankung ist von großer Bedeutung für den weiteren Krankheitsverlauf der KHK.

> **Merke!** 55 % aller Diabetiker sterben an einem Herzinfarkt, viele leiden an einer KHK. Besonders tückisch ist, dass bei Patienten mit Diabetes häufig auch die Nerven geschädigt sind, sie spüren daher die Anzeichen eines Infarktes nicht oder weniger intensiv.

Hinweise auf Erkrankungen der inneren Organe liefert ggf. auch die Inspektion der Haut.

Haut:

- bläuliche Verfärbungen, besonders an den peripheren Extremitäten (Finger und Zehen) durch die mangelnde Versorgung des Körpers mit Sauerstoff
- Trommelschlegelfinger oder Uhrglasnägel durch chronischen Sauerstoffmangel

Welche Untersuchungen anderer Professionen leiten Sie ein?

Einleitung ärztlicher Behandlung

Verstärken sich die Symptome von Herrn Hertz oder treten unklare Beschwerden auf, soll er sich beim Hausarzt oder Kardiologen vorstellen.

Gibt es Anzeichen für einen Diabetes mellitus, sollte zunächst beim Hausarzt der Blutzuckerwert (inkl. HbA1c) gemessen und ggf. die Konsultation eines Diabetologe erwogen werden.

Einleitung einer Ernährungsberatung

- Umstellen der Ernährung: fettarme und ballaststoffreiche Ernährung
- bei Bedarf Diabetes-Beratung

Einleitung von Rehasport

Spezielle Gruppe für Erkrankungen des Herz-Kreislauf-Systems empfehlen

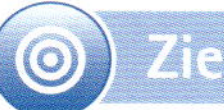

Ziele

Wie lautet die PT-Diagnose und welche Leitsymptome ergeben sich?

Die physiotherapeutischen Diagnosen lauten:

- verminderte Belastungsfähigkeit
- erhöhte Atemfrequenz, Puls und Blutdruck
- reduzierte Selbsteinschätzung des Patienten hinsichtlich seiner Belastbarkeit
- unökonomische Bewegungsabläufe beim Gehen und Bücken

Wie lauten typische Ziele und Arbeitshypothesen?

I. Adäquater Belastungsaufbau zur Ökonomisierung der Herzfunktion

- Verbesserung der aeroben Ausdauer
- Schulung der Bewegungskoordination
- Koordination von Atmung und Bewegung

II. Vermeiden herzbelastender Situationen und Tätigkeiten

- Beratung zu belastenden Situationen, wie z. B. Disstress im Alltag
- Ökonomisierung belastender Alltagstätigkeiten, wie Schuhe anziehen
- Vermeiden von Pressatmung

III. Verbesserung des eigenen Umganges in Belastungssituationen

- Verbesserung der Körpereigenwahrnehmung

- Regulierung der Selbsteinschätzung der körpereigenen Signale
- Erkennen vom Bezug zwischen der Entspannungsfähigkeit und Herzdurchblutung
- Verbesserung der Entspannungsfähigkeit in Stresssituationen
- Reduzieren der Angst beim Auftreten der Angina pectoris
- Einschätzung des Anstrengungsgrades (Blutdruck, Puls)
- Verbesserung der Entspannungsfähigkeit

IV. Übernahme von Eigenverantwortung

- Training der beschwerdefreien Gehstrecke
- Hinführen zum Rehasport
- Hinführung zum regelmäßigen Ausdauertraining, wie Radfahren, Laufen, Schwimmen etc.
- täglich Alltagsbewegungen von möglichst 1,5 bis 2 Stunden über den Tag verteilt

Physiologische Zustände, die es möglichst wieder zu erreichen gilt, sind:

1. allgemeine aerobe Ausdauer
2. Optimierung der Pumpleistung der Herzmuskulatur
    - Vermeiden von Plaques in den Koronararterien
    - Anregung der Kollateralbildung der Herzkranzgefäße
    - Training der Herzmuskulatur
    - Vermeiden von Disstress
3. adäquate Reaktion auf Körpersignale
4. eigenverantwortliches Mitwirken zum Erhalt der Vitalität z. B. durch Meiden von Noxen und gezielter Bewegung

Therapie – Behandlungsgrundsätze

Wie sieht Ihre Behandlungsstrategie aus?

- Beratung zur wohldosierten regelmäßigen Ausdauerbelastung zur Erweiterung der beschwerdefreien Gehstrecke (siehe Bild 11)
- gemeinsames Erarbeiten eines Therapieplanes zur Förderung der aeroben Ausdauer
- Erarbeiten von Verhaltensstrategien bei der Angina pectoris zur Reduktion der Angst
- Beratung zum Umgang mit Risikofaktoren
- Training von ökonomisierten Bewegungsabläufe

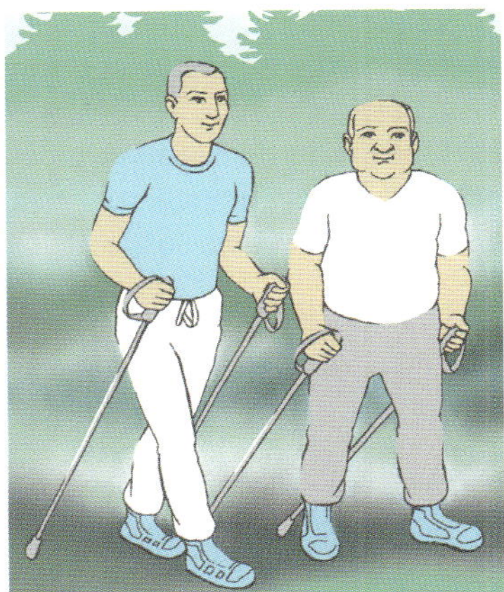

Bild 11: Wohldosierte regelmäßige Ausdauerbelastung stärkt das Herz-Kreislauf-System

Welche Behandlungsprinzipien berücksichtigen Sie?

- gezielte Aufklärung zu Risikofaktoren, Komplikationen und Spätfolgen bezüglich der KHK und dem akuten Koronarsyndrom
- Sensibilisierung der Belastungsfähigkeit des eigenen Körpers, z. B. auch über BORG-Skala und über Körpersignale, wie Schweiß, Hautrötung etc.

- langsame Belastungssteigerung
- Motivation zur eigenständigen Durchführung des gemeinsames erarbeiteten Ausdauerprogramms alleine oder in der Gruppe
- Vermittlung von Adressen, ggf. Begleiten zur örtlichen Rehasportgruppe
- Erproben und Hinführen zur sportlichen Aktivität mit hohem Ausdaueranteil

Welche Kontraindikationen und Limitationen beachten Sie?

- Herzbelastbarkeit konkret messen, wie Pulsanstieg und Blutdruckerhöhung
- Auftreten der Angina pectoris als Warnzeichen wahrnehmen
- nicht zu viel und nicht zu wenig: Erkenne Deine Grenzen
- keine Moralisierungen

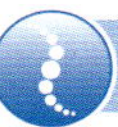

Therapie – Physiotherapeutische Maßnahmen

Welche therapeutischen Maßnahmen leiten Sie ein?

Beratung zu den Risikofaktoren

- Krankheitsbild der KHK mit Ursachen und Pathomechanismen erklären
- Aufzeigen von Möglichkeiten, die Bewegungsmangel verhindern
- Maßnahmen zur allmählichen Gewichtsreduktion aufzeigen
- Nikotinentwöhnung fördern
- auf Wichtigkeit der gesunden Ernährung hinweisen

Aerobes Ausdauertraining z. B. über

- Fußbewegungen, Fußtretübungen
- Gehtraining (Kölner Modell – Dreieckslauf)
- Fahrradfahren (Fahrrad gelenksschonend einstellen!)
- Wasserbehandlung, Schwimmen
- Freude und Wohlgefühl an Bewegung fördern
- täglich Alltagsbewegungen von möglichst 1 $^1/_2$ bis 2 Stunden über den Tag verteilt

Ein regelmäßiges Bewegungsprogramm, wie ein gezieltes und individuell angepasstes Gehtraining, steht im Zentrum der Therapie, das bedeutet 1–2 Stunden körperliche Bewegung im Alltag und 2–3 Mal die Woche ein adäquates Ausdauerprogramm, wenn möglich auch die **Teilnahme an einer Herzsportgruppe.**

Ökonomisierung der Aktivitäten des täglichen Lebens

- Heben und Tragen
- Treppen steigen
- Tätigkeiten als Platzwart beim Fußball optimieren

Erarbeiten von Strategien zur Bewältigung der Angst bei dem Symptom „Angina pectoris" und Stressabbau

- geeignete Entspannungstechniken z. B. progressive Muskelrelaxation oder auch Tai-Chi
- Atemtherapie

- Kombination von Bewegung und ökonomischer Atmung
- Anleitung entspannter Körperpositionen

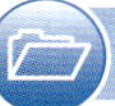

Evaluation

Welche Kriterien evaluieren Sie?

- Herr Hertz kann die Risikofaktoren der Arteriosklerose erklären.
- Herr Hertz achtet jetzt auf eine ausgewogene Ernährung und hat den Nikotinabusus deutlich reduziert. Seine Frau hat einen Kurs besucht zur „gesunden Ernährung".
- Die beiden haben sich einen Hund aus dem Tierheim geholt.
- Herr Hertz geht jetzt täglich eine Stunde mit dem Hund und hat donnerstags regelmäßig Rehasport.
- Herr Hertz lacht wieder deutlich mehr und sein 6-jähriger Enkel hat ihn zur Fahrradtour überredet.
- Das Puls- und Blutdruck-Tagebuch vergisst er zwar immer wieder, doch seine Frau hat das gut im Blick.
- Das „Spüren" ist noch gar nichts für ihn, er hat lieber Fakten.
- Seine Frau geht jetzt zum Feldenkrais-Kurs – vielleicht geht er ja doch mal mit.

Standardisierte Tests/Evaluationskriterien (Bild 12)

- Puls (Quantität, Qualität, Extrasystolen)
- Blutdruck
- BORG-Skala zur subjektiven Einschätzung der Belastung
- 2-, 6-Minuten- bzw. 12-Minuten-Gehtest
- Messen der beschwerdefreien Gehstrecke

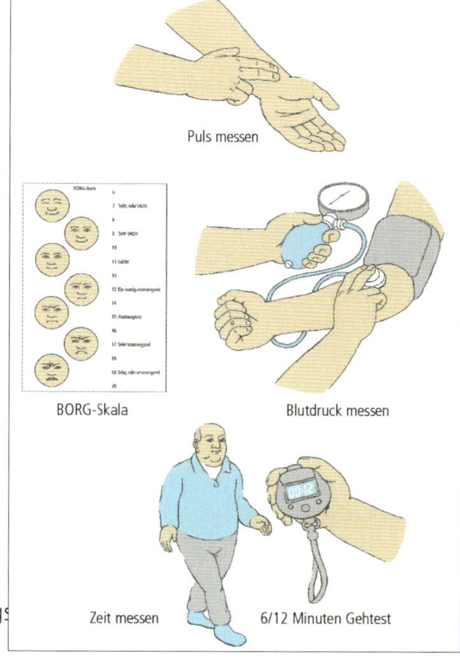

Bild 12: Test- und Messverfahren

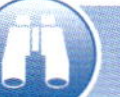

Prognose

In welche Richtung geht Ihre Prognose?

Die Lebensqualität und weitere Folgen einer Arteriosklerose bei einer KHK hängen von verschiedenen Faktoren ab. Von Bedeutung sind hier eine konsequente Einhaltung der fachärztlichen Therapie, die Reduktion von Noxen, wie Nikotin, oder auch die positive Stimulation des Stoffwechsels im Sinne der diätischen Empfehlungen, gelassener Umgang mit Stress und sicherlich einem regelmäßigen Bewegungsprogramm zur Optimierung der aeroben Ausdauer und der Förderung von Kollateralbildungen an Gefäßen, die von der Arteriosklerose betroffen sind. Unbehandelt besteht bei der Erkrankung ein Herzinfarktrisiko, wobei die Lokalisation und der Schweregrad bezüglich einer möglichen Letalität ausschlaggebend sind.

Zusammenfassung «

Bei der KHK handelt es sich um eine Verengung der Herzkranzgefäße durch Arteriosklerose. Es kommt zu einem Missverhältnis zwischen Sauerstoffbedarf und -angebot und in der Folge zu einer Ischämie des Herzmuskels.

Leitsymptome sind Angina pectoris (retrosternaler Brustschmerz mit Ausstrahlungen und Engegefühl) sowie verminderte kardiale Belastbarkeit.

Im physiotherapeutischen Befund wird eine umfangreiche Anamnese durchgeführt. Wichtige Informationen sind auftretende Symptome, Lebensstil, Risikofaktoren, Nebendiagnosen, Medikamente, Compliance und Motivation zur Mitarbeit.

In der physiotherapeutischen Untersuchung werden die Parameter des Herz-Kreislauf-Systems erfasst: Puls, Blutdruck, subjektive und aerobe Belastbarkeit. Die Inspektion des Körpers und der Haut kann Hinweise auf Erkrankungen anderer innerer Organe liefern. Außerdem werden Atmung und Bewegungssystem untersucht.

Typische Leitsymptome für die Physiotherapie sind:

- verminderte Belastungsfähigkeit
- erhöhte Atemfrequenz, Puls und Blutdruck
- reduzierte Selbsteinschätzung des Patienten hinsichtlich seiner Belastbarkeit
- unökonomische Bewegungsabläufe beim Gehen und Bücken

Hauptziele sind:

- Erhalt und Verbesserung der Durchblutung der Herzkranzgefäße
- Erhalt und Verbesserung der aeroben Ausdauer
- PT-Schwerpunkte sind:
  - aerobes Ausdauertraining
  - Alltagstraining
  - Beratung
  - Stressbewältigung

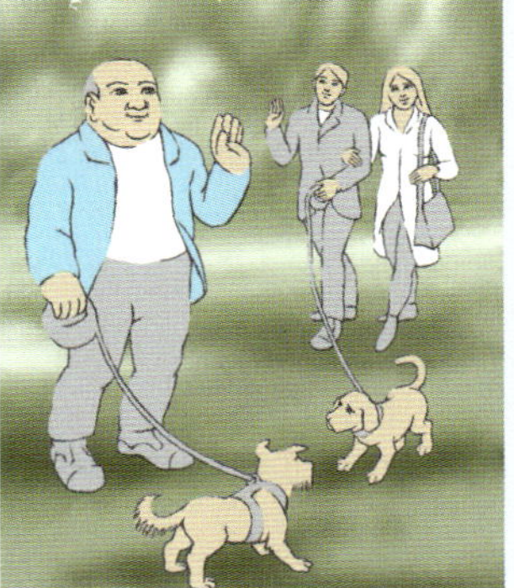

Bild 13: Freude an Bewegung

Das regelmäßige Ausdauertraining ist für Menschen mit einer Koronaren Herzerkrankung ein wichtiger Baustein für den Erhalt oder auch die Verbesserung der allgemeinen Leistungsfähigkeit. Die Teilnahme an Herzsportgruppen wird in der Regel von den Krankenkassen gefördert. Gleichzeitig sollte das Bewusstsein bezüglich der Möglichkeiten für die Reduktion von sogenanntem Disstress zu mehr Gelassenheit und damit einer verbesserten Herzdurchblutung führen. Sehr viele Menschen mit einer KHK bewegen sich mit sehr viel mehr Kraftanstrengung als nötig. Oft wird bei Belastung unnötigerweise die Luft angehalten. Daher ist das Erlernen von rhythmischen, ökonomischen Bewegungen beispielsweise in Kombination mit der Atmung auch sehr wichtig, um die ggf. daraus resultierende Druckbelastung am Herzen zu reduzieren.

Es zeigt sich jedoch immer wieder, dass Entspannungsübungen hier das Gegenteil bewirken. Bewährt haben sich daher Techniken mit dem Prinzip der Entspannung über Anspannung, wie die progressive Muskelrelaxation (PMR) nach Jacobson.

Zur Vermittlung der Freude an Bewegung, zum Hinführen zu einem individuell gestalteten Therapie-/Trainingsprogramm und zur Teilnahme einer Herzsportgruppe bedarf es oft einer professionellen Begleitung, um das Interesse nachhaltig zu fördern.

Quellen:

Brusis AO, Weber-Falkensammer W (Hrsg.) (1994): Handbuch der Herzgruppenbetreuung. Perimed: Nürnberg.

Deutsche Gesellschaft für Prävention und Rehabilitation von Herz- Kreislauferkrankungen e.V. (Hrsg.) (1995): Wegweiser. Daten Informationen und Hilfen zur Gründung einer Herzgruppe. 4. neu überarbeitete Auflage.

Kempf HD, Reuß R (Hrsg.) (2000): Praxisbuch Herzgruppe. Thieme: Stuttgart.

Lagerström D (1994): Grundlagen der Sporttherapie bei koronarer Herzkrankheit. Echo: Köln.

Mayer J., Uehleke B., Saum K. (2003): Handbuch der Klosterheilkunde.

München: Zabert Sandmann GmbH.

Schaarschuch, A. (1993): Lösungs- und Atemtherapie. Ein Weg der ganzheitlichen Entwicklung. Turm Verlag: Bietigheim.

Unverdorben M, Brusis OA, Rost R (1995): Kardiologische Prävention und Rehabilitation. Lehrbuch für Ärzte in Herzgruppen. Dtsch Ärzte-Verlag: Köln.

Pruimboom L, van Dame B (2005): Orthomolekulare Medizin, In: van den Berg F: Angewandte Physiologie. Band 5. Komplementäre Therapien verstehen und integrieren. Thieme: Stuttgart, New York.

2 Entzündliche Herzerkrankungen – Frau Fitt wird aus der Bahn geworfen

Schwerpunkt: Therapie von Patienten mit Herzerkrankung

Die Physiotherapie bei Entzündung einer Myokarditis, also einer des Herzmuskels ist zur Vermeidung von Überlastung und oft auch zum Umgang mit der häufig damit einhergehenden Angst lebenswichtig. Daher stehen die Selbsteinschätzung und der Umgang mit einer unsicheren Lebenssituation oder Stresssituationen immer im Vordergrund. Nach dem Abklingen der akuten Entzündung sollte ein regelmäßiges aerobes Ausdauertraining angebahnt und beibehalten werden. Auf diese Weise wird die Durchblutungssituation des Herzens optimiert und bietet einen Schutz bei zukünftigen Beeinträchtigungen. Dieses Training steigert die körperliche Belastungsfähigkeit und gibt somit den Menschen auch psychisch Sicherheit.

›› Fallbeispiel

Frau Fitt, 26 Jahre alt, liebt als angehende Richterin die Herausforderung. Das regelmäßige Mountainbike-Fahren nach der Arbeit entspannt sie. Wenn es die Zeit zulässt, fährt sie täglich 1–2 Stunden. Die letzten 2 Wochen kam sie wegen einer Grippe gar nicht zum Radfahren. Daher fuhr sie am Wochenende etwas länger durch die Eifel. Sie dachte, dadurch würde die Lunge gut durchlüftet werden und endlich der lästige Husten verschwinden. Doch auf dem Rückweg merkte sie, wie ihr plötzlich flau wurde. So kurzatmig war sie normalerweise nie beim Radfahren. Die Schmerzen in der linken Brusthälfte zogen bis in den Arm. Sie stieg vom Fahrrad, um sich am Kiosk etwas zu trinken zu kaufen. Als sie die Augen öffnete, war sie im Krankenhaus. Der Kiosk-Besitzer hatte sofort einen Notarzt gerufen, als sie vor der Kasse zusammensackte.

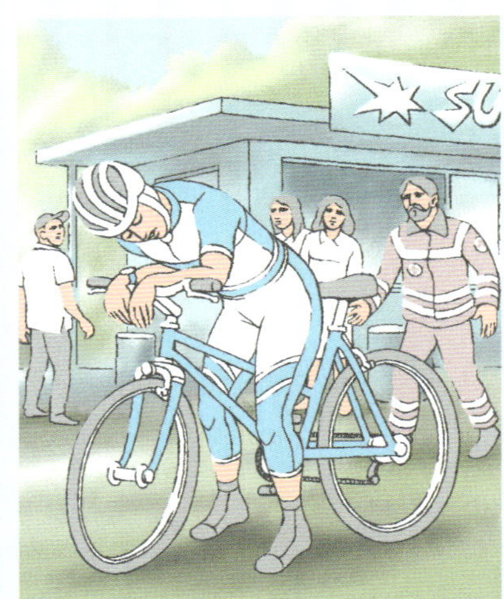

Bild 1: Frau Fitt wird aus der Bahn geworfen.

Nun ist sie froh, dass sie mitten am Tage wieder im Bett liegt. Denn als sie vorhin zur Toilette wollte, wurde ihr auf dem Rückweg schon wieder flau – sie merkte, wie ihr Herz raste und der Boden unter ihr wegzusacken drohte. Zum Glück konnte sie sich gerade noch auf die Bettkante retten. „Mein Herz rast ja schon nach 5 Schritten", denkt sie beunruhigt. Da geht auch schon die Tür auf und die Physiotherapeutin stellt sich vor. „Also Sport geht heute gar nicht," entfährt es Frau Fitt vor Schreck. Der Arzt hatte gesagt, dass sie sich auf jeden Fall schonen sollte. Warum kommt dann die Physiotherapeutin? Vielleicht weiß die ja, was „abnorme Q-Zacken" oder „ST-Hebung" bedeutet.

Hauptindizien

Indizien	Hinweis auf	Klinische Kriterien
26 Jahre	junge Erwachsene	
angehende Richterin mit 26 Jahren	sehr ehrgeizig und fleißig	
fährt Mountainbike	betreibt täglich 1–2 Stunden Sport: entspannt sich nach der Arbeit auf dem Mountainbike	
Frau Fitt wird plötzlich nach über 2 Stunden auf dem Mountainbike flau und hat gleichzeitig Schmerzen in der linken Brusthälfte, die bis in den Arm ziehen. So kurzatmig ist sie bei dieser Belastung normalerweise nicht.	Das Flauwerden und die Kurzatmigkeit in Kombination mit den Brustschmerzen könnten auf eine Lungenembolie, eine Brustwirbelblockade oder eine andere Erkrankung des Herzens hinweisen.	
Kurz nach dem Absteigen vom Rad sackt sie zusammen und verliert länger das Bewusstsein.	Ohnmacht	Bewusstseinsstörung
Veränderungen im EKG	u. a. Herzinsuffizienz	V. a. Myokarditis • ST-Hebungen und abnorme Q-Zacken (> 40 ms) im Sinne eines Pseudoinfarkt-Musters (ca. 40 %) • T-Wellen-Negativierungen (ca. 60 %) und • fluktuierende ST-Streckensenkungen

Lösungsweg

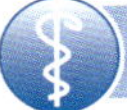

Untersuchungshypothese, Diagnose, Differenzialdiagnose

Wie lautet Ihre Untersuchungshypothese bzw. Verdachtsdiagnose?

Die Symptome, wie Brustschmerzen in Kombination mit flauem Gefühl bis zur Ohnmacht, können bei sehr unterschiedlichen Erkrankungen auftreten wie Asthma oder auch einer Brustwirbelblockade, jedoch sollten auch eine Embolie, ein Infarkt oder eben eine Myokarditis in Betracht gezogen werden, letztere insbesondere nach einem grippalen Virusinfekt.

Die Myokarditis stellt sich darüber hinaus nicht immer spezifisch dar, so können eine Tachykardie und Bradykardie oder auch Arrhythmien auftreten. Daher ist ein EKG unbedingt erforderlich.

Im Elektrokardiogramm (EKG) sind typischerweise folgende Auffälligkeiten zu erwarten: Veränderungen der ST- und T-Wellen (z. B. ein Pseudoinfarktmuster mit ST-Hebung und abnorme Q-Zacken).

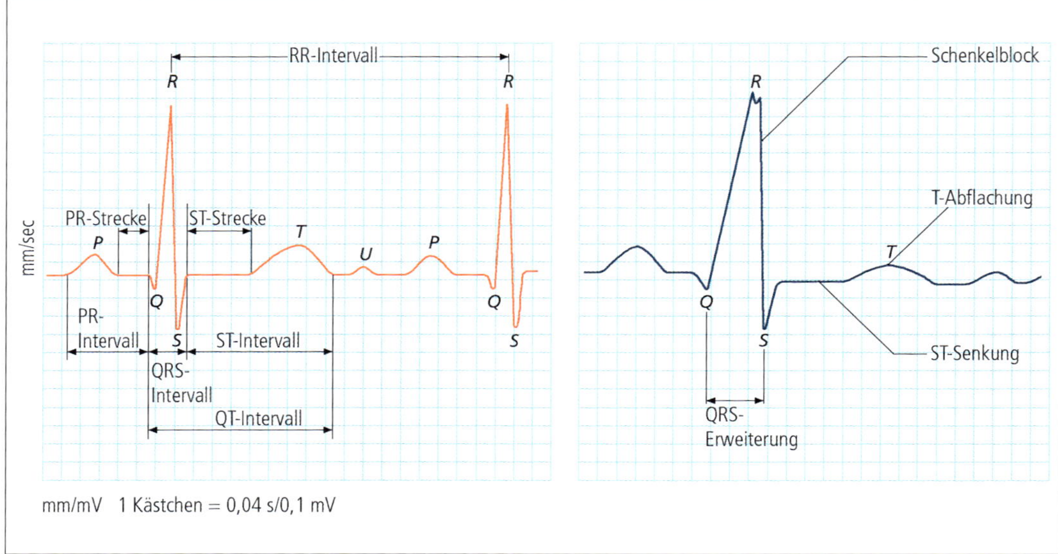

Bild 2: Links: EKG normal, rechts: EKG bei Myokarditis

Über die Labordiagnostik (pro-BNP, CK/CK-MB, Troponin, BSG, CRP, bakteriologische/virologische Diagnostik) trägt ein direkter Virusnachweis in Stuhl- und Blutkulturen zur Diagnosestellung bei. Ein MRT kann ebenfalls zur Klassifizierung beitragen. Kommt es nach Therapiebeginn zu keiner Verbesserung, kann der Arzt eine Muskelbiopsie erwägen.

Der behandelnde Arzt geht bei Frau Fitt aufgrund der Ergebnisse im EKG und Labordiagnostik von einer Myokarditis aus. Er wartet noch auf das Röntgenbild, um seinen Verdacht zu erhärten.

In der physiotherapeutischen Untersuchung und Behandlung gehört die genaue Beobachtung von objektiven Parametern, wie Puls- und Atemfrequenz und allen damit in Zusammenhang stehenden subjektiven Empfindungen, wie Schwäche oder Erschöpfung des Patienten, zum Standard. Die exakte Beobachtung der Kriterien sowohl bei Belastung als auch bei Entspannung sollte sogar bei einer ungenauen Diagnose dazu beitragen, die reale Belastungsfähigkeit zu berücksichtigen. Besonderheiten sollten immer mit dem Arzt besprochen werden. Dieses ist bei dem leisesten Verdacht hier unbedingt notwendig, weil gerade im Erwachsenenalter Myokarditiden lebensbedrohlich sind und oft nicht ganz ausheilen.

In der akuten Phase der Erkrankung stützen sich Physiotherapeuten vor allem auf die Ergebnisse der ärztlichen Diagnostik und machen sich zudem ein umfassendes Bild vom psychisch-emotionalen Zustand des Patienten.

Welche Differenzialdiagnosen liegen nahe?

Die genaue Diagnostik einer Myokarditis ist eine Herausforderung aufgrund der unspezifischen und auch unterschiedlichen Erscheinungsbilder. Die Myokarditis kommt häufiger bei jungen Erwachsenen vor, wobei von einer hohen Dunkelziffer ausgegangen wird – viele Fälle verlaufen nur mit geringen oder gar keinen Symptomen.

Durch gezielte Untersuchungen sollten von ärztlicher Seite aus Lungenerkrankungen wie eine Pneumonie, Asthma, andere Herzerkrankungen (wie ein Herzinfarkt), Beeinträchtigungen am Skelettsystem (wie eine Wirbelblockade) oder auch Stoffwechselerkrankungen (wie eine Hyperthyreose) ausgeschlossen werden.

Differenzialdiagnose	Merkmal
Pneumonie	entsprechender Röntgenbefund der Lunge, zusätzlich Husten, ggf. mit Auswurf, atemabhängige Schmerzen, Allgemeinsymptome wie Fieber etc.
Brustwirbelblockade	manuelle Diagnostik der Wirbelsäule weist eine Blockade auf; nach dem Lösen der Blockade direkt deutliche Verbesserung der Symptome wie Brustschmerzen oder Luftnot
Herzinfarkt	typischer EKG- und Laborbefund
Hyperthyreose	typischer Laborbefund, ferner andere Begleitsymptome wie Unruhe, Schlafstörungen, Gewichtsabnahme

Liegt die Diagnose einer Myokarditis vor, ist ein weiteres Ziel der Differenzialdiagnostik die Bestimmung der Ursache.

Hintergrund

Wie sieht die Ätiologie und Pathogenese der Grunderkrankung aus?

Die Myokarditis ist eine akute oder chronische Entzündung des Myokards, welche zur kardialen Dysfunktion (inflammatorische Kardiomyopathie) führen kann. Je nach Ursache erfolgt die Einteilung in infektiöse oder nicht infektiöse Formen (siehe Tabelle). Die häufigste Ursache ist allerdings eine virale Infektion (vor allem Enteroviren und Coxsackie-Viren).

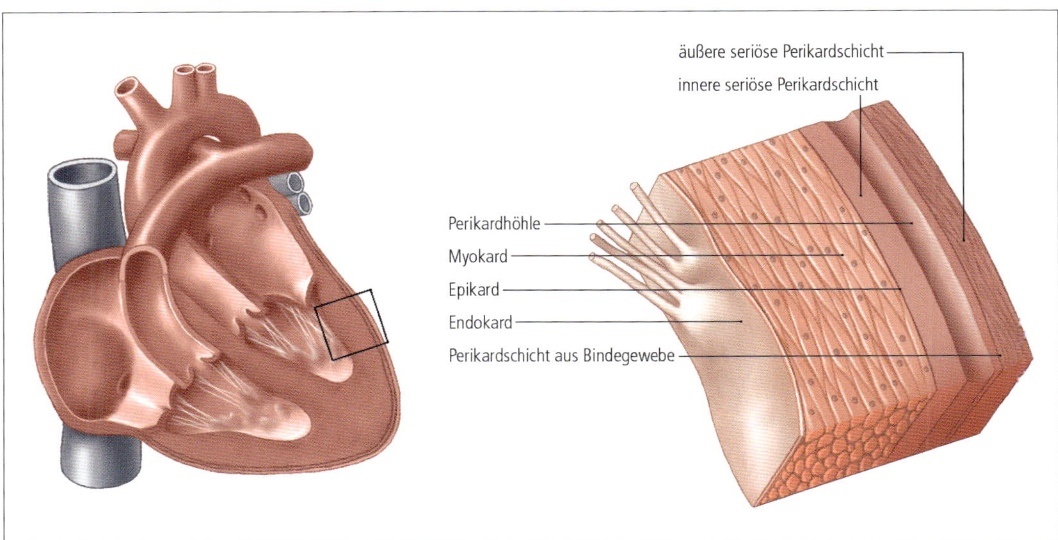

Bild 3: Aufbau der Herzwand

Der Verlauf einer Myokarditis ist individuell sehr unterschiedlich. Häufig findet eine Entzündung des Herzmuskels im Rahmen einer Virus-Grippe statt und zeigt einen asymptomatischen oder leichten, unspezifischen Verlauf. Allerdings kann es auch zu einer ausgeprägten Symptomatik kommen, die einer intensivmedizinischen Behandlung bedarf. Da der Herzmuskel in der Entzündungsphase seine Aufgaben nicht vollständig erfüllen kann, entstehen die typischen Zeichen einer Herzinsuffizienz. Einige Myokarditiden nehmen einen chronischen Verlauf mit Entwicklung einer dilatativen Kardiomyopathie (DCM) und häufig kommt es durch akute Komplikationen zum tödlichen Ausgang.

Infektiöse Formen	Nicht infektiöse Formen
• Virus-Myokarditis z. B. durch Coxsackie-Viren, Influenza oder HIV • bakterielle Myokarditis z. B. durch Enterokokken, Staphylokokken, Borrelien, oder bei Diphtherie • Myokarditis durch Protozoen • Myokarditis durch Pilze bei Abwehrschwäche • Myokarditis durch Parasiten	• Myokarditis bei Rheumatoider Arthritis (siehe Kapitel 7) • Myokarditis bei Kollagenose oder Vaskulitiden • Myokarditis nach Bestrahlung des Mediastinums • Myokarditis durch Toxine z. B. Alkohol, Chemotherapeutika • Hypersensitivitätsmyokarditis durch Medikamente • idiopathische Fiedler-Myokarditis

Einteilung der Myokarditis nach Ursachen

Für die Patienten ist nicht nur die frühzeitige Feststellung der Diagnose, sondern auch die entsprechende Phase wichtig, damit eine adäquate und gezielte medikamentöse Behandlung erfolgen kann. Wegweisend für die ärztliche Therapie ist bei Frau Fitt der histologische Befund, der u. a. nach der „Dallas"-Klassifikation in verschiedene Stadien unterschieden wird.

Stadium	„Dallas"-Klassifikation
Stadium I akute Myokarditis	aktive Myokarditis mit lymphozytären (entzündlichen) Infiltraten, Myozytose, interstitielles Ödem
Stadium II fortbestehende Myokarditis	aktive Myokarditis bei Kontrolle
Stadium III abheilende Myokarditis	abheilende Myokarditis, spärliches und überwiegend interstitielles lymphozytisches Infiltrat mit geringer oder fehlender Myozytose
Stadium IV Borderline-Myokarditis	abgeheilte Myokarditis mit narbigen Veränderungen, Bild ähnlich einer DCM
Stadium V chronische Myokarditis	Grenzbefund ohne sichere Zuordnung, Kontrollbiopsie erforderlich

Stadieneinteilung über die histologischen Befunde der Myokarditis („Dallas"-Klassifikation)

Mit den vorliegenden Daten von Frau Fitt geht der Arzt von einer akuten Phase aus. Bezüglich der Physiotherapie bedeutet dies: Frau Fitt sollte in der Phase der viralen Replikation auf keinen Fall Sport treiben. Je nach Ausprägung kann auch Bettruhe nötig sein. Die Physiotherapie hat der behandelnde Arzt mit dem Ziel „Fördern der Entspannungsfähigkeit" und „Optimierung der Selbstwahrnehmung" verordnet, um eine Überlastung zu vermeiden.

Welche Komplikationen sind bei dieser Erkrankung möglich?

Eine lebensbedrohliche, aber seltene Komplikation ist der kardiogene Schock, der zu einer Herzinsuffizienz führen kann.

Gefürchtet ist der chronische Verlauf (in ca. 15 % d. F.) bei einer unzureichenden Ausheilung mit anschließender dilatativen Kardiomyopathie.

Welche Interventionen sind in der multidisziplinären Behandlung üblich?

Bislang kann die Wirksamkeit einer medikamentösen Therapie bei Myokarditis nicht durch ausreichende Studien belegt werden. Als Orientierung dienen die Ergebnisse von wenigen Therapiestudien und die Erfahrungen von Herzzentren. Wenn möglich sollte eine kausale Therapie erfolgen.

Grundlage der Therapie ist jedoch die symptomatische Behandlung der Herzinsuffizienz durch konsequente körperliche Schonung und ggf. Bettruhe. Entsprechend wird eine Thromboembolieprophylaxe durchgeführt.

Frau Fitt wird stationär behandelt, hier stehen neben der ärztlichen Therapie Pflegemaßnahmen im Vordergrund.

Nimmt eine Myokarditis einen sogenannten fulminanten Verlauf oder treten Komplikationen auf, kann eine umgehende Ruhigstellung auf der Intensivstation mit einer Extremtherapie erforderlich sein. Zeigt auch eine temporäre mechanische Kreislaufunterstützung nicht die gewünschte Wirkung, wird die Indikation zur Herztransplantation geprüft.

Oberstes Behandlungsziel aller beteiligten Professionen ist die Vermeidung von Komplikationen und die Förderung einer vollständigen Heilung der Myokarditis.

Welche komplementären Verfahren zeigen Wirkung?

Die Myokarditis ist eine ernstzunehmende Krankheit, die lebensbedrohlich sein kann und unbedingt einer fachärztlichen Behandlung bedarf. Im Vordergrund steht die Entlastung des Herzmuskels. Hierfür sind unterstützend Maßnahmen zur Entspannung und zum Umgang mit Stress geeignet. Es bieten sich in der Akutphase beispielsweise Techniken nach Schaarschuch-Haase an. Wohldosiert ist auch die Muskelrelaxation nach Jacobson eine gute Möglichkeit zur Lösung von Anspannung.

Rescue-Tropfen aus der Bachblüten Therapie eignen sich allein zur Beruhigung im Akutfall (allerdings gilt hier wie generell für komplementäre Behandlungsansätze: NIE als Erstmittel, hier bitte konventionelle Pharmaka als Erstmedikation, aber zur unterstützenden Beruhigung im Verlauf) und homöopathischen Begleitung, denn die Todesangst bewirkt eine Konstriktion der Blutgefäße und kann dadurch zusätzlich negativ verstärkend wirken (Teufelskreis).

Welche Pathologien und Leitsymptome sind physiotherapeutisch relevant?

- Fehleinschätzung der Belastungsfähigkeit
- Folgen längerer Bettruhe

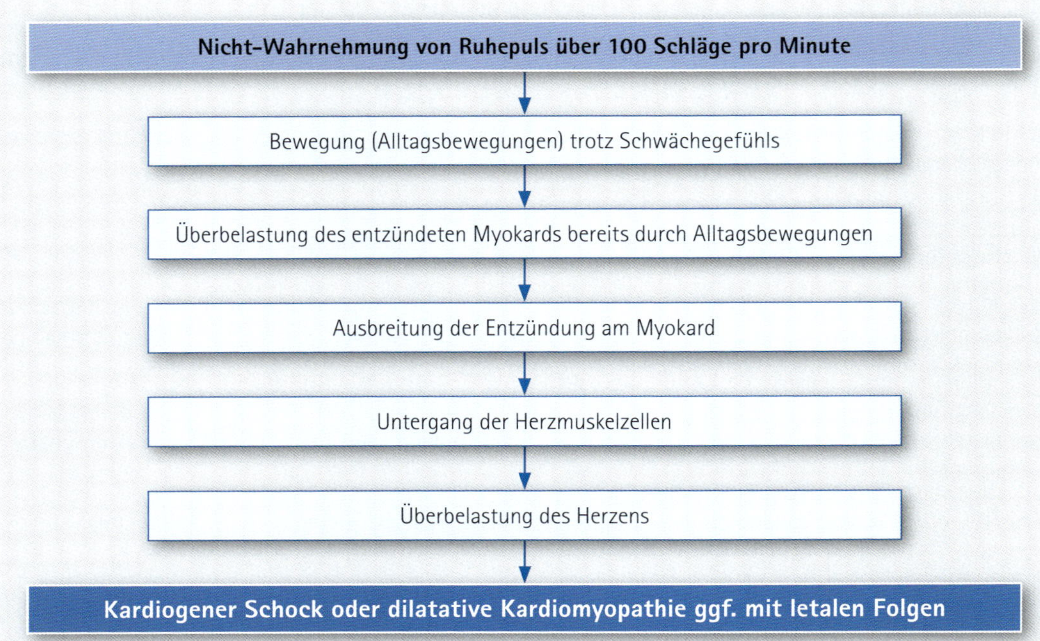

Abb. 1: Pathomechanismus bei Fehleinschätzung der Belastungsfähigkeit

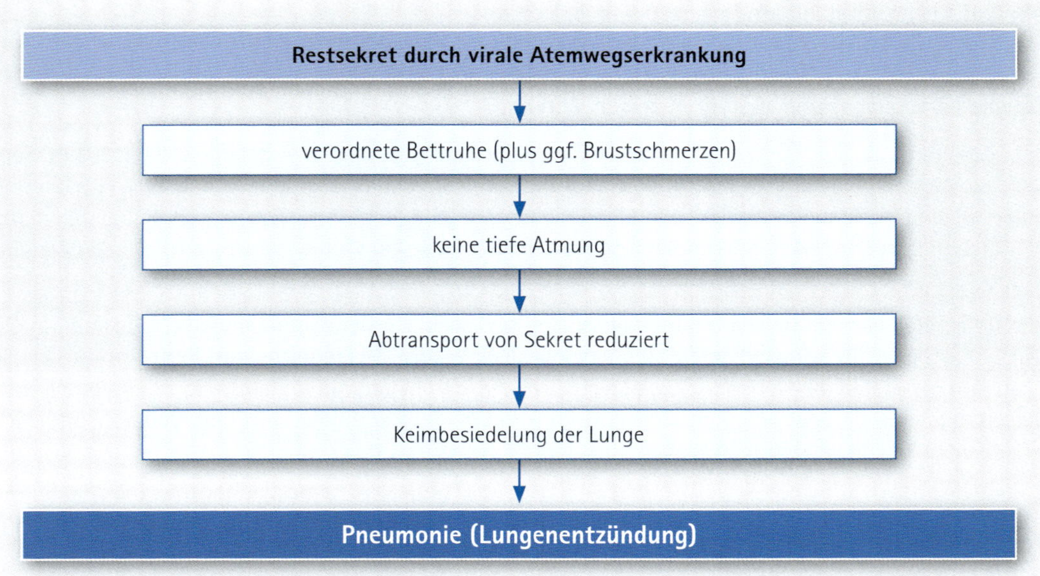

Abb. 2: lebensbedrohliche Folgen längerer Bettruhe

Physiotherapeutische Untersuchung

Welche typischen Antworten erwarten Sie in der Anamnese?

Thema der Frage	Mögliche Antwort
Schmerzen	„Schmerzen in der Brust", Ausstrahlen der Schmerzen in den linken Arm
Atmung	„Schon bei kleinster Belastung bekomme ich kaum Luft."
Puls	„Ich spüre schon in Ruhe meinen Puls. Ich fühle, wie das Herz manchmal stolpert."
Belastungsfähigkeit	„Ich fühle mich völlig schlapp."
bisherige Erkrankungen	„Beim Treppensteigen bleibt mir die Luft weg."
Anamnese	Infekt in den letzten Monaten
Sonstiges	entzündlich rheumatische Erkrankung
	Strahlentherapie des Mediastinums oder Chemotherapie
	„Ich bekomme manchmal richtig Angst."

Allgemein:

- betroffen seit wann?
- Entwicklung der Erkrankung
- Nebendiagnosen bzw. Vorerkrankungen?
- Operationen oder invasive diagnostische Verfahren (z. B. Myokardbiopsie oder „assist devices")?
- Ergebnisse der ärztlichen Diagnostik (Laborbefunde, EKG, histologische Befunde, Krankheitsstadium)

Zum Verhalten und Erleben

Da eine Myokarditis sehr unspezifische und unterschiedliche Symptome hervorrufen kann, können Äußerungen zum Verhalten und Erleben erste Hinweise geben.

Bei Frau Fitt ist die Diagnose der akuten Myokarditis gesichert. Gerade bei jungen, sportlich und beruflich hoch motivierten Menschen ist die Wichtigkeit der körperlichen Schonung bereits im Anamnesegespräch zu thematisieren.

Fragen zu bisherigen Entspannungstechniken, üblicher Lebensgestaltung, Einstellung zur aktuellen Erkrankung, Umgang mit einer lebensbedrohlichen Erkrankung, d. h. dem Umgang mit Disstress, und zum psychischem Befinden, helfen, ein umfassendes Bild vom Frau Fitt in ihrer jetzigen Situation zu erhalten.

Welche physiotherapeutischen Untersuchungen führen Sie durch?

Bei allen Herzerkrankung ist die Pulskontrolle in Ruhe, bei Belastungsänderungen (physisch und psychisch) und bei Entspannung quantitativ und qualitativ unbedingt erforderlich. Zur subjektiven Selbsteinschätzung sollte bereits zu Beginn der Befundaufnahme die BORG-Skala eingeführt werden, denn schon die Anamnese kann belastendender sein, als es auf den ersten Blick sichtbar wird.

Achtung! In der physiotherapeutischen Untersuchung muss die verordnete Schonung streng beachtet werden. Der Befund wird im Verlauf der Therapie mit steigender Herzbelastbarkeit entsprechend verändert.

Symptome wie Abgeschlagenheit, thorakale bzw. kardiale Schmerzen, ggf. Leistungsknick oder auch Fieber und Gliederschmerzen sind zwar unspezifisch, können aber Anzeichen einer Myokarditis sein. Daher ist auch in der Physiotherapie bei diesen Symptomenkomplex ein genauer physiotherapeutischer Befund und eine gewissenhafte Evaluation der Behandlungskriterien besonders wichtig: Auffälligkeiten wie Ruhetachykardie (Pulsfrequenz über 100 x/min), Herzrhythmusstörungen (vor allem Extrasystolie, bei der der Patient häufig vom „Herzstolpern" berichtet), Dyspnoe oder eine Hypotonie (RR unter 100 mmHg) sind richtungsweisende Symptome und ggf. umgehend mit dem Arzt zu besprechen.

Im Vordergrund stehen, ähnlich wie bei einem Herzinfarkt (siehe Kapitel 1), alle Untersuchungen am Herz-Kreislauf-System. Hierzu gehören auch ein durch den Arzt durchgeführter, ausführlicher Atembefund und Untersuchungen, die über die kardiale Belastbarkeit Auskunft geben können. Hierbei ist immer darauf zu achten, dass die Patientinnen und Patienten nicht durch Überlastung gefährdet werden.

Herz-Kreislauf:

Test und Dokumentation von:

- Puls, Blutdruck in Ruhe und bei Belastung
- Zeichen der Herzinsuffizienz (Dyspnoe, Ödeme)
- subjektives Belastungsempfinden mit BORG-Skala (siehe S. 20)
- 6- oder 12-Minuten-Gehtest, sobald dies sinnvoll erscheint.

Atmung:

- Atemfrequenz
- Atemrichtung
- Thoraxform und -beweglichkeit
- Atembewegung
- Tonus der Atemhilfsmuskulatur
- Atemgeräusche
- Ökonomie und Rhythmus: Einklang von Bewegung und Atmung

Bewegungssystem:

- Lagerung im Bett
- Stellung der Gelenke, Haltung in verschiedenen Ausgangstellungen
- Tonus der Muskulatur, v.a. Schulter-Nacken-Rückenmuskulatur
- Ganganalyse mit Beachtung der Ökonomie und Atmung
- Inspektion von Alltagsbewegungen

Welche Untersuchungen anderer Professionen leiten Sie ein?

Treten Komplikationen auf, gibt es Anzeichen einer Thrombose (siehe Kapitel 3) oder unerklärliche Symptome, muss umgehend der behandelnde Arzt informiert werden.

Sollte Frau Fitt Anpassungsstörungen aufgrund ihrer akuten Krankheitssituation und der erforderlichen Schonung haben, ist die Konsultation eines Psychologen indiziert.

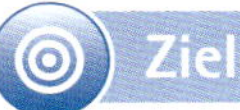

Ziele

Wie lautet die PT-Diagnose und welche Leitsymptome ergeben sich?

Die physiotherapeutischen Diagnosen lauten:

- verminderte Leistungsfähigkeit des Herzens
- erhöhte Atemfrequenz, Puls und Blutdruck bei minimaler Belastung
- beeinträchtigte Selbsteinschätzung im Hinblick auf Bewegung und Belastung

Wie lauten typische Ziele und Arbeitshypothesen?

Die Physiotherapie kann einen wichtigen Beitrag zur Stressreduktion von Menschen in lebensbedrohlichen Situationen und zur Wahrnehmung und Selbsteinschätzung beitragen. Das Hinführen zu sportlichen Aktivitäten ist nach der Ausheilung der Myokarditis sinnvoll. Bei einer dilatativen Kardiomyopathie ist, entsprechend der Folgesymptome, ein rehabilitatives Herz-Kreislauf-Training indiziert.

I. Verbesserung der Entspannungsfähigkeit

- Verbesserung der Körpereigenwahrnehmung
- Erlernen von Entspannungstechniken
- Einschätzung des Anstrengungsgrades (Blutdruck, Puls, Atmung)
- Verbesserung der Entspannungsfähigkeit in Alltags- und Stresssituationen

II. Ökonomisierung der Herzfunktion

- Optimierung der Bewegungskoordination
- Erlernen eines angemessenen Bewegungstempos
- Koordination von Atmung und Bewegung

III. Aufklärung, Stärkung der Eigenverantwortung und Disziplin

- Kenntnis und Einsicht über das Krankheitsbild der Myokarditis und mögliche Folgen
- Einhaltung der verordneten körperlichen Schonung

IV. Vermeidung von Komplikationen

- Pneumonieprophylaxe
- Thromboseprophylaxe

Nach dem Abklingen der akuten Entzündung:

V. Adäquater Belastungsaufbau des Herz-Kreislauf-Systems

- Wiederherstellung der kardialen Belastbarkeit
- Wiederherstellung der vollen Alltagsbelastbarkeit
- Wiederaufnahme der sportlichen Aktivitäten

Therapie – Behandlungsgrundsätze

Wie sieht Ihre Behandlungsstrategie aus?

Die Situation von Frau Fitt erfordert großes Einfühlungsvermögen. Einerseits weiß sie um die Lebensbedrohlichkeit und mögliche Folgen der Erkrankung, andererseits spürt sie eine Überlastung nicht unmittelbar an Symptomen und ist sehr ehrgeizig.

In der Phase der akuten Myokarditis wird ein umfassendes Entspannungsprogramm angeboten, sodass die Patientin das Gefühl bekommt: Sie kann in das Krankheitsgeschehen eingreifen und somit selbst einen großen Beitrag zu ihrer Genesung beisteuern.

Sobald die akute Phase vorüber ist, werden progressive Maßnahmen zur Belastungssteigerung angewendet.

Welche Behandlungsprinzipien berücksichtigen Sie?

- gezielte Information zum Krankheitsbild, den physiotherapeutischen Maßnahmen und dem Hintergrund
- konsequente Schonung in der akuten Krankheitsphase
- nach dem Abklingen der Entzündungszeichen langsames Hinführen zur Belastung des Herz-Kreislauf-Systems
- Förderung der Eigenverantwortung beim Wiedereinstig in die beruflichen und sportlichen Aktivitäten
- Entspannung über moderate Anspannung ist oft hilfreich (z. B. Muskelrelaxation nach Jacobson)

Welche Kontraindikationen und Limitationen beachten Sie?

- Belastungsvorgaben beachten und Herzbelastung konkret messen (Puls, Blutdruck, Atmung)
- keine sprunghaften Belastungen oder Steigerungen
- keine Moralisierungen

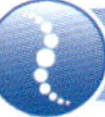

Therapie – Physiotherapeutische Maßnahmen

Welche therapeutischen Maßnahmen leiten Sie ein?

Information und Beratung

- Information zum Krankheitsbild der Myokarditis
- Aufklärung über vorübergehende Schonung, Kontraindikationen und Limitationen
- Erklärung zum Ablauf der Physiotherapie und den einzelnen Maßnahmen

Entspannung

- bewusste Atmung
- Kontaktatmung mit Betonung der Ausatmung
- entspannende Massagegriffe
- Lösungstherapie nach Schaarschuch-Haase

- Imaginationsübungen zur Entspannung
- Bewegung der kleinen Gelenke im Atemrhythmus

Pneumonie- und Thromboseprophylaxe

- Atemtherapie mit Bewegung
- leichte Bewegung der peripheren Gelenke
- wenn erlaubt, isometrische Anspannungsübungen
- wenn erlaubt, mehrmals täglich aufstehen und gehen

Ökonomisierung der Bewegungsabläufe und Aktivitäten des täglichen Lebens

- langsame ökonomische Transfers
- langsames und bewusstes Gehen
- bewusste Bewegungspausen
- Kombination von Atmung und Bewegung
- Tai-Chi

Achtung! Die kardiale Belastung ist angepasst sinnvoll, muss jedoch stets exakt kontrolliert werden. Sie darf und soll in Absprache mit dem Arzt allmählich individuell gesteigert werden.

Eine Überlastung kann lebensbedrohlich sein!

Nach der akuten Phase:

Aerobes Ausdauertraining

- Bewegungsserien im Liegen (herzfern und unter Einbezug beider Hirnhälften)
- Physiotherapie im Sitzen, z. B. auf dem Hocker
- Gehtraining in Anlehnung an das Ratschow-Gehtraining
- ggf. als Steigerung Treppensteigen in Anlehnung an die Prinzipien vom Ratschow-Gehtraining
  - Alltagsbewegungen wie Radfahren oder Gartenarbeit

Anbahnung der sportlichen Aktivitäten wie vor der Erkrankung

- Gehtraining
- Schwimmen
- Radfahren
- Tanzen
- Yoga etc.

Finden eines geeigneten Lebensrhythmus mit Aktivitäten und Pausen

- Anregung, neben den sportlichen Aktivitäten auch Entspannungs- und Meditationstechniken durchzuführen
- Anleitung kurzer Entspannungspausen für den beruflichen Alltag
- Motivation, den beruflichen Alltag mit regelmäßigen Pausen zu strukturieren

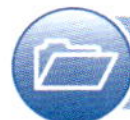

Evaluation

Welche Kriterien evaluieren Sie?

- Frau Fitt hat die notwendige körperliche Schonung in der akuten Krankheitsphase verstanden und kann sie einhalten.
- Maßnahmen zur Entspannung können selbstständig angewendet werden.
- Koordination von Atmung und Bewegung (z. B. kein Anhalten der Luft bei Belastung oder Bewegung)
- Frau Fitt erreicht die allgemeine und kardiale Belastbarkeit wie vor der Erkrankung.
- Nach 6–8 Wochen sollte die Myokarditis folgenlos ausgeheilt sein

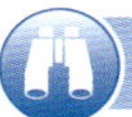

Prognose

In welche Richtung geht Ihre Prognose?

In der Mehrzahl der Fälle heilt eine Myokarditis vollständig aus. Manchmal bleiben Herzrhythmusstörungen zurück.

In 10–15 % der Fälle nimmt die Myokarditis einen chronischen Verlauf mit Entwicklung einer dilatativen Kardiomyopathie mit anhaltender Herzinsuffizienz.

Bei Frau Fitt wurde schnell eine klare Diagnose gestellt. Sie ist in stationärer Behandlung und damit auch in einer „erzwungenen Auszeit". Hält sie sich an die verordnete körperliche Schonung, bestehen gute Chancen auf eine vollständige Heilung.

Zusammenfassung <<

Eine Myokarditis ist eine Entzündung des Herzmuskels verschiedener Genese. Häufigste Ursache sind Infektionen mit Viren. Der Verlauf kann sehr unterschiedlich sein, er reicht vom asymptomatischen Verlauf bis zum letalen Ausgang.

Ein klinischer Befund mit Tachy- oder Bradykardie, Leistungsschwäche, Herzrhythmusstörungen, evtl. Herzinsuffizienz und ein vorhergehender Infekt in der Anamnese erhärten die Verdachtsdiagnose der Myokarditis. Je nach Ausprägung der Symptome werden weitere diagnostische Schritte, wie EKG, Bildgebung und histologischer Befund durchgeführt.

Nach dem histologischen Befund kann die Myokarditis in 5 Stadien unterteilt werden. In Stadium I und II ist absolute körperliche Schonung indiziert.

In der Mehrzahl der Fälle heilt eine Myokarditis folgenlos aus. Es kann jedoch auch zu lebensbedrohlichen Komplikationen wie einem kardiogenen Schock oder einem chronischen Verlauf mit dilatativer Kardiomyopathie und Herzinsuffizienz kommen. Je nach Symptomatik und Verlauf ist eine stationäre, teilweise auch intensivmedizinische Betreuung erforderlich.

Wenn möglich, ist eine kausale Therapie angezeigt, außerdem ist eine absolute körperliche Schonung und die Vermeidung/Behandlung von Komplikationen wichtig.

Die physiotherapeutische Untersuchung beinhaltet eine umfangreiche Anamnese und je nach Krankheitsstadium die Untersuchung von Atmung, Herz-Kreislauf-System und Bewegungssystem.

Physiotherapeutische Leitsymptome sind:
- verminderte und auch limitierte Belastungsfähigkeit des Herzens
- hohe Werte von Puls, Blutdruck und Atemfrequenz bei minimaler Belastung
- Überschätzung der Belastbarkeit durch den Patient

Die physiotherapeutischen Ziele liegen vorrangig in 5 Bereichen:
- Ökonomisierung der Herzfunktion
- Vermeidung von Komplikationen
- adäquater Belastungsaufbau des Herz-Kreislauf-Systems
- Aufklärung, Stärkung der Eigenverantwortung und Disziplin
- Verbesserung der Entspannungsfähigkeit

Die körperliche Schonung des Patienten ist im Akutstadium der Myokarditis unbedingt einzuhalten. Dies gilt bei der Untersuchung sowie bei der Therapie und sollte auch vom Patienten eigenverantwortlich beherzigt werden. Entsprechend stehen am Beginn der physiotherapeutischen Behandlung eine umfassende Aufklärung und Information.

Die physiotherapeutischen Maßnahmen erstrecken sich über die Bereiche:
- Entspannungsverfahren
- Pneumonie- und Thromboseprophylaxe
- Ökonomisierung der Bewegungsabläufe und Aktivitäten des täglichen Lebens
- aerobes Ausdauertraining
- Anbahnung der sportlichen Aktivitäten wie vor der Erkrankung
- Finden eines geeigneten Lebensrhythmus mit Aktivitäten und Pausen

Eine vollständige Ausheilung der Myokarditis wird in weit über 50 % der Fälle erreicht.

Quellen

Dudczak, J. et al (2015): Die akute Myokarditis als Chamäleon-Fallpräsentation. In: Journal für Kardiologie, Österreichische Zeitschrift für Herz-Kreislauferkrankungen, Heft 22 (2015); S. 264–272

Naegelie, B. (2004): Myokarditis: Diagnostik und Verlauf. In: Kardiovaskuläre Medizin, 7. Jg., Heft 6 (2004); S. 248–257

Netter, F. (2013): Netters Innere Medizin. Thieme: Stuttgart.

3 Erkrankungen der Venen/Angiologie – Frau Vari-Kosis hat Schmerzen im Bein

Schwerpunkt: Therapie von Patienten mit venöser Gefäßerkrankung

Bei dem exemplarischen Fall zur venösen Gefäßerkrankung bietet das Beispiel zur tiefen Venenthrombose (TVT), die sogenannte Phlebothrombose, sowohl bezüglich der Untersuchungstechniken als auch der Behandlung eine gute Möglichkeit, das physiotherapeutische Denken und Handeln bei Funktionsstörungen des venösen Gefäßsystems zu erfassen und auf andere venöse Erkrankungen wie Varikosis (Krampfadern) oder Thrombophlebitis (oberflächliche Venenthrombose) zu übertragen.

›› Fallbeispiel

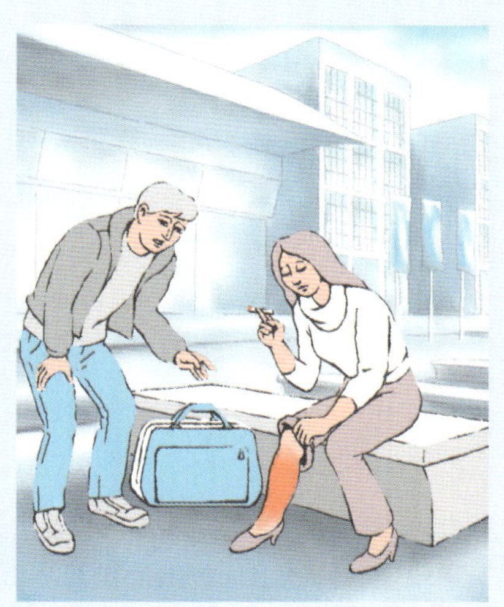

Bild 1: Frau Vari-Kosis hat Schmerzen im Bein

Frau Vari-Kosis ist jetzt 32 Jahre alt und kommt bestens gelaunt, jedoch übermüdet mit ihrer Freundin aus Neuseeland in Frankfurt am Flughafen an, bevor es weiter nach Hamburg geht: „Mensch, Jana, ich muss mir dringend die Beine vertreten. Da, wo mir das Motorrad letztens mein Bein fast zerquetscht hat, tut es richtig weh." „Ja, dann lass uns kurz eine Rauchen gehen. – Mensch, Du humpelst ja richtig." „Geh bloß nicht so schnell, ich habe plötzlich so ein blödes Stechen in der Brust und bekomme irgendwie nicht richtig Luft." Sie beendet den Satz mit einem trockenen Husten. „Am Herzen?" „Nee, auf der anderen Seite." „Dann wird es wohl nicht so schlimm sein – Ich glaube, dann schaffen wir das jetzt gar nicht vor dem Anschluss nach Hamburg. Hm, dann hol' ich uns eben was zu trinken." „Nee, bloß nicht, dann muss ich so oft auf die ekligen Klos. Die Pille kann ich auch eben ohne Getränk nehmen." „Hast Du die denn überhaupt regelmäßig genommen?" „Ja, klar, auf mich wartet doch jetzt der neue Leitungsposten im Unternehmen!" In Hamburg angekommen kann Frau Vari-Kosis kaum ihren Koffer tragen. Ihr Freund empfängt sie ganz besorgt: „Was ist denn mit Dir? Du gehst ja ganz humpelig. Das sind bestimmt wieder deine Krampfadern nach dem langen Sitzen." „Meinst Du?" Als Frau Vari-Kosis die Hose hochkrempelt, um nachzuschauen, bekommt sie einen Schreck: Das Bein ist ganz dick. Noch am Nachmittag bringt ihr Freund sie zum Arzt, der sie nach Drucktests am Bein, einem EKG und einem D-Dimer-Test direkt in das Krankenhaus schickt.

Klassische Risikofaktoren für eine tiefe Beinvenenthrombose sind bei Frauen: Antibabypille, Rauchen und Langstreckenflug. Ebenso risikoreich ist regelmäßiges langes Sitzen oder Stehen, besonders bei Wärme oder Hitze, da sich das Blut in den Beinen stauen kann.

Hauptindizien

Indizien	Hinweis auf	Klinische Kriterien
32 Jahre	mittleres Alter	
Rückkehr von einer Flugreise aus Neuseeland	Langstreckenflug	Risikofaktor für Thrombose
Es tut richtig weh ... da, wo mir das Motorrad letztens mein Bein fast zerquetscht hat ...	stumpfes Trauma am Bein – wahrscheinlich begleitende Quetschverletzung der Blutgefäße	Prädilektionsstelle, ungünstige Gefäßsituation
Lass uns kurz eine rauchen gehen.	Raucherin	Risikofaktor für Thrombose
... ich habe plötzlich so ein blödes Stechen in der Brust und bekomme irgendwie nicht richtig Luft.	ggf. Herz- und/oder Lungenbeteiligung	in diesem Kontext Lungenembolie möglich
Die Pille kann ich auch ohne Getränk nehmen.	nimmt ein hormonelles Kontrazeptivum	Risikofaktor für Thrombose
wieder deine Krampfadern ...	hat schon länger Probleme mit Krampfadern (Varizen)	V. a. Varikosis
humpelt ... es tut weh ... das Bein ist ganz dick	geschwollenes, schmerzendes Bein, das zum Humpeln führt	V. a. tiefe Beinvenenthrombose (TVT)
nach Drucktest und EKG Einweisung in die Klinik	Arzt testet die Thrombosedruckpunkte und veranlasst ein EKG	V. a. TVT mit Lungenembolie

Lösungsweg

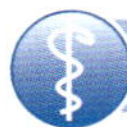

Untersuchungshypothese, Diagnose, Differenzialdiagnose

Wie lautet die Untersuchungshypothese bzw. Verdachtsdiagnose?

Im Fallbeispiel bekommt eine Raucherin mittleren Alters nach einem Langstreckenflug Schmerzen im Bein. Sie nimmt ein hormonelles Kontrazeptivum (die „Pille"). Allein die Kombination der drei Faktoren Antibabypille, Rauchen und Langstreckenflug lenkt den Verdacht auf eine tiefe Venenthrombose (TVT). Hinzu kommt, dass sie nicht nur Varizen hat, sondern durch das stumpfe Trauma zusätzlich am betroffenen Bein eine Disposition für Gefäßwandveränderungen besteht. Zudem betont Frau Vari-Kosis, dass sie bei der Reise das Trinken meidet, um nicht auf fremde Toiletten gehen zu müssen, vor denen sie sich ekelt. Daher drängt sich bei plötzlichen Schmerzen ohne äußerliche Einwirkung als erstes der Verdacht einer tiefen Beinvenenthrombose (TVT) auf, denn Frau Vari-Kosis weist neben den Schmerzen und den bekannten Risikoaspekten alle drei Faktoren auf, die ursächlich zu einer tiefen Beinvenenthrombose führen können, die sogenannte Virchow'sche Trias. Diese hat der deutschen Pathologe Rudolf Virchow (1821–1902) 1856 erstmals beschrieben. Die Virchow'sche Trias oder auch Virchow-Trias benennt drei ursächliche Faktoren, die zu einer Phlebothrombose, der sogenannten Thrombophlebitis führen können:

- **erhöhte Viskosität**, hier erhöhte Dickflüssigkeit des Blutes und damit eine erhöhte Gerinnungsneigung
- **Stase**, verringerte Blutströmungsgeschwindigkeit, also verlangsamter Rückfluss
- **Schäden an der Gefäßwand** (Intima), Veränderungen oder Gefäßwandschäden, Endothelalteration

Zur erhöhten Viskosität der Blutes kann es bei Frau Vari-Kosis aus zwei Gründen kommen: Zum einen durch die lange Zeit in der Luft mit den veränderten Luftdrücken (verringerte Wiederaufnahme von Flüssigkeit aus dem Gewebe in die Venen) und zum anderen durch das längere Vermeiden vom Trinken genau in dieser Situation.

Das lange Sitzen im Flugzeug über 20–30 Stunden, wahrscheinlich noch mit wenig Bewegungspausen durch Toilettengänge, begünstigt die Stase des Blutes.

Die Schäden an der Intima können bei Frau Vari-Kosis nicht nur durch die Varizen bei Einnahme von Antikonzeptiva (Lockerung des Gewebes) und das Quetschtrauma mit dem Motorrad, sondern auch durch das Rauchen mit einer beginnenden Arteriosklerose verursacht sein.

Ein plötzliches Stechen in der Brust, kombiniert mit Luftnot und trockenem Husten können zudem Anzeichen für eine Lungenembolie sein. Hier ist schnelles Handeln notwendig, da die Verlegung der Pulmonalarterien durch eine entsprechend großen Embolus ein akutes Cor pulmonale bedingen und damit lebensbedrohliche Folgen haben kann.

Eine umgehende exakte Diagnostik, wie die Bestimmung des Wells-Scores und der D-Dimere, EKG-Kontrolle sowie ggf. eine CT-Angiografie sind von ärztlicher Seite notwendig.

Die Phlebothrombose bezeichnet eine tiefe Bein- und Beckenvenenthrombose (TVT). Ein Thrombus bezeichnet ein Blutgerinnsel, wodurch partiell oder vollständig die Leit- und/oder Muskelvenen verlegt werden. Diese Blutgerinnsel bergen das Risiko des appositionellen Wachstums und auch der Embolisierung in die Lunge. Ein Embolus kann auch durch ein offenes Foramen ovale in den großen Kreislauf gelangen bzw. bei Menschen mit Vorhofflimmern in den Lungenkreislauf geraten. Die Thrombose bedeutet im Grunde eine „Blutgerinnung am falschen Ort". Grundsätzlich kann sie sich auch spontan und folgenlos auflösen.

Typischerweise aber resultiert eine zunächst entzündliche, dann bindegewebige Organisation der Thromben mit unvollständiger Rekanalisation, sodass eine Abflussbehinderung zurückbleibt. Die Zerstörung der Venenklappen führt zum Reflux. Die Drainagestörung ist gleichbedeutend mit einer ambulatorischen venösen Hypertonie, d. h. mit dem Ausfall der Volumen- und Druckreduktion beim Gehen. Es entwickelt sich eine chronische venöse Insuffizienz, die als Postthrombotisches Syndrom (PTS) bezeichnet wird.

Welche Differenzialdiagnosen liegen nahe?

Bei einem Verdacht auf eine TVT ist bis zu deren Ausschluss eine volle Antikoagulation (Blutverdünnung) erforderlich. Daher gilt für die Physiotherapie, dass beim ersten Verdacht einer TVT der Arzt sofort zu unterrichten ist. Die typischen Anzeichen, wie der diffuse Schmerz und das Schwere-/Spannungsgefühl in der betroffenen Extremität, können einhergehen mit einer Schwellungs- und Ödemneigung, evtl. auch kombiniert mit einem lividen Hautkolorit und glänzender, gespannter, erwärmter Haut. Manchmal können auch Parästhesien und Kribbelgefühle („Ameisenlaufen") oder Hitze- und Schweregefühle auftreten. Im höheren Alter gibt es zunehmend auch stumm verlaufende TVTs.

Daher sind differenzialdiagnostisch vor allem folgende Erscheinungen und Erkrankungen abzugrenzen:

- Hämatome
- Muskel- oder Bänderzerrungen
- Muskelfaserriss
- posttraumatisches Geschehen
- Baker-Zyste
- postthrombotisches Syndrom ohne Rezidiv
- oberflächliche Thrombophlebitis
- Vaskulitis
- Erysipel
- Lymphangitis
- Lymphödem
- kardiale, nephrogene oder hypoproteinämische Ödeme
- Lumbalgie und Ischialgie
- Thrombophlebitis

Von Bedeutung für die klinische Diagnose ist auch das Fehlen oder Vorliegen einer alternativen Diagnose: Erysipel, Malignom im kleinen Becken, Herzinsuffizienz, beidseitige Unterschenkelödeme, Lymphödem.

Nach der Anamnese werden i.d.R. die klassischen Druckpunkte am Bein überprüft (S. 53, Bild 7). Eine eindeutige Diagnosestellung ist dann möglich über die Kombinationen aus klinischer Untersuchung, Ultraschall und D-Dimer.

Hintergrund

Wie sieht die Ätiologie und Pathogenese der Grunderkrankung aus?

Die Ätiologie liegt in der oben beschriebenen Virchow-Trias.

Virchow-Trias			
	Endothelschaden	**Blutstromveränderung bis hin zur Stase**	**Veränderte Blutzusammensetzung mit der Folge einer erhöhten Viskosität**
Ursachen	**Varikosis, Trauma** wie Quetschwunden, ausgedehnte Traumata, **entzündliche Gefäßveränderungen** wie infektiöse Phlebitis, Venenkatheterreizungen	**Bettlägerigkeit, langes Sitzen/Stehen** v.a. bei beengten Verkehrsmitteln wie Flugzeug, **immobilosierender Verband** wie Gips, **Schwangerschaft, Varikosis, mechanische Behinderung des venösen Abflusses** wie einschnürende Kleidung, Tumorobstruktion, Adipositas	**Polyzythämie, Thrombozytose, Exsikkose, Hyperkoagulabilität** durch AT-III-Mangel, **Ovaluationshemmer, d.h. Antibabypille** oder **prae- und postpartale Phase**

Eine Varikosis kann einer TVT vorangehen. Durch die überdehnten Venen fließt das Blut in den betroffenen Bereichen langsamer und Wirbelbildungen entstehen an den insuffizienten Venenklappen, wodurch eine Thrombusbildung begünstig wird. Es kommt zum sogenannten „Blow-out"-Syndrom. Durch die chronische Überdehnung werden die Gefäßwände zunehmend geschädigt.

Venöse Thromben befinden sich dann sehr häufig an den Venenmündungen der Venae communicantesund den den Venae perforantes, den verbindenden Venen vom oberflächlichen und tiefen Venensystem, den Venenklappen oder dem geschädigten Endothelgebiet. Die Venae perforantes „perforieren" die bindegewebige Hülle (Faszie). Es gibt grundsätzlich 2 Typen von Thromben, den sogenannten Gerinnungs- und den Abscheidungsthrombus. Häufig liegen Mischformen vor.

Bei einer TVT sind in der Regel die tiefen Venen durch einen der o.g. Thrombustypen verlegt. Die Größe eines Thrombus kann sehr unterschiedlich sein. In der Regel wird er vom Körper wieder abgebaut. Es werden verschiedene Phasen bei dem Abbau des Thrombus beschrieben. Die erste Phase wird als Organisation bezeichnet. In dieser Phase sind erste Zell- und Gewebestrukturen in den Thrombus eingewandert und verbinden diesen fest mit der Gefäßwand.

Nicht organisierte Thromben, besonders wenn sie sich als Abscheidungsthrombus gebildet haben, können sich als Embolus lösen und über die Venen zum Herzen, von dort in die Pulmonalarterien wandern und dort den Blutstrom zu den Alveolen verlegen.

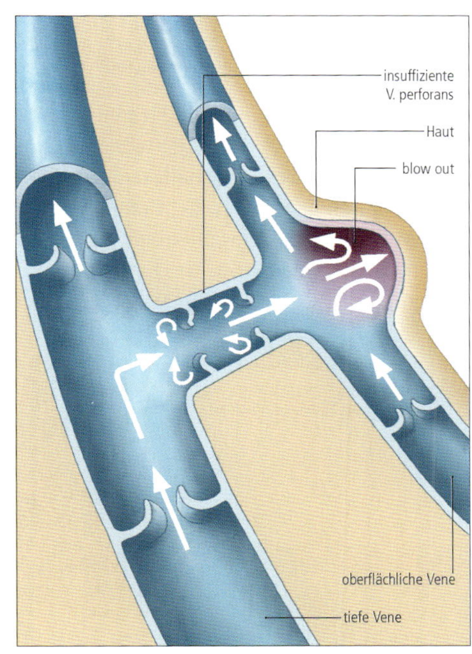

Bild 2: „Blow-out"-Syndrom

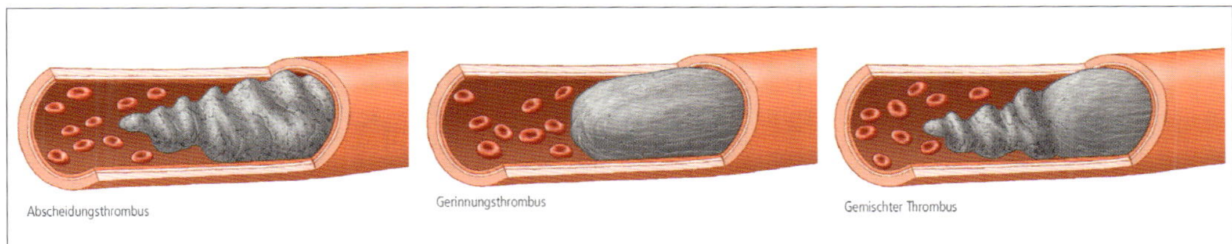

Bild 3: Thrombustypen

Die Rekanalisation beginnt und das Blut kann nach und nach wieder durch die tiefen Venen fließen. Bestenfalls bilden sich die dabei entstandenen Narben an den Gefäßwänden wieder ganz zurück. Unterstützt wird die Rekanalisation durch den venösen Rückfluss. Bleibt dieser aus, so findet die Rekanalisation nicht in optimaler Weise statt.

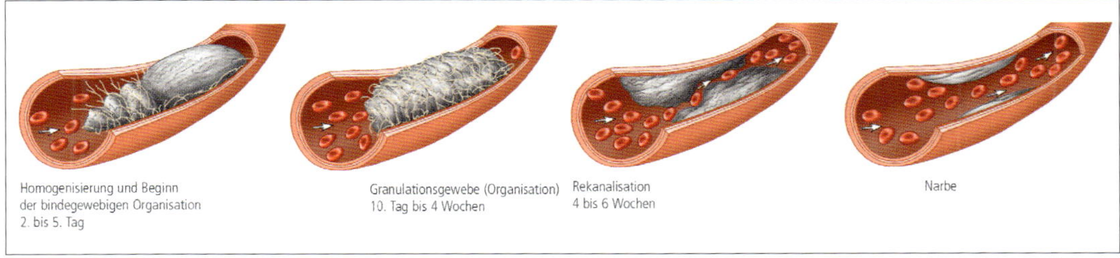

Bild 4: Rekanalisation

Welche Komplikationen sind bei dieser Erkrankung möglich?

Die gefürchtete Komplikation einer TVT ist die oben angesprochene **Lungenembolie**.

In der Frühphase, in der ein Thrombus noch nicht „organisiert" ist, können sich Teile des Thrombus lösen und als Embolus frei im Blut treiben. Mit dem Fluss des venösen Blutes kann der Embolus dann durch das Herz bis in die Pulmonalarterien gelangen (siehe Bild 5). Dort gelangt er so weit in die Gefäße, bis er vom Durchmesser her nicht mehr weiterfließen kann und sich entsprechend festsetzt und das Gefäß verstopft. Je größer die verlegten Gefäße sind, desto stärker der Rückstau in den Pulmonalarterien. Wenn bei entsprechender Größe des Embolus der Blutrückstau bis zum Herzen führt, kann dieser ein akutes Cor pulmonale auslösen, ggf. sogar mit letalen Folgen.

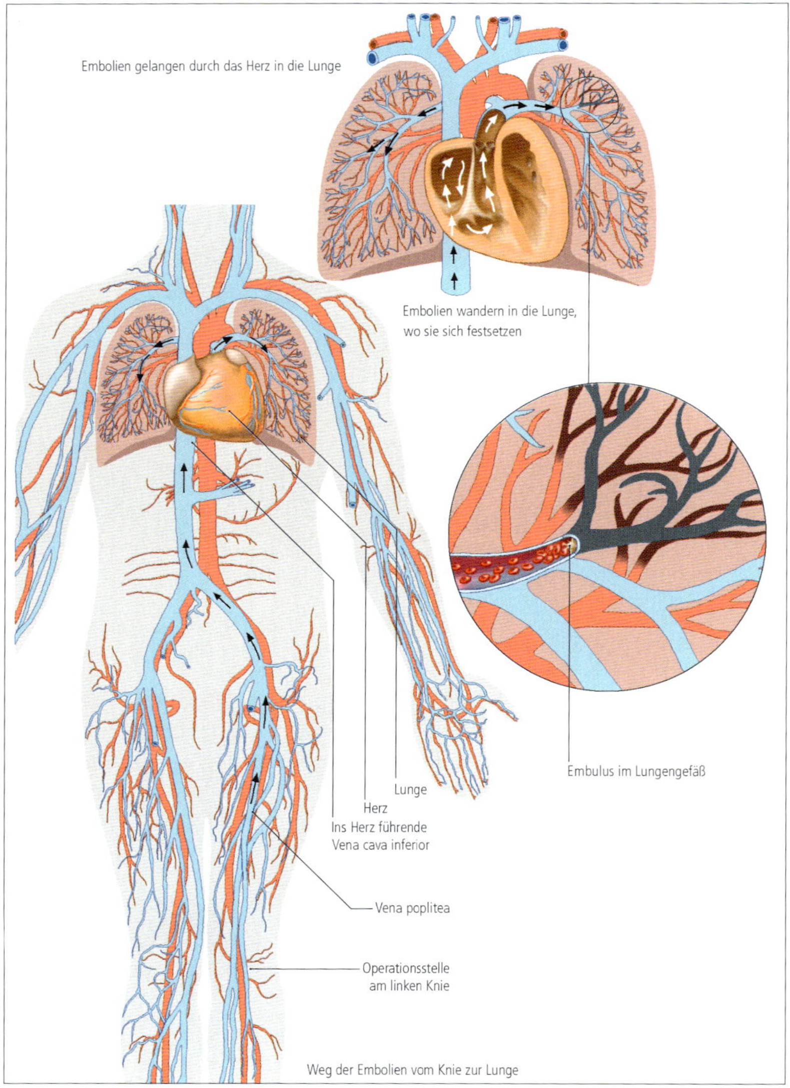

Bild 5: Entstehung einer Lungenembolie

Eine spätere, schwerwiegende Komplikation kann bei einer nicht ausreichenden Rekanalisation entstehen. Die Rekanalisation ist ein Prozess, der sich über Wochen und Monate fortsetzt. Gefürchtet sind sogenannte sekundäre Varizen, die durch die vermehrte Druckbelastung der oberflächlichen Venen aufgrund der Verlegung der tiefen Venen durch den Thrombus entstehen können.

Bei einem unzureichenden Rekanalisationsprozess und der Entwicklung von sekundären Varizen kann sogar noch nach vielen Jahren, nachgewiesenermaßen bis zu 15 Jahre, ein Postthrombotisches Syndrom entstehen. Dieses bezeichnet die chronisch-venöse Insuffizienz nach einer Thrombose.

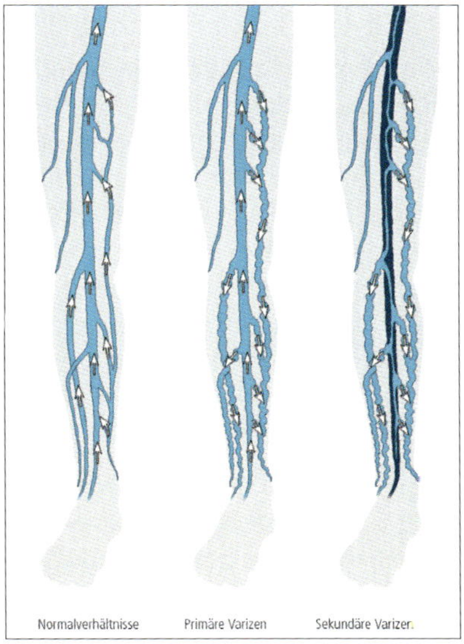

Normalverhältnisse Primäre Varizen Sekundäre Varizen

Bild 6: primäre und sekundäre Varizen

Folgen eines Postthrombotischen Syndroms können dann Ulcera und Nekrosen sein.

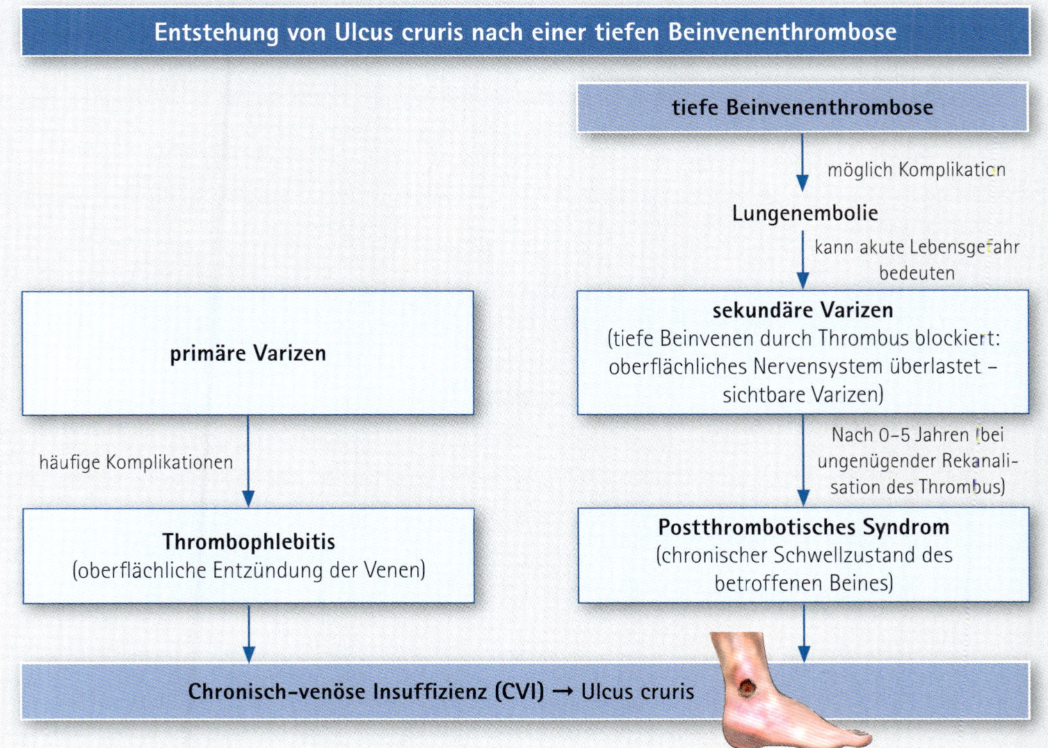

Abb. 1: Genese eines Postthrombotischen Syndroms, Entstehung von Ulcus cruris

Welche Interventionen sind in der multidisziplinären Behandlung üblich?

Beim Verdacht auf eine Phlebothrombose wird der Hausarzt umgehend eine Antikoagulationstherapie initiieren, die Kompression über Beinwickel sicherstellen und den Patienten zur genauen Diagnostik entweder zum Phlebologen oder in die Klinik überweisen. Grundsätzlich sollten dann, nach Abschwellen des Beines, über die Orthopädietechnik Antithrombosestrümpfe individuell angepasst werden. Eine Ruhigstellung ist nach heutigen Erkenntnissen ausdrücklich nicht indiziert. Daher kommt neben der ärztlichen Therapie der Physiotherapie eine wichtige konservative therapeutische Aufgabe zu: Nicht nur gezielte Übungen zur Rückflussförderung, ggf. Atemtherapie, sondern auch die Beratung zum zukünftigen Verhalten zur Vermeidung von Stase etc. stellen einen wichtigen Pfeiler in einer nachhaltigen Behandlung und insbesondere zur Vermeidung eines Postthrombotischen Syndroms oder einer weiteren Thrombose dar.

Welche komplementären Verfahren zeigen Wirkung?

Es gibt keine Nachweise von alternativen Verfahren, die wirkungsvoll bei tiefen Venenthrombosen eingesetzt werden. Allein die schulmedizinischen Methoden konnten nachweislich die Mortalität und Morbidität betroffener Menschen deutlich verringern. Vor dem frühzeitigen Absetzen einer Antikoagulationstherapie ist ausdrücklich zu warnen.

Welche Pathomechanismen oder Teufelskreise und Leitsymptome sind physiotherapeutisch relevant?

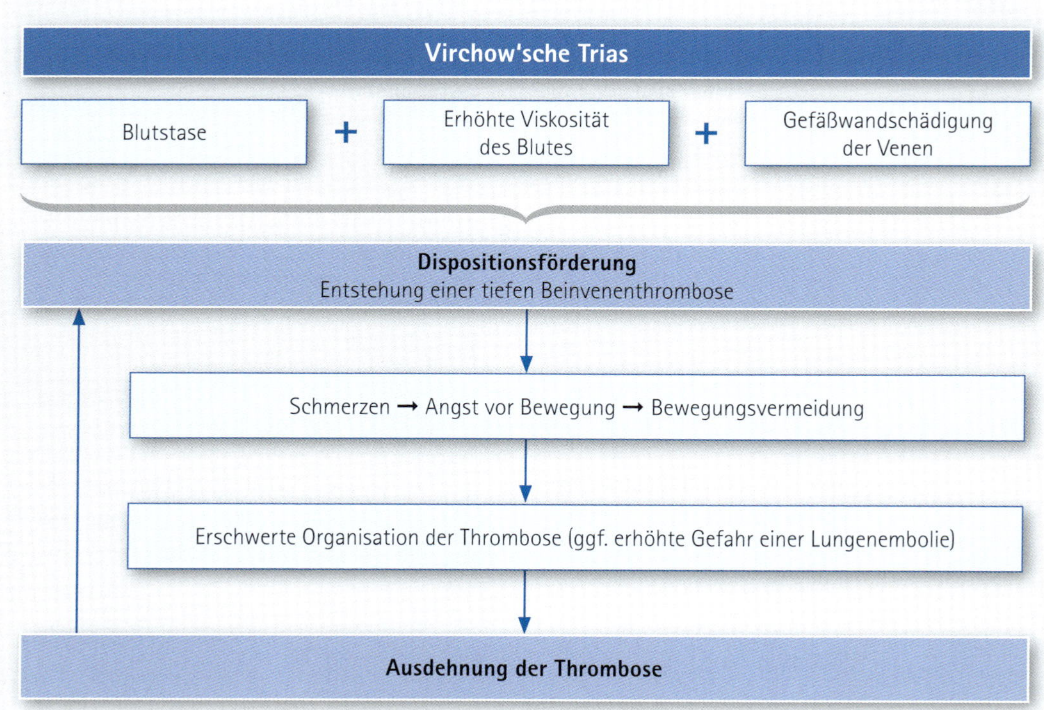

Abb. 2: Virchow'sche Trias und Teufelskreis Bettruhe

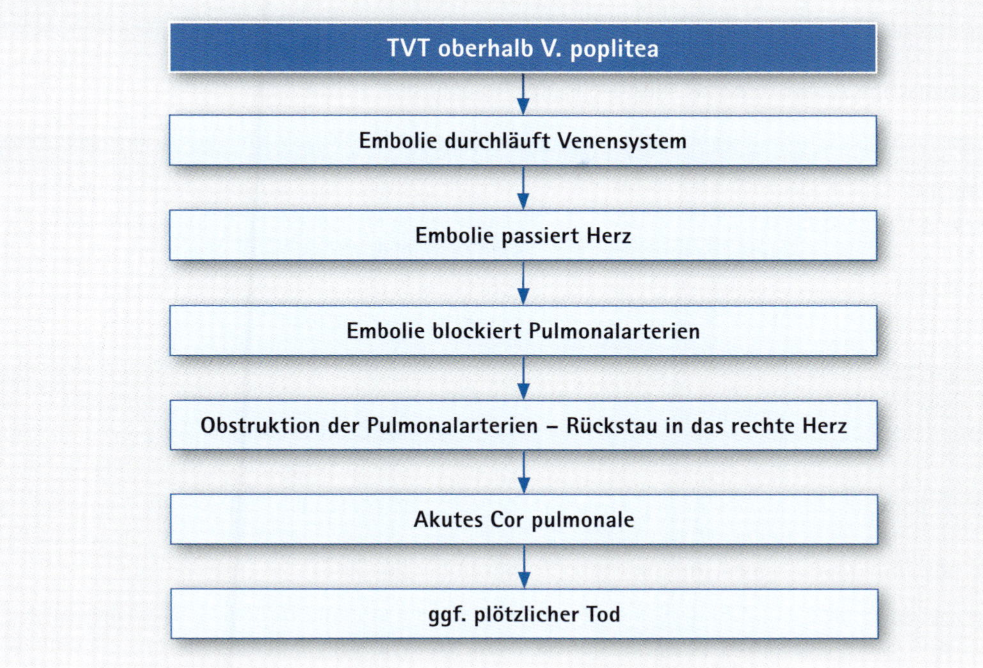

Abb. 3: Entstehung akutes Cor pulmonale (siehe dazu auch Text und Bild auf S. 48, Bild 5 unter Komplikationen)

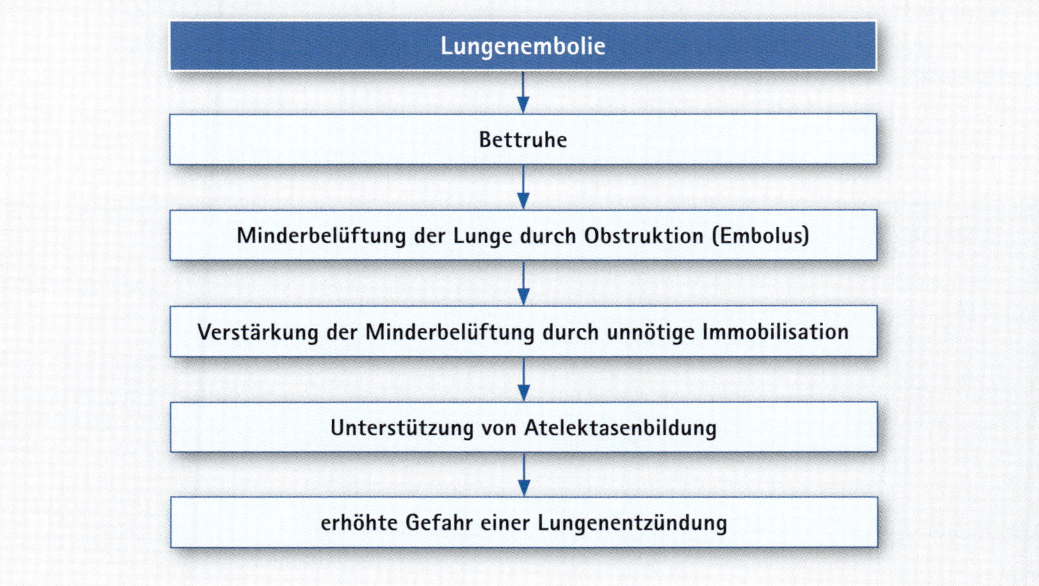

Abb. 4: Pathomechanismus Prädisposition Lungenentzündung (Pneumonie)

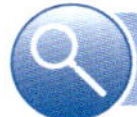

Physiotherapeutische Untersuchung

Welche typischen Antworten erwarten Sie in der Anamnese?

Thema der Frage:	Mögliche Antwort:
Beschwerden in den Beinen? Schmerzen auf der VAS-Skala?	„So ein komisches Rieseln das Bein entlang. Und das Auftreten ist kaum möglich – es sind Schmerzen auf der Skala im Bereich 9."
Wann aufgetreten?	„Nach der Rückkehr von Australien."
Einnahme der Pille?	„Ja, seit vielen Jahren."
Rauchen? Wie viel?	„Ja, seit ich Teenager bin. Etwa eine Schachtel pro Tag."
Beinverletzung?	„Hm, ja fiese Quetschung durch Motoradunfall."
Viel getrunken?	„Nein, die Toiletten sind immer so ekelig."
Husten? Kurzatmigkeit?	„Habe so einen komischen trockenen Husten." „Bin bei Belastung deutlich kurzatmiger."

Welche physiotherapeutischen Untersuchungen führen Sie durch?

Eine gezielte Anamnese ist i. d. R. bereits richtungsweisend. Eine stumme Thrombose stellt hier die Ausnahme dar. Auszuschließen sind Muskelkater oder akute Verletzungen. Sind die typischen Thrombosezeichen, wie schmerzhafte Druckpunkte, Schwellung und ggf. auch Rötung der Extremität, positiv, so wird die Hypothese weiter erhärtet. Die ärztlichen Befunde, wie Ultraschall oder Angiografie sowie Blutbild, geben dann die exakte Auskunft zur Diagnosestellung bezüglich der Thrombose.

Bei den physiotherapeutischen Untersuchungen stehen bei einer akuten TVT Tests der inneren Organe im Vordergrund.

Zum Verhalten und Erleben

Gezielte Fragen zum Bewegungserleben spielen eine untergeordnete Rolle, wenn die akute TVT nicht mit sehr starken Schmerzen einhergeht, da eine Immobilisierung grundsätzlich nicht indiziert ist.

Der sinnvolle Umgang mit den angepassten Thrombosestrümpfen ist durch gezielte Aufklärung zur Vermeidung eines Postthrombotischen Syndroms sicherzustellen.

Bei starken Schmerzen kann vorübergehend eine Bettruhe nötig sein, doch diese ist i. d. R. von kurzer Dauer und hat daher meist keine therapierelevanten Folgen.

Bei einer Lungenembolie kann es allerdings durch eine erhebliche Beteiligung der Lungen- oder auch Herzfunktion zur Beeinträchtigung von Verhalten und Erleben kommen. Dies ist entsprechend zu berücksichtigen, indem ein angepasstes Ausdauertraining unter besonderer Berücksichtigung von der Herzleistung und der Atmung der Aktivität und Partizipation des individuellen Menschen angepasst wird. Es sollte auch auf die Teilhabe an z. B. Herzsportgruppen hingearbeitet werden.

Allgemein:

- betroffen seit wann?
- Operationen wann und welche?

- Abfragen der Risikofaktoren wie Rauchen, stumpfe Traumata am Bein in der Vorgeschichte, Langstreckenflüge in letzter Zeit, überwiegend sitzende Tätigkeit, ggf. hormonelle Kontrazeptiva etc.

Schmerzanamnese:

Druckpunkte bei Thrombose:

Test	Lokalisation der Thrombose
• Druck an der Fußsohle (Payr-Zeichen)	• Fuß
• Druck hinter den Malleolen	• Fuß
• Druck mit Daumen und Zeigefinger entlang der medialen Tibiakante (Meyer-Zeichen)	• Unterschenkel
• Druck zwischen Gastrocnemiusköpfen	• Unterschenkel
• Wadendehnschmerz bei Dorsalextension des Fußes (Homans-Zeichen)	• Unterschenkel
• Druck in Kniekehle	• Kniekehle
• Druck in Adduktorenschlitz	• Oberschenkel
• Druck in Leistenbeuge	• Leiste

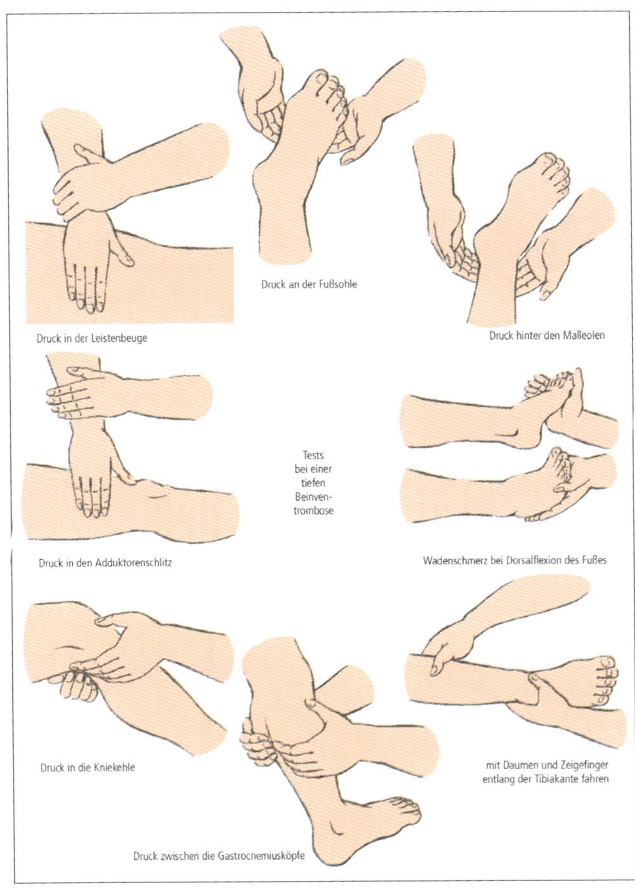

Bild 7: Test-Druckpunkte Thrombose

Schmerzen:

- Wo? Wann? Wie? Schmerzskala (VAS, siehe S. 105)?
- bei Ruhe, bei Belastung? Tageszeitabhängig?

Weitere Beschwerden:

- Schwellung, Rötung der Beine?
- Missempfindungen, wie „Rieseln" im Bein?
- Atembeschwerden?
- Schwäche, Abgeschlagenheit?
- Herzbeschwerden?

Schwerpunkt der Therapie soll wo sein?

Innere Organe

Beim Verdacht auf eine Lungenembolie sollte das Herz-Kreislauf-System sowohl beim Befund als auch bei der Behandlung entsprechend berücksichtigt werden, auch wenn der Patient hier nicht explizit Beschwerden angibt.

Gefäßsystem:

Inspektion:

- Rötung, Schwellung etc.

Palpation:

- Temperatur der Haut
- Schwellung, bzw. Ödem
- Druckpunkte

Herz-Kreislauf:

- Puls, Blutdruck
- subjektives Belastungsempfinden mit BORG-Skala
- 2, 6 oder 12-Minuten-Gehtest

Atmung:

- Atemfrequenz
- (Reiz-) Husten: trocken, unproduktiv
- Belüftung der Lunge: manueller Tastbefund am Thorax
- Abhören, Abklopfen

Bewegungssystem:

- Fußbeweglichkeit
- Beweglichkeit der unteren Extremität

> **Merke!** Ganganalyse mit Hauptaugenmerk auf das Abrollen der Füße im Hinblick auf die Wadenaktivität.

Welche Untersuchungen anderer Professionen leiten Sie ein?

Einleitung ärztlicher Untersuchungen

Hausarzt, Phlebologe, ggf. Pulmologe oder Kardiologe:

- Blutwerte
- Inspektion, Ultraschall, ggf. Angiografie
- Röntgen des Thorax
- (Belastungs-)EKG

Einleitung der Anpassung von Thrombosestrümpfen

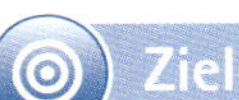

Ziele

Welche PT-Diagnose und Leitsymptome ergeben sich?

Die physiotherapeutischen Diagnosen lauten:

- Schmerzen in der Wade bei positiven Druckpunkten und damit Verdacht auf TVT
- Beinödem bei Verdacht auf TVT
- (reduzierte aerobe) Belastbarkeit

Wie lauten typische Ziele und Arbeitshypothesen?

I. Motivation zum eigenverantwortlichen Üben und Bewegungsverhalten

- Anbahnen vom Verständnis zum Postthrombotischen Syndrom und allen weiteren Folgerkrankungen und alltäglichen Einschränkungen einer TVT sowie
- Aufklärung über die durchaus vorhandenen Möglichkeiten, über eine Lebensumstellung (Rauchen einstellen, Bewegung, Ernährung inkl. Flüssigkeitsaufnahme) präventiv Rezidive zu vermeiden

II. Fördern der Rekanalisierung der tiefen Venen und damit auch Reduktion von Schmerzen durch:

- Unterstützung des extravalen Druckes
- Abbau des Ödems
- Verbesserung und Erhalt der Fußbeweglichkeit im Hinblick auf die Muskel-Waden-Pumpe

III. Allgemeine Maßnahmen/Prinzipien:

- Maßnahmen zur Verbesserung der Abrollfunktion im Alltag
- Maßnahmen zur der Entspannungsfähigkeit
- Maßnahmen zur Verbesserung und Erhalt der aeroben Ausdauer
- Förderung der Tiefensensibilität primär der unteren Extremität
- Förderung der Oberflächensensibilität primär der unteren Extremität
- nachhaltige Beratung zur regelmäßigen Bewegung
- Hinführen zur Mitgliedschaft im Sportverein etc.
- Teilnahme an Selbsthilfegruppen etc.
- Übernahme von Eigenverantwortung
- Hinführen und Begleiten bei Eigenübungen

Wie sieht die Behandlungsstrategie aus?

- Beratung zur regelmäßigen Bewegung der Füße und Beine
- Erarbeitung von Verhaltensstrategien zur Vermeidung vom längerem Sitzen oder Stehen
- Umgang mit Risikofaktoren
- gemeinsames Erarbeiten eines Therapieplanes zur Förderung der aeroben Ausdauer zur positiven Beeinflussung des gesamten Herz-Kreislauf-Systems inklusive des Atemsystems
- je nach Lokalisation Berücksichtigung der entsprechenden Muskeln/Gelenke

Welche Behandlungsprinzipien berücksichtigen Sie?

- gezielte Aufklärung zu Risikofaktoren, Komplikationen und Spätfolgen bezüglich der Rekanalisation und insbesondere des Postthrombotischen Syndroms
- Hinführen zum optimalen Bewegungsprogramm zur Aktivierung der Muskel-Venen-Pumpe im Alltag wie bewusstes Abrollen beim Gehen oder Fußtretübungen beim Sitzen
- Hinführen ggf. zur Teilnahme an Gefäßgruppen oder sportlichen Aktivität mit hohem Ausdaueranteil wie Schwimmen oder Fahrradfahren

Welche Kontraindikationen und Limitationen beachten Sie?

- kein langes tiefes Sitzen oder Stehen, insbesondere nicht bei Wärme oder Hitze
- bei Einlagerungen von Wasser in den Beinen sofort gegensteuern, z. B. durch Wickel oder Hochlagern der Beine

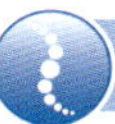

Therapie – Physiotherapeutische Maßnahmen

Welche therapeutischen Maßnahmen leiten Sie ein?

- Beratung zu Risikofaktoren
- Sicherstellen vom sinnvollen Umgang mit angepassten Thrombosestrümpfen oder Wickeln
- automatisiertes Durchführen von Fußtretübungen im Liegen, Sitzen und Stehen
- regelmäßiges Gehen mit bewusstem Fußabdruck
- aerobes Ausdauertraining über z. B. Fahrradfahren (Fahrradsitz möglichst hoch einstellen!), Schwimmen, Gehen
- ggf. gezielte Atemtherapie bei Lungenembolie

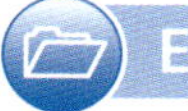

Evaluation

Welche Kriterien evaluieren Sie?

Ziele/Arbeitshypothesen (s. o.)

- Pat. kann Risikofaktoren erklären
- Pat. zieht für sich nachhaltige Konsequenzen aus Pathomechanismen

Maßnahmen

- Pat. hat Übungen, die er gerne konsequent umsetzen und erklären kann.

- Pat. hat seinen Alltag entsprechend der gesundheitlichen Risiken sinnvoll umgestaltet, z. B. indem stündlich Bewegungseinheiten, kleine Gehstrecken automatisch absolviert werden.

Standardisierte Tests/Evaluationskriterien

- keine schmerzhaften Druckpunkte – Thrombosedruckpunkte negativ
- keine Schmerzen in den Beinen VAS-Skala = 0
- keine Beinödeme – „Dellentest" negativ und ggf. Messungen mit Maßband seitengleich
- keine Überwärmung – Temperaturtest mit Handrücken an den Beinen
- Herzfunktion normal – Puls – Qualität, Frequenz
- Atmung unauffällig – Atemfrequenz, Atemrichtung, Atembewegung – kein Husten

Physiologische Zustände, die es möglichst wieder zu erreichen gilt, sind:

I. Rekanalisierung der Venen

- keine Stenosen in den tiefen Beinvenen
- keine sekundäre Varizen der oberflächlichen Beinvenen

II. Verbesserung und Erhalt der Rückflussförderung des venösen Systems

- Aktivierung der Muskel-Venen-Pumpe im Alltag

III. Optimierung der Atemfunktion (bei einer Lungenembolie)

- Verbesserung der Distribution

IV. Verbesserung und Erhalt der allgemeinen aeroben dynamischen Ausdauer

- Hinführung zum regelmäßigen Training wie Radfahren, Laufen, Schwimmen etc.

> Anregen zu regelmäßiger Bewegung im Sinne der Rückflussförderung des venösen Systems steht bei Menschen mit einer Thrombose im Mittelpunkt der Behandlung. Ein kontinuierliches Training der allgemeinen aeroben dynamischen Ausdauer bietet zudem einen guten Schutz vor Funktionsstörungen des gesamten Herz-Kreislauf-Systems.
>
> Die Freude an der Bewegung sollte durch ressourcenorientierte Beratung, ein individuell gestaltetes Therapie-/Trainingsprogramm und professionelle Begleitung geweckt und nachhaltig gefördert werden.

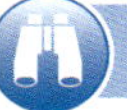

Prognose

In welche Richtung geht Ihre Prognose?

Eine Thrombose kann grundsätzlich folgenfrei ausheilen. Bei einer frühzeitigen Antikoagulation, einer Kompressionstherapie und konsequenter, regelmäßiger Rückflussförderung des venösen Systems ist eine vollständige Rekanalisierung möglich und die Entstehung eines Postthrombotischen Syndroms vermeidbar.

Ein Postthrombotisches Syndrom kann jedoch bei unvollständiger Rekanalisation der Venen auch noch nach 10 bis 15 Jahren auftreten.

Bei einer Lungenembolie sind die Folgen abhängig von der Größe des minderdurchbluteten Gebietes der Lunge und des möglichen Rückstaus zum Herzen sowie dem Zeitabstand zwischen Ereignis und eingeleiteter Therapie. Ein akutes Cor pulmonale kann tödliche Folgen haben. Kleinere Embolien können unbemerkt kompensiert werden und größere können entsprechend zu Belüftungsstörungen führen. Durch möglichst frühzeitige Antikoagulationstherapie, gezielte Atemtherapie und ein aerobes Ausdauertraining können langfristig auch größere Embolien gut kompensiert werden.

Zusammenfassung ‹‹

Eine akute tiefe Bein- und Beckenvenenthrombose (TVT) ist eine partielle oder vollständige Verlegung der Leit- und/oder Muskelvenen durch Blutgerinnsel. Diese implizieren das Risiko eines appositionellen Wachstums oder einer Lungenembolie. Ein Thrombus kann sich spontan auflösen. Doch typischerweise kann nach einer anfänglich entzündlichen, dann bindegewebigen Organisation der Thromben mit unvollständiger Rekanalisation eine Abflussbehinderung zurückbleiben. Die daraus resultierende mögliche Zerstörung der Klappen führt dann zu einem Reflux und es können sogenannte sekundäre Varizen entstehen. Diese chronisch-venöse Insuffizienz, wird dann als Postthrombotisches Syndrom (PTS) bezeichnet. Die typischen Symptome einer TVT, wie Ödem, Schmerz, Spannungsgefühl, Zyanose und verstärkte Venenzeichnung sind relativ unspezifisch. Ein „Rieseln in den Beinen" ist eine typische Aussage von Patienten mit einer TVT. Besonders bei immobilen Patienten kommen immer wieder auch asymptomatische Verläufe vor. Daher wird von ärztlicher Seite optimalerweise der diagnostische Prozess mit einer dokumentierten Einschätzung der klinischen Wahrscheinlichkeit über explizite Scores oder eine untersucherbasierte empirische Beurteilung begonnen.

Risikofaktoren sind beispielsweise das weibliche Geschlecht, ein Alter über 40 Jahre, Varikosis, Rauchen, Adipositas, hormonelle Veränderungen, Tumorerkrankungen, Langstreckenflüge, überwiegend sitzende/stehende Tätigkeiten, Bewegungsmangel, Gefäßschädigungen durch Traumata, Gerinnungs- und Stoffwechselstörungen sowie Operationen oder auch Diabetes mellitus.

Die Virchow'sche Trias beschreibt die ursächlichen Faktoren einer Phlebothrombose, der TVT: die Endothelschädigung (Schädigung der Gefäßwand), die Blutstase (verminderte Blutfließgeschwindigkeit) und die erhöhte Hyperkoagulabilität (Thrombozyten lagern sich leichter aneinander an) des Blutes.

Patienten mit typischen Symptomen oder sogar schmerzhaften Druckpunkten sollten immer sofort zum Arzt geschickt werden, da eine frühzeitige Koagulationstherapie zur Vermeidung der Folgen einer Phlebothrombose einen wichtigen Teil der Therapie darstellt. Das umgehende Wickeln und die physiologische Aktivierung der Muskel-Venen-Pumpe sind gleichzeitig indiziert.

Eine Immobilisierung ist nur bei extremen Schmerzen in Betracht zu ziehen.

Zur Wiederherstellung und zum Erhalt des venösen Rückflusses ist die regelmäßige Aktivierung der Muskel-Venen-Pumpe, also die gezielte Bewegung der Waden und Beinmuskulatur im Alltag besonders wichtig. Dieses gilt insbesondere bei längerem Sitzen oder Stehen. Fußtretübungen oder Zehenstand sollten hier automatisch durchgeführt werden. Angepasste Thrombosestrümpfe oder regelmäßige Hochlagerung der Beine dienen zusätzlich der Entlastung des venösen Systems. Risikopatienten sollten zu einem individuellen aeroben Ausdauertraining hingeführt werden, um prophylaktisch das gesamte Herz-Kreislauf-System zu stärken.

Quellen:

Literatur:

Göhring, H. (2017): Physiotherapie in der Inneren Medizin. 3. unveränd. Auflage. Thieme, Stuttgart.

Netter, F. H. (2013): Netters Innere Medizin. Thieme, Stuttgart.

Internet:

Hach-Wunderle, V. et al. (2010): Diagnostik und Therapie der Venenthrombose und der Lungenembolie. AWMF online – S2-Leitlinie Angiologie: Venenthrombose und Lungenembolie.
In URL: http://www.awmf.org (aufgerufen am 26.09.2022).

4 Erkrankungen der Arterien/Angiologie – Herr Claudicatio braucht Pausen

Schwerpunkt: Therapie von Patienten mit (peripherer) arterieller Gefäßerkrankung (pAVK)

Dieser exemplarische Fall der peripheren arteriellen Verschlusskrankheit (pAVK) bietet physiotherapeutisches Basiswissen, das auch bei anderen arteriellen Gefäßerkrankungen in Bezug auf Abklärung und Behandlung typischer Symptome angewendet werden kann.

›› Fallbeispiel

Herr Claudicatio liebt seinen kleinen schwarzen Pudel „Waldi" über alles, den er vor einem halben Jahr nach dem frühen Tod seiner Frau Julia aus dem Tierheim zu sich nach Hause geholt hat. Der Hund versteht, dass er immer wieder stehenbleiben muss, damit die lästigen Schmerzen in den Waden, die Herr Claudicatio seit ein paar Monaten hat, wieder weggehen. Waldi tröstet ihn in den vielen schweren Stunden, in denen er an Julia denkt. Mit 52 Jahren hilflos zuschauen zu müssen, wie seine Frau vor ihm am Herzinfarkt stirbt, setzt ihm immer noch sehr zu. Jedes Wochenende hatten sie Partys veranstaltet. In der Gartenkolonie kamen im Sommer fast jeden Tag die Nachbarn zum Grillen und auf ein, 2 oder auch 3 Bierchen vorbei. Nichts ging über seine geliebten Currywürstchen. Sie hatten viel Spaß.

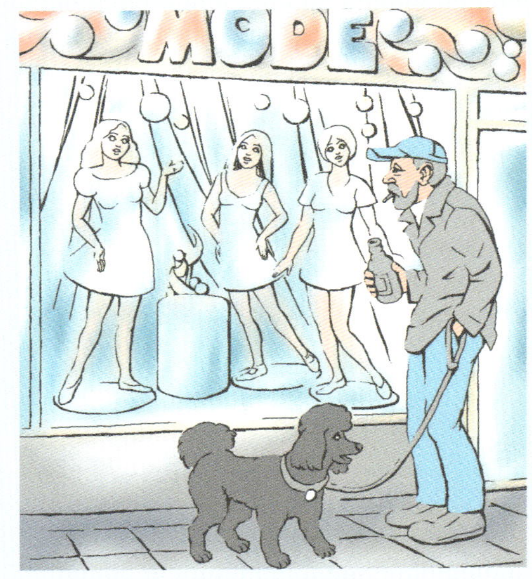

Bild 1: Herr Claudicatio muss beim Gehen Pausen machen.

Doch nach Feiern steht ihm jetzt gar nicht mehr der Sinn. Er hat sich ganz zurückgezogen und ist am liebsten mit Waldi alleine. Der Arzt versucht immer wieder, ihn vom Rauchen zu entwöhnen, denn er hat Durchblutungsstörungen in den Beinen. Oft sind die Schmerzen in den Unterschenkeln bereits nach einem kleinen Gang zum Einkaufen fast unerträglich, auch wenn diese dann nach einer kleinen Pause wieder nachlassen. Weil sich die Beine in letzter Zeit immer wieder eiskalt anfühlen, hat der Arzt ihm jetzt Physiotherapie verschrieben. Herr Claudicatio fragt sich allerdings, was das nun soll: Schließlich geht er täglich mit Waldi spazieren und der freut sich, wenn er immer wieder auch einmal stehen bleibt.

Hauptindizien

Indizien	Hinweis auf	Klinische Kriterien/Diagnose
52 Jahre	mittleres Alter	
plötzlicher früher Tod seiner Frau vor einem halben Jahr, mag immer noch nicht wieder feiern	trauert noch, Disstress	Prädisposition für Vasokonstriktionen (Zusammenziehen der Blutgefäße) durch Aktivierung des Sympathikus
feiert gerne Partys, grillt gerne fette Würstchen und trinkt regelmäßig Bier	cholesterinreiche Ernährung	Risikofaktor für Arteriosklerose und pAVK
raucht täglich 1–2 Packungen Zigaretten	Raucher	Risikofaktor für pAVK
intermittierende Schmerzen in den Waden, die nach kurzer Zeit wieder verschwinden	Vasokonstriktion und entsprechende Minderdurchblutung der Beine, typisch bei pAVK	Claudicatio intermittens
Beine fühlen sich eiskalt an	Folgen von Durchblutungsstörungen, typisch bei pAVK	Verdacht auf pAVK

Lösungsweg

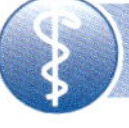

Untersuchungshypothese, Diagnose, Differenzialdiagnose

Wie lautet die Untersuchungshypothese bzw. Verdachtsdiagnose?

Bei diesem Fallbeispiel stehen bei Herrn Claudicatio die Schmerzen in den Waden im Vordergrund. Diese kommen nach einer gewissen Gehstrecke und gehen dann nach einer kleinen Pause im Stehen wieder weg. Die Hypothese einer Claudicatio intermittens bei einer peripheren arteriellen Verschlusskrankheit (pAVK) wird verstärkt durch die Hinweise auf eine einseitige Ernährung mit hohem Anteil an tierischen Fetten (Currywürstchen) und regelmäßigem Zigaretten- und Bierkonsum. Die typischen Risikofaktoren der Arteriosklerose, wie Rauchen und cholesterinreiche Ernährung, untermauern bei der Symptomatik der intermittierenden Schmerzen in den Waden den Verdacht einer pAVK. Es gibt unterschiedliche Schweregrade einer pAVK. Die gängige Einteilung erfolgt in der Regel nach Fontaine:

Stadien	typische Symptome	typische Testergebnisse
Stadium I	ohne klinische Symptome	Pulsabschwächung und/oder Gefäßgeräusche bei klinischer Untersuchung
Stadium II a	belastungsabhängige Schmerzen (Claudicatio intermittens), Gehstrecke über 200 m	a) gute Leistungsfähigkeit, geringe Beeinträchtigung b) deutlich reduzierte Leistungsfähigkeit
Stadium II b	Gehstrecke unter 200 m	
Stadium III	Ruheschmerzen	Gefahr des Gliedmaßenverlustes
Stadium IV	Gewebsuntergang (Nekrose)	

Bei Patienten mit einer pAVK werden aufgrund einer Arteriosklerose weitere Arterien geschädigt. Dies ist immer zu berücksichtigen, denn oft sind auch die Arterien im Gehirn, am Herzen oder am Darm mitbetroffen. Eine Stadieneinteilung zu wichtigen Organen ist für die Physiotherapie nicht nur bezüglich der physiotherapeutischen Kontraindikationen, sondern auch im Hinblick auf die Prophylaxe von Bedeutung:

Stadien	Extremitäten	Cerebrum	Darm	Niere
Stadium I	**symptomlos**	**symptomlos**	**symptomlos**	**symptomlos**
Stadium II a Stadium II b	Belastungsischämie „Claudicatio intermittens"	flüchtige zerebrale Ischämie	Angina abdominalis	renovaskuläre Hypertonie
Stadium III	Ruheschmerz	progressiver Insult		5% aller Hypertonien
Stadium IV	Nekrose	kompletter Insult	Mesenterialinfarkt	Hypertonie

Von ärztlicher Seite wird neben der allgemeinen klinischen Untersuchung, der Pulsmessung und dem Ratschow-Test auch eine Messung der arteriellen Verschlussdrücke an Arm und Bein durchgeführt. Statt der Auskultation wird am Bein mittels Dopplersonografie und Blutdruckmanschette der Blutdruckwert ermittelt. Hieraus wird der sogenannte Knöchel-Arm-Index (ABI) errechnet.

ABI-Wert	Schweregrad der PAVK
> 1,3	falsch hohe Werte (Verdacht auf Mediasklerose)
> 0,9	Normalbefund
0,75–0,9	leichte pAVK
0,5–0,75	mittelschwere pAVK
< 0,5	schwere pAVK (kritische Ischämie)

ABI-Kategorien zur Abschätzung des pAVK-Schweregrads
(Deutsche Gesellschaft für Angiologie, Deutsche Gesellschaft für Gefäßmedizin 2015)

Welche Differenzialdiagnosen liegen nahe?

Die Claudicatio intermittens kann sich in allen Abschnitten des Beines manifestieren. Der reproduzierbare Schmerz zeigt sich dann auf der entsprechenden Höhe, wie der Wade, dem Gesäß oder dem Fuß. Auch wenn dieser Schmerz ein typischer Hinweis auf eine pAVK ist, sollten Gelenkentzündungen, Nervenwurzelkompressionen oder eine Spinalkanalstenose, Nekrosen, Ulzerationen, ein chronisches Kompartmentsyndrom und auch eine venöse Claudicatio intermittens ausgeschlossen werden. Die folgende Übersicht zeigt ausgewählte Krankheitsbilder mit ähnlichen Symptomen.

Differenzialdiagnose der Claudicatio intermittens

Krankheitsbild	Symptome	Orte der Lokalisierung	Zeitpunkt des Schmerzes	Klingt wann ab?	In welcher Position erfolgt Besserung?
Claudicatio intermittens (pAVK)	krampfartige Schmerzen	Waden-muskulatur	immer wieder ab einer bestimmten Gehstrecke	bei Ruhe	unabhängig von der Position
venöse Claudicatio	stechende/ schneidende Schmerzen	Waden- und Beinmuskulatur	nach Bewegung, nach dem Gehen	allmählich	Hochlagerung
Spinalkanal-stenose	Schmerzen, Bewegungs-schwäche	Schmerzen im ganzen Bein, oft undifferenziert	immer wieder bei Bewegung	allmählich	Beugen des Oberkörpers zum Lenden-bereich
Kompartment-syndrom	Druckgefühl, schneidende Schmerzen	Waden-muskulatur	nach sportlicher Betätigung	allmählich	Hochlagern der Beine

Um eine aussagekräftige Diagnose der pAVK stellen zu können, werden unterschiedliche Untersuchungsverfahren genutzt und kombiniert. Anfangs stehen die Inspektion und die seitenvergleichende Palpation im Vordergrund. Zusätzlich werden die verschiedenen Pulse getestet (siehe Bild 2), eine Auskultation der Extremitätenarterien vorgenommen und eine Claudicatio-Anamnese durchgeführt.

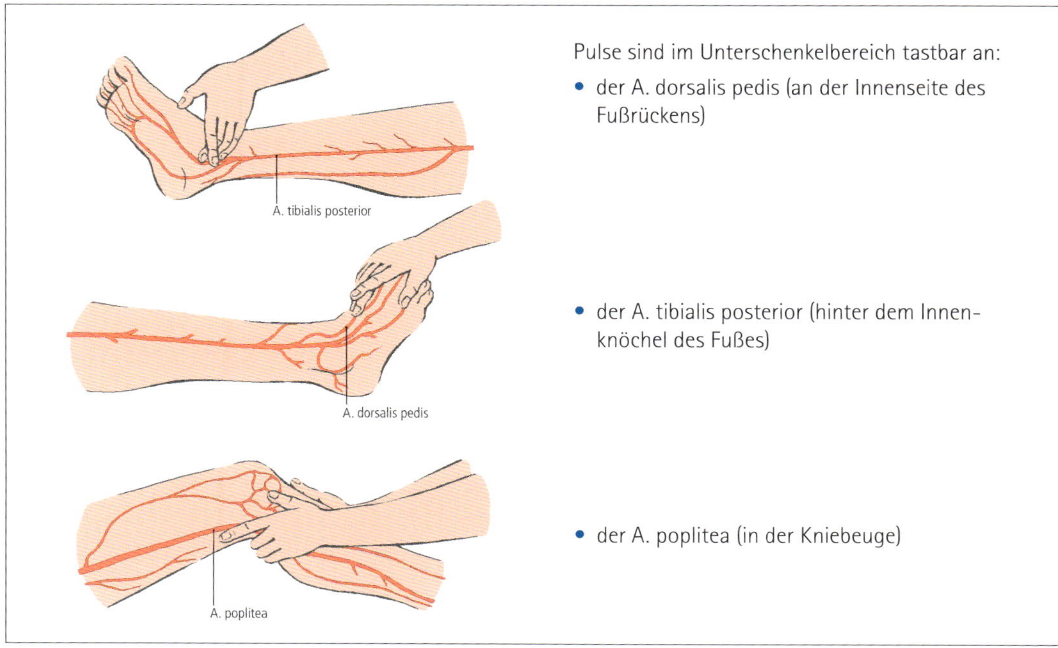

Pulse sind im Unterschenkelbereich tastbar an:

- der A. dorsalis pedis (an der Innenseite des Fußrückens)
- der A. tibialis posterior (hinter dem Innenknöchel des Fußes)
- der A. poplitea (in der Kniebeuge)

Bild 2: Kapillarpulse an Unterschenkel und Fuß

Als weiteres Mittel zur Diagnosestellung der pAVK wird der Ratschow-Test (siehe Bild 3) benutzt. Mit diesem Untersuchungsmittel können mittel- bis hochgradige pAVKs bestimmt werden. Der Ablauf des Ratschow-Tests sieht folgendermaßen aus:

1. Patient befindet sich in Rückenlage.
2. Er streckt die Beine senkrecht nach oben.
3. Der Patient macht Bewegungen im oberen Sprunggelenk, Flexion und Extension im Halbsekundentakt bis zur Schmerzgrenze („Fuß auf und ab"). Die Anzahl der Bewegungen wird gezählt.
4. Patient setzt sich aufrecht hin und lässt die Füße herabhängen.

Nachdem der Patient die sitzende Position eingenommen hat, wird die Zeit gemessen, bis eine Rötung der Füße und die Wiederauffüllung der peripheren Venen stattfindet. Im Normalfall dauert es 5–10 Sekunden, bis die Rötung des Fußes eintritt. Das Wiederauffüllen der Venen sollte nach 8–12 sec. erkennbar sein.

Der Test kann auch nacheinander, erst mit dem einen, dann mit dem anderen Bein ausgeführt werden.

Je höher der Schweregrad der pAVK ist, desto länger dauert es, bis die Rötung bzw. die Füllung der Venen erfolgt (Tabelle).

	Rötung des Fußes	Füllung der peripheren Venen
Normwert	5–10 Sekunden	8–12 Sekunden
Leichte pAVK	10–30 Sekunden	20–30 Sekunden
Mittlere pAVK	30–60 Sekunden	30–60 Sekunden
Schwere pAVK	> 60 Sekunden	> 60 Sekunden

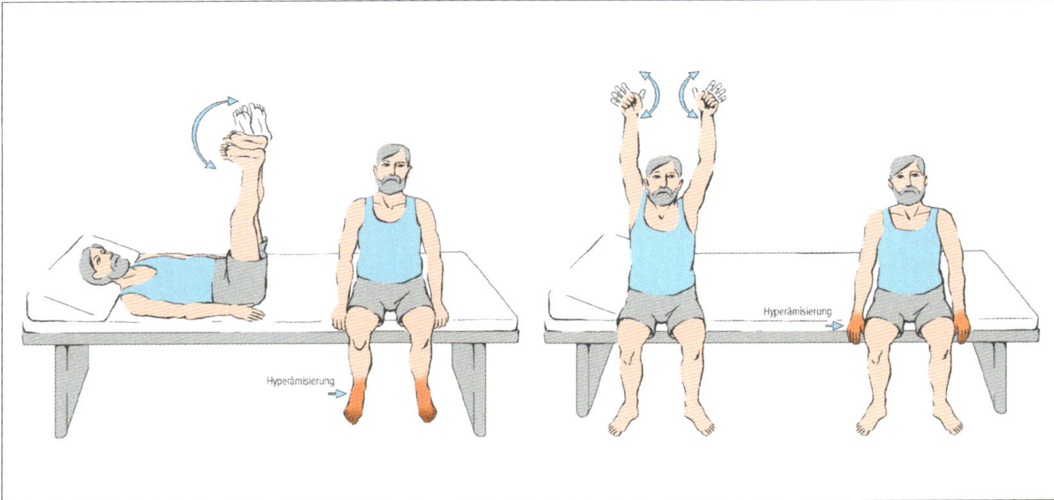

Bild 3: Ratschow-Test (auch: Hoch-Tief-Test nach Ratschow)

Hintergrund

Wie sieht die Ätiologie und Pathogenese der Grunderkrankung aus?

Die pAVK wird in mehr als 95 % der Fälle durch Arteriosklerose (und vor allem in den unteren Extremitäten) ausgelöst. Arteriosklerose ist ein chronischer Prozess, der durch die Verengung der Gefäße durch Kalk- und Fettanlagerungen gekennzeichnet ist. Risikofaktoren, die Arteriosklerose fördern, sind unter anderem Rauchen, Bewegungsarmut, Übergewicht (Adipositas) und Fehlernährung. Diese Faktoren können durch den Patienten selbst reguliert werden, wohingegen Alter, Geschlecht und genetische Dispositionen zu den nicht beeinflussbaren Faktoren zählen. Zudem sind Störungen des Fettstoffwechsels (Hyperlipidämie), die Zuckerkrankheit (Diabetes mellitus) und Bluthochdruck (arterielle Hypertonie) Faktoren, die den Verlauf der Arteriosklerose negativ beeinflussen, jedoch vom Arzt behandelt werden können:

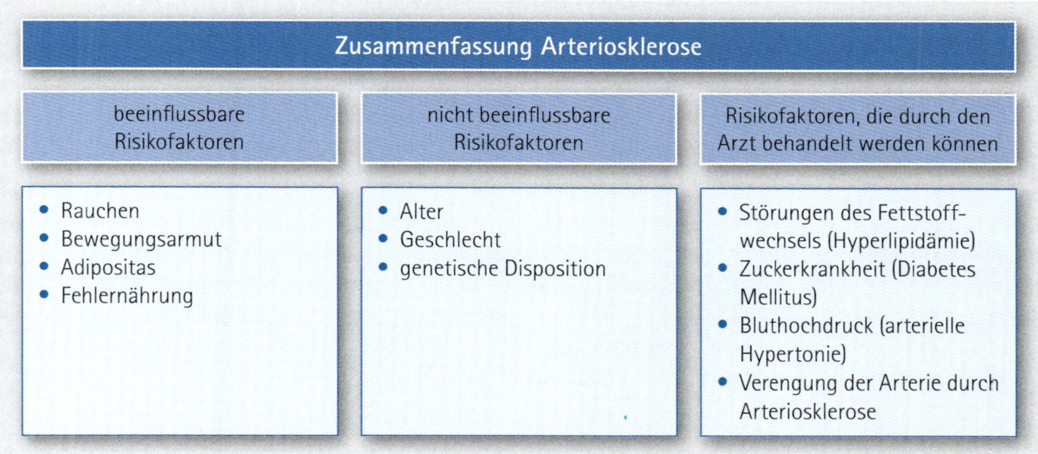

Zusammenfassung Arteriosklerose

beeinflussbare Risikofaktoren	nicht beeinflussbare Risikofaktoren	Risikofaktoren, die durch den Arzt behandelt werden können
• Rauchen • Bewegungsarmut • Adipositas • Fehlernährung	• Alter • Geschlecht • genetische Disposition	• Störungen des Fettstoffwechsels (Hyperlipidämie) • Zuckerkrankheit (Diabetes Mellitus) • Bluthochdruck (arterielle Hypertonie) • Verengung der Arterie durch Arteriosklerose

Durch die arteriosklerotischen Veränderungen in den Arterien wird die Durchblutung der Extremitäten gestört. Infolgedessen entsteht ein Ungleichgewicht zwischen Sauerstoffbedarf und Sauerstoffversorgung. Durch die entstehende Ischämie verspürt der Patient in den entsprechenden Arealen Schmerzen. Die Verengung der Gefäße kann komplett oder unvollständig/inkomplett sein. Bei einem kompletten Gefäßverschluss ist kein Blutfluss mehr möglich. Wenn das Gefäß jedoch nur teilweise verschlossen ist, gelangt das Blut noch durch die Arterien, verliert aber an Strömungsgeschwindigkeit, hierbei können Verwirbelungen entstehen. Dadurch erhöht sich die Gefahr der Thrombenbildung.

Welche Komplikationen sind bei dieser Erkrankung möglich?

Patienten mit der Diagnose pAVK haben ein erhöhtes Risiko für weitere Gefäßerkrankungen. Durch die arteriosklerotischen Veränderungen des Gefäßsystems besteht die Gefahr der Thrombenbildung und der Minderdurchblutung (Ischämie) des Gewebes. Lebensbedrohliche Gefäßerkrankungen sind der Myokardinfarkt (siehe Kapitel 1), der ischämische Schlaganfall und die tiefe Beinvenenthrombose (Kapitel 3). Für die physiotherapeutische Behandlung ist es von großer Bedeutung, dass diese Komplikationen nicht außer Acht gelassen werden. Der Patient muss genau aufgeklärt werden, damit beispielsweise die Anzeichen für einen Schlaganfall direkt erkannt werden und eine Behandlung eingeleitet wird. Zudem sollte der Therapeut immer aufmerksam sein, um eventuelle Verschlechterungen des Zustandes des Patienten wahrzunehmen und sie korrekt zu deuten.

Weitere Komplikationen der pAVK sind Wundheilungsstörungen und der Untergang von Gewebe (Nekrose), besonders an den peripheren Extremitäten, bedingt durch einen mangelnden Stoffaustausch und die Unterversorgung der Zellen mit Sauerstoff.

Die Schmerzen, die der Patient während des Gehens verspürt, führen häufig dazu, dass er das Gehen vermeidet und zunehmend immobiler wird. Durch die Bewegungsarmut ist das Auftreten von Komplikationen, wie oben beschrieben, noch wahrscheinlicher. Eine schwer ausgeprägte oder unzureichend behandelte pAVK kann folglich zur Bettlägerigkeit und Pflegebedürftigkeit führen. Diese Komplikation sollte auf jeden Fall vermieden werden.

Welche Interventionen sind in der multidisziplinären Behandlung üblich?

Zur bestmöglichen Behandlung des Patienten ist die genaue Absprache zwischen dem Hausarzt und dem Facharzt, dem Phlebologen bzw. Angiologen, ggf. Gefäßchirurgen und Radiologen und je nach Komorbidität auch Diabetologen, Kardiologen und Nephrologen wichtig. Bei Komplikationen wie Ulcus cruris oder Amputationen sollten die Experten zur Wundpflege interdisziplinär mit eingebunden werden. Diese müssen sich bei der medikamentösen Therapie absprechen, um den chronischen Verlauf der Krankheit einzudämmen.

In der Langzeitbetreuung ist der Hausarzt der wichtigste Koordinator der weiteren Interventionen wie der Physiotherapie, der Vermittlung in Reha-Sportgruppen und bezüglich der Ernährungsberatung. Er überwacht den weiteren Verlauf der Erkrankung und passt die Behandlung entsprechend an. Die Physiotherapie spielt neben der medikamentösen Therapie und der Eindämmung der Risikofaktoren eine große Rolle, denn es zeigt sich, dass die kardiovaskulären Risiken durch die Steigerung der allgemeinen Belastungsfähigkeit und der maximalen Gehstrecke gesenkt werden können.

Welche komplementären Verfahren zeigen Wirkung?

Die Gewichtsreduktion und die Nikotinkarenz sind wichtige Faktoren zur Minderung der kardiovaskulären Risiken. Daher sind hier Diätassistenten, ggf. auch Psychologen oder auch Experten aus dem Gesundheits- und Rehasport gefragt. Zur Steigerung der Lebensqualität ist eine gezielte Lebensumstellung mit beispielsweise adäquater Bewegung und ausgewogenem Essverhalten notwendig. Inwiefern sogar die Mortalität (Sterblichkeitsrate) dadurch positiv beeinflusst werden kann, wird zurzeit weiter erforscht.

Welche Pathomechanismen und Leitsymptome sind physiotherapeutisch relevant?

- Risikofaktoren (ungesunder Lebensstil, familiäre Voraussetzungen)
- Anlagerung von Plaque und Kalk an den Gefäßwänden
- Verengung der arteriellen Gefäße
- Blutstrom wird verlangsamt
- Unterversorgung der Extremitäten mit Sauerstoff (ischämischer Schmerz)
- weitere Verengung der Arterien bis zum kompletten Gefäßverschluss
- Untergang von Gewebe (Nekrosen)
- Schmerz beim Gehen
- Vermeidung von Bewegung (Angst)

- beschwerdefreie Gehstrecke verkürzt sich zusehends
- Arteriosklerose verschlimmert sich durch Bewegungsarmut
- Patient bewegt sich nicht mehr (Schmerzen/Angst/Erschöpfung)
- Bettlägerigkeit/Pflegebedürftigkeit
- weitere, lebensbedrohliche Folgen: Myokardinfarkt, Schlaganfall, Thrombose

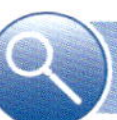

Physiotherapeutische Untersuchung

Welche typischen Antworten erwarten Sie in der Anamnese?

Thema der Frage:	Mögliche Antwort:
Beschwerden in den Beinen beim Gehen? Schmerzen auf der VAS-Skala?	„Ja, so 100 Meter schaff' ich noch, dann muss ich stehenbleiben, sonst werden die Schmerzen unerträglich. Nach einer kurzen Pause kann ich aber weitergehen." VAS 7–8
Seit wann ist das so?	„So seit einem halben Jahr. Seitdem wird es schleichend immer schlimmer."
Wunden an den Füßen oder Händen?	„Ja, an den Füßen. Die gehen auch gar nicht mehr so richtig weg, habe ich das Gefühl."
Rauchen? Wie viel?	„Ja, schon ewig. Etwa eine Schachtel am Tag."
Sport bzw. Hobbys?	„Nein, also außer natürlich Gassi gehen mit meinem Hund. Und mittwochs treffe ich mich mit Freunden zum Skatspielen."

In der Anamnese sind Darstellungen richtungsweisend, die die sogenannte „Schaufensterkrankheit" (Claudicatio intermittens) beschreiben: Typisch ist, dass hier eine bestimmte Gehstrecke immer wieder unterbrochen werden muss, weil die Waden schmerzen. Diese Schmerzen lassen dann bereits nach kurzer Zeit nach, sodass die Gehstrecke fortgesetzt werden kann. Die immer wiederkehrenden Schmerzen in den Waden beim Gehen, die dann nach kurzer Zeit nachlassen, und eine Fortsetzung der Gehstrecke für eine ähnlich weite Strecke, verweisen deutlich auf eine pAVK. In unserem Fallbeispiel muss Herr Claudicatio beim Ausführen seines Hundes immer wieder stehenbleiben, was inzwischen zu einer Gewohnheit geworden ist.

Daraus ergeben sich folgende Fragen:

- Veränderung der Gehstrecke seit wann?
- Verlauf der Beeinträchtigung?
- Abfragen der Schmerzanamnese zum Wadenschmerz inklusive der schmerzfreien Intervalle
- Abfragen der Risikofaktoren wie allgemeines Bewegungsverhalten im Alltag, Rauchen, Gewichtszunahmen, Nebendiagnosen wie KHK oder Schlaganfall etc.

Achtung: Nebendiagnosen, wie eine KHK, erfordern die regelmäßige Puls- und ggf. Blutdruckkontrolle. Bei Auffälligkeit sollte immer adäquat reagiert werden (siehe Kapitel 1, KHK) und der Kontakt zum Arzt, beispielsweise bei plötzlichen Extrasystolen, muss umgehend erfolgen.

Gezielte Fragen zum Bewegungserleben sind hier sehr wichtig, da die Gehstrecke deutlich reduziert und die Gangqualität durch die vielen Pausen verändert ist. Bei arbeitsfähigen Menschen sollte hier nach beruflichen Beeinträchtigungen und deren Folgen gefragt werden. Bei Menschen im Ruhestand richten sich die Fragen nach möglichen sozialen Beeinträchtigungen (Pflege von sozialen Kontakten, Hobbys etc.).

Welche physiotherapeutischen Untersuchungen führen Sie durch?

Die Hypothese aus der Anamnese wird in der physiotherapeutischen Diagnostik erhärtet durch einen Gehtest nach Ratschow oder dem Hoch-Tief-Test nach Ratschow (siehe S. 64, Bild 3). Wichtig ist hier die Qualität der Fußpulse und die Temperatur in den Füßen und Beinen. Die ärztlichen Befunde, wie Ultraschall oder Angiografie und auch das Blutbild, geben dann die exakte Auskunft zur Diagnosestellung bezüglich der pAVK.

Im Vordergrund steht die Ganganalyse mit Hauptaugenmerk auf der Länge der maximalen Gehstrecke.

Relevant ist weiterhin das Abrollen der Füße im Hinblick auf das Ausmaß der Wadenaktivität.

Bevor Sie mit dem Gehtest nach Ratschow beginnen, sollten folgende Untersuchungen erfolgen:

Sichtbefund:

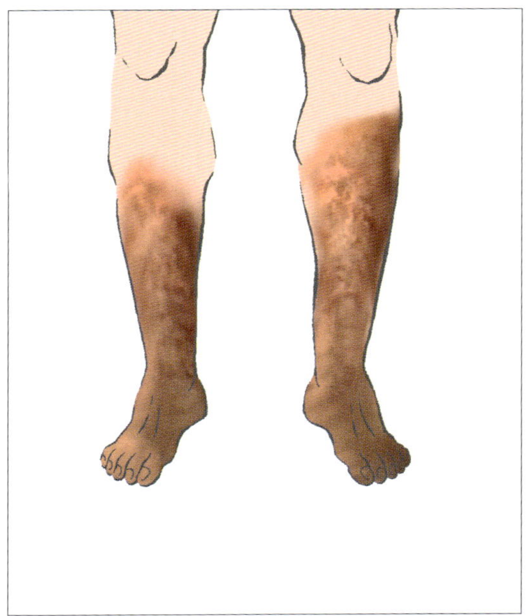

Bild 4: Aussehen von Unterschenkeln und Füßen bei pAVK

Sicht- und Tastbefund vom Rücken bezüglich der Bindegewebszonen:

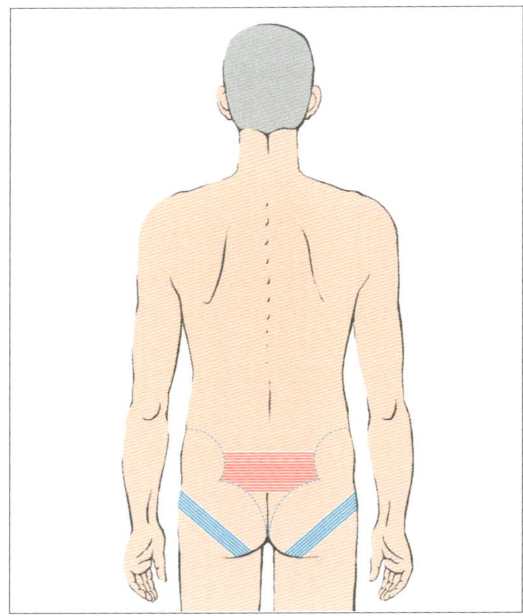

Bild 5: Sicht- und Bindegewebszonen des Rückens

Tastbefund:

- Puls, Blutdruck, Atemfrequenz
- Fußpulse
- Temperatur

Bewegungssystem:

- Beweglichkeit der Gelenke in den Beinen, insbesondere der oberen Sprunggelenke und der Zehen
- Dehnfähigkeit der Beinmuskulatur, insbesondere der Waden und ischiocruralen Muskulatur

Wenn der Patient 200 Meter gehen kann (Stufe IIa = über 200 m nach Fontaine S. 2) und ausreichend belastbar ist (z. B. keine akuten Herzprobleme hat), darf die Testung nach Ratschow (Hoch-Tief-Lagerung, siehe S. 64) und der Gehtest erfolgen:

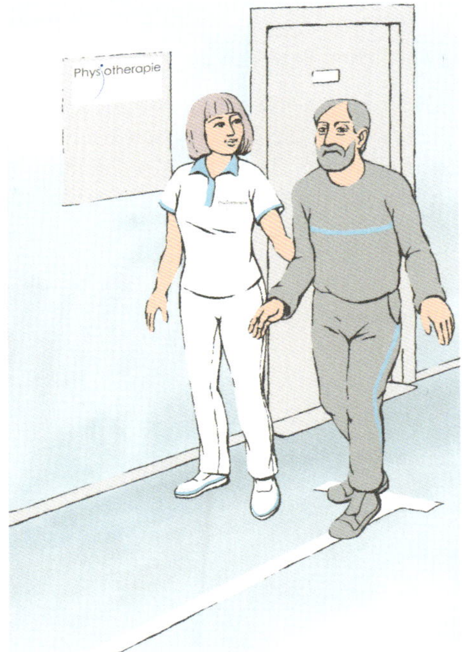

Bild 6: Gehtest

Datum	
Gehstrecke (m)	
Ratschow (%)	
AF (%)	
VF (%)	

Bild 7: Testbogen

Welche Untersuchungen anderer Professionen leiten Sie ein?

Weiterleitung an folgende (medizinische) Fachrichtungen:

- Hausarzt, Phlebologe, ggf. Pulmologe oder Kardiologe, Diätassistenz
- Einleitung ärztlicher Untersuchungen (wenn noch nicht erfolgt):
  - Blutwerte
  - Inspektion, Ultraschall, Angiografie
  - (Belastungs-)EKG

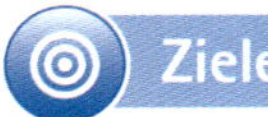

Ziele

Welche PT-Diagnosen und welche Leitsymptome ergeben sich?

Die physiotherapeutische Verdachtsdiagnose lautet:

Verdacht auf pAVK: Schmerzen in der Wade nach einer bestimmten Gehstrecke, die nach kurzer Stehpause nachlassen.

Wie lauten typische Ziele und Arbeitshypothesen?

I. Motivation zum dauerhaften, regelmäßigen eigenverantwortlichen Bewegen und Üben

Aufzeigen von Zusammenhängen der Entstehung von Arteriosklerose beispielsweise durch Rauchen oder unausgewogene Ernährung, Wadenschmerzen, aber auch Herzinfarkt und Schlaganfall sowie die empfohlenen Möglichkeiten, über eine Lebensumstellung (Rauchen einstellen, Bewegung, Ernährung inkl. Flüssigkeitsaufnahme) präventiv weitere Folgen der Arteriosklerose, wie Herzinfarkt und Schlaganfall, zu vermeiden.

II. Förderung der Durchblutung

III. Förderung der arteriellen Kollateralbildung (Ersatzstrombahnen)

IV. Verbesserung der O_2-Utilisation der Muskulatur

V. Verbesserung der Koordination beim Gehen

VI. Verbesserung des Hautzustands (Trophik der Haut – keine Risse, Schrunden)

VII. Erhalt/Verbesserung der Dehnfähigkeit der Beinmuskulatur

- Verbesserung und Erhalt der Fußbeweglichkeit im Hinblick auf die Muskel-Waden-Pumpe
  - allgemein
  - gezielt zur Verbesserung der Abrollfunktion im Alltag
- Verbesserung der Entspannungsfähigkeit

VIII. Sicherstellung einer dauerhaften Lebensumstellung, hier z. B.

- nachhaltige Beratung zur regelmäßigen Bewegung (Sportverein)
- Teilnahme an Selbsthilfegruppen
- Übernahme von Eigenverantwortung durch Information und Gesprächsangebote
- Hinführen und Begleiten bei Eigenübungen

Therapie – Behandlungsgrundsätze

Wie sieht Ihre Behandlungsstrategie aus?

- Beratung zum regelmäßigem Gehtraining und flankierend Testung
- Erarbeitung von Verhaltensstrategien zur Vermeidung weiterer Folgen der Arteriosklerose
- Erlenen von Strategien, mit Stress umzugehen

Welche Behandlungsprinzipien berücksichtigen Sie?

- mit leicht umsetzbarem Training beginnen (z. B. gezieltes Ratschow-Gehtraining)
- Hinführen zu einem ergänzendem Übungsprogramm
- Erarbeitung eines Bewegungsprogramms zur Aktivierung der Muskel-Venen-Pumpe im Alltag, hierzu gehören auch Übungen zum bewussten Abrollen beim Gehen oder Fußtretübungen beim Sitzen
- Hinführen zur Teilnahme an speziellen Sportgruppen („Gefäßgruppen" oder Ausdauersportgruppen).

> **Merke:** Übungen, die über die Körpermitte gehen, aktivieren beide Hirnhälften und sind gerade bei Menschen mit Arteriosklerose zu empfehlen zur gleichzeitigen Durchblutungsförderung verschiedener Hirnareale. Die Gestaltung des Übungsaufbaus kann mehrere Körperregionen mit einbeziehen, sodass beispielsweise nicht nur die Beine trainiert werden, sondern auch die kognitive Fähigkeit (Merkfähigkeit) gesteigert wird.

Welche Kontraindikationen und Limitationen beachten Sie?

- Die Patienten sollten lange Bewegungspausen (Sitzen) oder auch Knien – insbesondere bei Kälte – vermeiden.
- zu hoher Blutdruck (Hinweis durch ärztliche Anamnese; zusätzlich durch Physiotherapeut zu testen!)
- Die Stufe II a nach Fontaine ist Voraussetzung für die Hoch-Tief-Lagerung nach Ratschow (Ratschow-Test).
- Akute Beeinträchtigungen am Herzen verbieten die Hoch-Tief-Lagerungen!

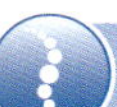

Therapie – Physiotherapeutische Maßnahmen

Welche therapeutischen Maßnahmen leiten Sie ein?

- Beratung zu Risikofaktoren

Therapie in Stadium I und II nach Fontaine

- Austesten und Anleiten eines Gehtrainings inklusive der Koordinationsförderung zweimal die Woche:
  - Üben mit $^2/_3$ der ausgetesteten maximalen Gehstrecke
  - gemeinsames Erarbeiten eines individuell angepassten Eigenübungsprogrammes: Dehnen, Lockern der verspannten (Bein-)Muskulatur, z. B. der Wadenmuskulatur und der Ischiocruralmuskulatur, ggf. weitere Übungen mit der $^2/_3$-Regel der maximalen Belastbarkeit, Elektrotherapie etc.
  - ggf. Üben mit $^2/_3$ der ausgetesteten Fußtretübungs-Frequenz mit Hoch-Tief-Lage

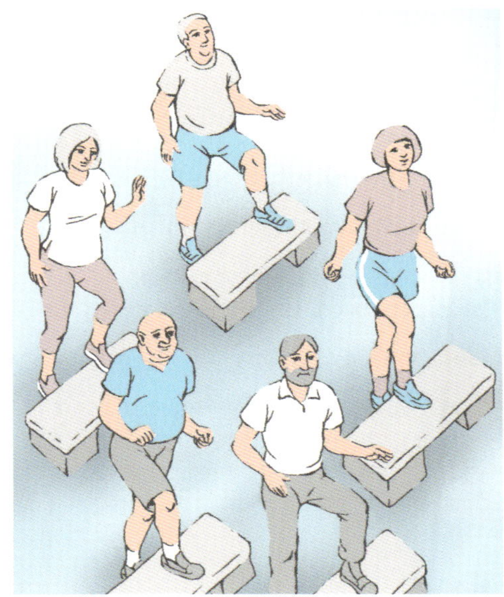

Bild 8: Übungszirkel

Achtung: Alle Bewegungen sollen in Form eines Intervalltrainings durchgeführt werden. Der Effekt der Durchblutungssteigerung wird v.a. in den Übungspausen erreicht.

- Atemtherapie: Erarbeiten der Kontaktatmung auch in Sitz und Stand
- atemrhythmische Bewegungen
- vegetative Umstimmung durch Stimulation der Bindegewebszonen, z.B. Bindegewebsmassage und heiße Rolle
- ggf. auch klassische Massage im Hinblick auf die Durchblutungsförderung und Lockerung der unteren Extremitäten
- Hydrotherapie, wie z.B. warme Rolle auch als Eigenanwendung zu Hause
- Entspannungstherapie, z.B. Muskelrelaxation nach Jacobson, schnelles Lagern oder autogenes Training
- Elektrotherapie: Gleichstrombehandlung, hydroelektrische Teilbäder

Therapie in Stadium III und IV nach Fontaine

- Bewegung der gesunden Extremitäten (Beachte auch hier die $^2/_3$-Regel bezüglich der maximalen Belastung)
- allgemeine Aktivierung (im Rahmen der Schmerzfreiheit)
- Atemtherapie: z.B. Kontaktatmung
- Vermeidung von Kontrakturen an der Extremität mit Ulzera
- vegetative und segmentale Therapie zur Durchblutungsförderung, z.B. flächige Bindegewebsmassage
- leichte Bewegungsübungen der betroffenen Extremität
- Durchblutungsförderung durch Irradiation, z.B. mit Theraband

Merke: Ist eine Bewegung oder Anspannung der betroffenen Extremität in horizontaler Lage schmerzhaft, kann die Übung aus einer tieferen Position heraus durchgeführt werden. Hierbei wird die Extremität unterhalb der Herzebene gelagert und von dort aus bewegt.

Evaluation

Welche Kriterien evaluieren Sie?

Ziele/Arbeitshypothesen (s.o.)

- Pat. kann Risikofaktoren erklären.
- Pat. zieht nachhaltige Konsequenzen aus Pathomechanismen und ändert seinen Lebensstil.

Maßnahmen

- Pat. hat ein individuell ausgetestetes Gehtrainingsprogramm und entsprechend angepasste Übungen, die er gerne konsequent umsetzt und erklären kann – im Sinne eines lebenslangen Trainings.
- Pat. hat seinen Alltag entsprechend der gesundheitlichen Risiken sinnvoll umgestaltet, z.B. indem er zweimal wöchentlich trainiert, ggf. auch in der Gefäßtrainings- oder Herzsportgruppe.

Standardisierte Tests/Evaluationskriterien

- Herzfunktion: Pulsqualität, Pulsfrequenz und Blutdruck im Normbereich
- Atmung: Atemfrequenz, Atemrichtung, Atembewegung, unauffällig, kein Husten
- Durchblutung des Gewebes, Fußpulse, Hauttemperatur, Trophik der Haut und Hautturgor im Normbereich
- Verlängerung der maximalen Gehstrecke bis zum Wadenschmerz nachweislich nach 3 Monaten
- Tests nach Ratschow bezüglich Hoch-Tief-Lage (Anzahl der Auf- und Abbewegungen der Füße) und Gehtraining (Verlängerung der Gehstrecke)

Physiologische Zustände, die es möglichst wieder zu erreichen gilt, sind:

I. Optimierung der O_2-Utilisation der Muskulatur

II. Verbesserung der Hautfunktion

III. Sicherheit beim Gehen (ausreichende Koordination)

IV. Dehnfähigkeit der Beinmuskulatur

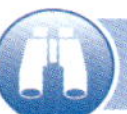

Prognose

In welche Richtung geht Ihre Prognose?

Bei einer pAVK ist das Ratschow-Gehtraining bei Patienten mit einer Gehstrecke von mindestens 100 Metern wirkungsvoll, sodass nicht nur die schmerzfreie Gehstrecke erhalten, sondern auch wieder verlängert werden kann. Nachweislich verbessert sich die Durchblutung in der unteren Extremität bereits durch ein einmal in der Woche durchgeführtes 90-minütiges Bewegungstrainings-Programm (P. Düppers, Universität Düsseldorf 2017). Günstig ist es, in der Gruppe zu üben, sodass auch die Vorteile der Zusammenarbeit mit ähnlich betroffenen Menschen zum Tragen kommen können.

Das Gefäßtraining nach Ratschow mit der Hoch-Tief-Lage führt auch zu einer Kollateralbildung der Arterien, ist jedoch bei älteren Menschen oder Patienten mit belastetem Herzen schwierig durchzuführen oder sogar kontraindiziert. Daher ist hier in der Regel eine Einzeltherapie notwendig für die notwendige Anpassung der individuellen Therapie.

Grundsätzlich sollten die Betroffenen zum dauerhaften, regelmäßigen, eigenständig durchgeführten, gezielten Gehtraining motiviert werden. Eine regelmäßige Kontrolle in mehr oder weniger großen Abständen ist hier indiziert.

Da die Arteriosklerose nicht nur durch Bewegungsmangel entsteht, sondern auch durch den Lebensstil (z. B. im Hinblick auf Ernährung) wird eine gleichzeitige Ernährungsumstellung den Erfolg unterstützen.

Je weniger andere Organe bereits durch die Arteriosklerose betroffen sind und je konsequenter Anregungen, beispielweise auch bezüglich der Ernährungsumstellung und die Nikotinkarenz vom Betroffenen im Alltag umgesetzt werden können, desto aussichtsreicher kann die Prognose ausfallen.

Zusammenfassung ‹‹

Die pAVK ist eine chronische Erkrankung und wird meist durch eine Arteriosklerose ausgelöst. An den Arterien kommt es zu Fett- und Kalkablagerungen (Plaques), die zur zunehmenden Verengung führen.

Als Risikofaktoren gelten beispielsweise Rauchen; einseitige, fettreiche Ernährung; ein Alter über 40 Jahren oder auch Diabetes mellitus. Eine Veränderung des Lebensstils mit mehr Bewegung, Vermeidung von Noxen (Rauchen) und eine entsprechende Ernährungsumstellung wird sich positiv auf die Vermeidung weiterer Plaques auswirken.

Bei der pAVK werden nach Fontaine 4 Schweregrade unterschieden, von relativ beschwerdefrei bis hin zu Nekrosen und Ulzera.

Die Diagnose ergibt sich aus Anamnese, klinischer Untersuchung, Pulsmessung, Ratschow-Test und dem Knöchel-Arm-Index (ABI).

Leitsymptom ist die Begrenzung der Gehstrecke durch Schmerzen, die sich nach einer kurzen Pause wieder lösen. („Schaufensterkrankheit").

Die physiotherapeutischen Untersuchungen beinhalten nach einer ausführlichen Anamnese:

- Sichtbefund der Unterschenkel und Füße
- Palpation von Temperatur und Pulsen
- Ratschow-Test
- Ganganalyse, Test der maximal schmerzfreien Gehstrecke

Ziele der Behandlung sind im Wesentlichen:

- Schmerzlinderung
- Förderung der Durchblutung/arterielle Kollateralbildung
- Verlängerung der schmerzfreien Gehstrecke

Das gezielte Gehtraining regt die Kollateralbildung der Arterien an und verbessert die Durchblutung in den Beinen nachweislich. So kann durch regelmäßiges Üben die schmerzfreie Gehstrecke nach und nach wieder verlängert werden.

Die physiotherapeutische Behandlung setzt sich zusammen aus:

- Bewegungsübungen
- Gehtraining
- physikalischer Therapie
- Bindegewebsmassage

Wie bei allen chronischen Erkrankungen ist auch bei pAVK die Motivation des Patienten zur regelmäßigen, langfristigen Eigenbehandlung von essenzieller Bedeutung für den Behandlungserfolg.

Quellen:

Literatur:

Düppers, P. (2017): Strukturiertes Gehtraining zur Behandlung der Claudicatio intermittens: Ein wichtiger Schritt in der Gefäßmedizin. In: Gefässchirurgie. Zeitschrift für vaskuläre und endovaskuläre Medizin. Springer, online. Siehe auch: https://link.springer.com/article/10.1007%2Fs00772-017-0336-x

Ehrenberg, H. & v. Ungern-Sternberg, A. (1987): Krankengymnastik bei peripheren Gefäßerkrankungen. Pflaum, München.

Göhring, H. (2009): Physiotherapie in der Inneren Medizin. 2. Auflage. Thieme, Stuttgart.

Hüter-Becker, A. & Dölken, M. (2017): Physiotherapie in der Inneren Medizin. 3. unveränderte Auflage. Thieme, Stuttgart.

Netter, F. H. (2013): Netters Innere Medizin. Thieme, Stuttgart.

Teirich-Leube, Hede (1999): Grundriß der Bindegewebsmassage: Anleitung zu Technik und Therapie. 13. Aufl. Urban und Fischer, München.

Internet:

Jansen, S. C. P., Abaraogu, U. O., Lauret, G. J., Fakhry, F., Fokkenrood, H. J. P. & Teijink, J. A. W. (2020): How effective are supervised exercise programmes compared to supervised walking programmes for treating intermittent claudication? Cochrane. Primary Review Group: Vascular Group. Aktualisierte Veröffentlichung. In: URL: https://www.cochrane.org (aufgerufen am 26.09.2022).

Lawall, H.: Leitlinie der Deutsche Gesellschaft für Angiologie: S3-Leitlinie zur Diagnostik, Therapie und Nachsorge der peripheren arteriellen Verschlusskrankheit. Deutsche Gesellschaft für Angiologie, Gesellschaft für Gefäßmedizin. In: URL: https://www.awmf.org/uploads/tx_szleitlinien/065-003l_S3_PAVK_periphere_arterielle_Verschlusskrankheit_2020-05.pdf (aufgerufen am 26.09.2022). Nationale VersorgungsLeitlinie: Chronische KHK (2019); Langfassung. 5. Aufl., Version 1

5 Durchblutungsstörungen bei Diabetes mellitus Typ 2 (Prophylaxe) – Herr Honig geht neue Wege

Schwerpunkt: Therapie von Patienten mit Gefäßerkrankung.

Stoffwechselerkrankungen, wie z. B. Diabetes mellitus Typ 1 und 2, und ihre Auswirkungen auf das Gefäß- und Nervensystem, spielen in diesem Fallbeispiel eine zentrale Rolle. Da viele dieser pathologischen Veränderungen in den Bereich der chronischen Stoffwechselerkrankungen fallen, geht es hier auch wesentlich um den physiotherapeutischen Umgang mit Patienten, die an chronischen Krankheitszuständen (wie dem Diabetes mellitus) leiden. Im Vordergrund steht bei diesem Fallbeispiel der Patient mit einem Diabetes Typ 2 mit Spätfolgen, da diese Klientel typischerweise erst im fortgeschrittenen Stadium in der Physiotherapiepraxis erscheint.

›› Fallbeispiel

Herr Honig, 53 Jahre alt, kommt zu Ihnen in die Praxis. Seine Frau hat ihn geschickt, da er „jetzt endlich einmal etwas für sich tun müsse". Er isst gerne und oft Süßigkeiten, was im Laufe der Zeit zu einer stetigen Gewichtszunahme geführt hat. Er ist 1,75 m groß und wiegt mittlerweile 95 kg. Er wird zudem immer „tappeliger" und schon bei kleinen Stößen an das Tischbein fangen die Zehen regelmäßig an zu bluten. Er sieht auch immer schlechter. Schmerzen hat er keine. Eigentlich hat er immer kleine offene Stellen an den Füßen. Lästig ist auch, dass er durch das viele Trinken sehr oft zur Toilette muss.

Früher ist er gerne einmal mit Freunden in den Bergen wandern gegangen, doch das ist ihm heute viel zu anstrengend. Sobald es bergan geht, bleibt ihm die Luft weg und das manchmal auch schon in Ruhe. Immer wieder „sticht es auch am Herzen", besonders bei Belastung. Die Freunde gehen ohne ihn und aus dem Wanderverein ist er mittlerweile ausgetreten. Auf der Arbeit nennen sie ihn sowieso schon länger „Trägmops". Eigentlich kommt er nur zur Physiotherapie, um sich einmal massieren zu lassen.

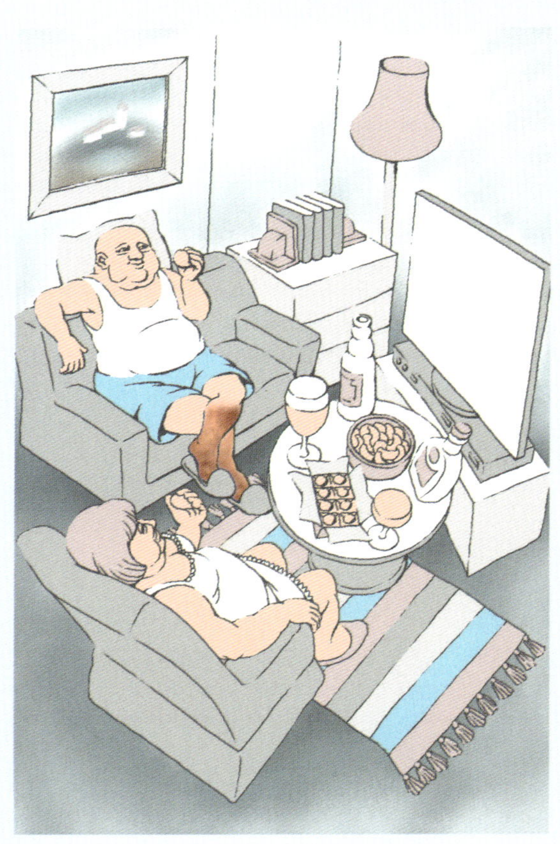

Bild 1: Herr Honig auf dem Sofa

Hauptindizien

Indizien	Hinweis auf	Klinische Kriterien
53 Jahre	mittleres Alter	
Seine Frau hat ihn geschickt.	verheiratet mit Partnerin, die sich um ihn sorgt	
„Er müsse endlich etwas für sich tun."	Er benötigt Motivation von außen, um für sich eine notwendige Änderung einzuleiten.	
Er isst gerne Süßigkeiten.	übermäßiger Verzehr von Industriezucker	
Größe: 1,75 m Gewicht: 95 kg	metabolisches Syndrom	adipös (BMI = 31)
Er wird „tappeliger".	nicht altersgemäß; Verdacht auf neurologische Ursache	
Kleinere Stöße, z. B. an Tischbeinen, verursachen offene Stellen.	reduzierte Schutzfunktion der Haut	ggf. Durchblutungsstörungen
Er stößt sich häufig.	ungeschickte Bewegungen	ggf. Störung der Tiefensensibilität.
reduzierte Sehfähigkeit	bei fehlendender zentralen Dysfunktion Hinweis auf lokale Schädigung an den Augen	Verdacht auf Mikroangiopathien an den Augen
trinkt viel und muss oft zur Toilette	Hinweis auf erhöhte Zuckerwerte im Blut	Polydipsie/Polyurie
Schmerzen hat er in den Beinen keine.	reduzierte Schmerzempfindungen bei Wunden	ggf. Störung der Tiefensensibilität und Sensibilitätsstörung der Schmerznerven
Er war früher gerne in den Bergen wandern.	Er war einmal belastungsfähig und hat sich gerne bewegt.	
Heute ist das Wandern zu anstrengend.	Jetzt ist er untrainiert.	langsame Senkung der Vitalwerte (besonders Puls) nach Belastung
Ihm bleibt bei Belastung und manchmal auch in Ruhe die Luft weg und es sticht am Herzen, besonders bei Belastung.	Das Stechen am Herzen verweist ggf. auf Luftnot aufgrund einer kardialen Symptomatik.	Verdacht auf Arteriosklerose, auch an den Herzkranzgefäßen
Wunsch nach Massage	braucht Zuwendung; möchte sich ggf. verwöhnen lassen	Hartspann am Rücken
Die Freunde gehen ohne ihn und er ist aus dem Wanderverein ausgetreten.	reduzierte Teilhabe an der Gesellschaft	
„Trägmops"	zunehmende soziale Isolation (Spott der Kollegen)	

Lösungsweg

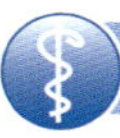

Untersuchungshypothese, Diagnose, Differenzialdiagnose

Wie lautet die Untersuchungshypothese bzw. Verdachtsdiagnose?

Die Aussagen des Herrn Honig weisen auf einen Diabetes mellitus Typ 2 hin. Die Symptome lassen auf arteriosklerotischen Veränderungen in den Fuß-/Beingefäßen schließen. Erste Hinweise liefert das häufige schmerzfreie Stoßen der Füße gegen Kanten und Ecken mit blutigen Wunden. Es besteht die Gefahr, dass sich diese Veränderungen im Laufe der Zeit auf das gesamte Gefäßsystem des Körpers auswirken können. Die Kombination aus Diabetes Typ 2 und Übergewicht durch übermäßigen Zuckerkonsum im mittleren Alter stützt den Verdacht eines Metabolischen Syndroms infolge eines Diabetes Typ 2.

Das schmerzfreie Anecken der Füße, z. B. an den Tischbeinen, deutet auf eine Neuropathie hin. Eine Neuropathie ist eine krankhafte Veränderung des Nervensystems, bei der es zu einer verminderten Durchblutung der Nerven kommt. Dadurch reduziert sich ihre Funktionsfähigkeit bis hin zum vollständigen Funktionsverlust der peripheren Nerven. Daher empfindet der Patient keine Schmerzen und auch keine Berührung/Vibration mehr. Die blutigen Wunden, die offenbar nur langsam heilen, sind charakteristisch für eine beginnende Wundheilungsstörung, die auf die schlechtere Durchblutung zurückzuführen ist.

Welche Differenzialdiagnosen liegen nahe?

Auszuschließen ist zum einen eine periphere arterielle Verschlusskrankheit (pAVK), z. B. aufgrund von Nikotinabusus. Die genaue Diagnosestellung ist hier besonders wichtig, weil beide Erkrankungen mit der Bildung von Ulzera, also offenen Hautstellen, einhergehen, deren Wundversorgung sich jedoch deutlich unterscheidet: Bei der klassischen pAVK entstehen sogenannte „trockene" Ulzera, während die arterielle Gefäßveränderung beim Diabetes mellitus „feuchte" Gangräne zur Folge hat.

Wichtig: Hier ist die Wundversorgung mit üblichen Heilsalben, wie z. B. Jodsalbe kontraindiziert! Eine nicht fachgerechte Behandlung kann zum Verlust von Gliedmaßen führen.

Wenn kein Diabetes vorliegt, könnten die Symptome auch auf andere Erkrankungen hinweisen, so z. B. auf eine **Peroneusparese** aufgrund neurologischer Erkrankungen (Fraktur, Tumor, Baker-Zyste etc.).

Differenzialdiagnose	Merkmal
Diabetes mellitus	feuchte Ulzerationen/Gangrän
pAVK	trockene Ulzerationen/Gangrän
Peroneusparese	neurologische Komponenten
Polyneuropathie anderer Genese	Alkoholabusus, Vitaminmangel, Tumore bzw. Zytostatika Behandlung in der Vorgeschichte

Hintergrund

Wie sieht die Ätiologie und Pathogenese der Grunderkrankung aus?

	Werte nüchtern (mg/dl im Blutplasma)
normal	< 100
abnorme Glukosewerte	> 100–125
Diabetes	< 126

Zunächst ist eine Unterscheidung der beiden Diabetesformen wichtig. Diabetes Typ 1 wird auch als der juvenile oder „jugendliche" Diabetes bezeichnet, da er häufig im Jugendalter symptomatisch wird und auf eine autoimmune Zerstörung der insulinproduzierenden Zellen der Bauchspeicheldrüse zurückzuführen ist. Betroffene Patienten sind auf die Einnahme von Insulin angewiesen. Diabetes Typ 2 hingegen wird auch als „Alters- oder Wohlstandsdiabetes" bezeichnet, weil er häufig auf eine übermäßige Nahrungszufuhr, damit verbundene Gewichtszunahme und mangelnde Bewegung zurückzuführen ist. Man fasst die Folgen auch als „Metabolisches Syndrom" zusammen, bei dem die stammbetonte Adipositas gekoppelt ist mit einer Fettstoffwechselstörung, einer arteriellen Hypertonie und evtl. einer Hyperurikämie. Durch den erhöhten Körperfettanteil kommt es zu einem Missverhältnis von Insulinproduktion und -bedarf. Eine mögliche Ursache ist, dass die Insulinrezeptoren der Zellen mit der Zeit unempfindlich gegenüber Insulin werden, sie stumpfen sozusagen ab. Um den Blutzuckerspiegel normal zu halten, müssen dann die Langerhans-Zellen im Pankreas immer mehr Insulin produzieren. Es kommt zu einer Glukoseintoleranz. Patienten, die von dieser Diabetes Typ 2 betroffen sind, können häufig über eine Veränderung ihres Lebensstils (Gewichtsreduktion, Sport, angepasste Ernährung) eine Verbesserung des Blutzuckerspiegels erreichen. Erst wenn dieser Schritt keine Veränderung bewirkt, werden Medikamente gegeben, die die Aufnahme von Insulin in die Zellen unterstützen bzw. die Zellen wieder sensibler machen.

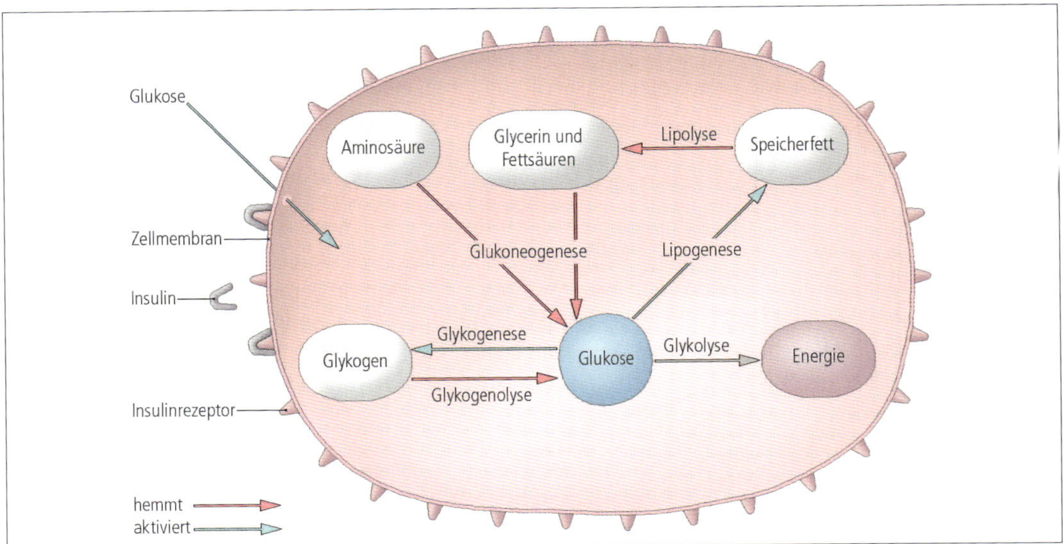

Bild 2: Insulinwirkung

Ein weiterer wichtiger Faktor für das Auftreten von Diabetes ist die genetische Disposition:

- Typ 1: Ein Elternteil krank, 5% Erkrankungswahrscheinlichkeit bei Erkrankung des Vaters, 2,5% bei Erkrankung der Mutter, beide Elternteile betroffen: 20% Wahrscheinlichkeit bei den Kindern.
- Typ 2: Ist ein Elternteil betroffen, beträgt das Risiko der Kinder bis zu 50%.

Welche Komplikationen sind bei dieser Erkrankung möglich?

Akute Komplikationen:

- Hypoglykämie (zu niedriger Blutzucker)
- Hyperglykämie (zu hoher Blutzucker)
- Diabetische Ketoazidose (Anreicherung für den Körper giftiger Stoffwechselprodukte)
- Diabetisches Koma

Spätkomplikationen:

- mikroangiopathische Veränderungen (Glomerulosklerose, Retinopathie etc.)
- makroangiopathische Veränderungen (KHK, pAVK etc.)
- Diabetische Nephropathie (pathologische Veränderungen der Nieren und ihrer Funktion)
- Diabetische Neuropathie (pathologische Veränderungen des peripheren Nervensystems)
- Diabetische Kardiomyopathie (pathologische Veränderungen des Herzens)
- Diabetisches Fußsyndrom

Welche Interventionen sind in der multidisziplinären Behandlung üblich?

Bei Menschen mit Diabetes mellitus sollte auf jeden Fall eine Diätberatung und -begleitung initiiert werden. Wenn die Betroffenen ihr Gewicht nicht reduzieren können, sollte eine explizite Adipositastherapie angestrebt werden. Wichtig ist ebenso eine motivierte, regelmäßige sportliche Betätigung im Einzeltraining oder in der Gruppe. Die Motivation zur aktiven Mitgliedschaft im Fitnessstudio oder im Sportverein ist ein weiteres therapeutisches Ziel.

Eine begleitende Betreuung durch den Hausarzt, ggf. einem Diabetologen, Augenarzt und/oder Kardiologen, ist ebenso anzuraten, wie eine Ernährungsberatung durch einen Diätassistenten sowie eine medizinische Fußpflege.

Welche komplementären Verfahren zeigen Wirkung?

Bei Menschen mit Diabetes Typ 2 konnte eine positive Wirkung von Zink, Fischöl, Medikamenten der traditionellen chinesischen Medizin und stressreduzierende Techniken, wie Akupunktur, Reflexzonentherapie, Bioresonanz, Kraniosakraltherapie etc. nachgewiesen werden.[1] Aufgrund der oft ungünstigen Auswirkungen von Stress auf den Blutzuckerspiegel bei Diabetikern, sollten Entspannungstechniken in der Physiotherapie auf jeden Fall Beachtung finden.[2] Diese komplementären, also alternativen Methoden können die ärztlichen Therapie keinesfalls ersetzen, jedoch in konstruktiver Weise unterstützen. Eine Rücksprache mit dem behandelnden Arzt ist auf jeden Fall anzuraten.

1 Vgl. hierzu: https://link.springer.com/article/10.1007/s000630050014

2 https://scholar.google.de/scholar?q=studie+diabetes+stress&hl=de&as_sdt=0&as_vis=1&oi=scholart#d=gs_qabs&u=%23p%3DimEL8NdvwNwJ

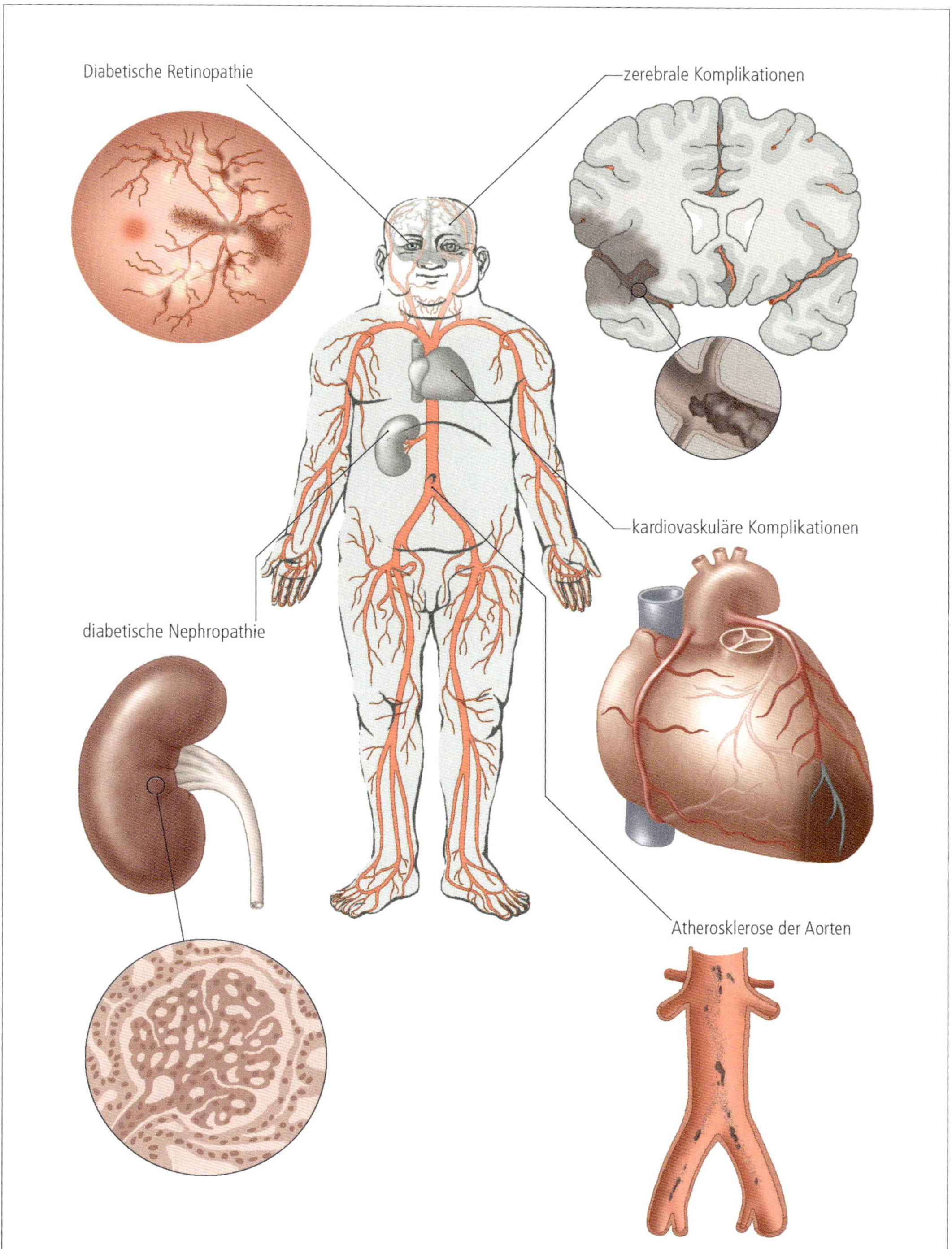

Bild 3: Gefäßveränderungen bei Diabetes mellitus

Welche Pathologien und Leitsymptome sind physiotherapeutisch relevant?

Das nachfolgende Flussdiagramm zeigt mögliche Auswirkungen dauerhaft erhöhter Blutzuckerwerte bis hin zum Gliedmaßenverlust.

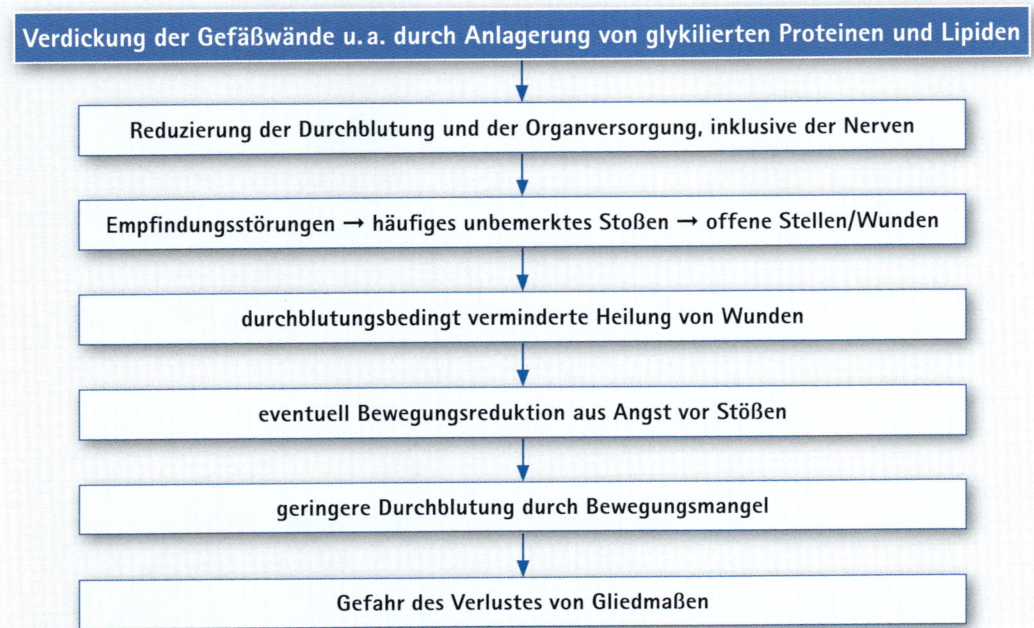

Physiotherapeutische Untersuchung

Welche typischen Antworten erwarten Sie in der Anamnese?

Häufig kommen Diabetespatienten erst in eine physiotherapeutische Behandlung, wenn bereits Spätfolgen vorhanden sind. In unserem Beispiel entspricht Herr Honig diesem Erkrankungsstadium:

Thema der Frage	Mögliche Antwort
Folgen durch Arteriosklerose Herzkranzgefäße Gehirnarterien Nierengefäße	„Ich habe einen Bypass am Herzen." „Ich hatte einen Schlaganfall." „Mein Arzt sagt, ich muss mit den Nieren aufpassen."
Durchblutung in den Füßen	„Habe immer wieder Wunden an den Füßen oder auch am Schienbein." „Die sind schon lange so braun."

Thema der Frage	Mögliche Antwort
Neuropathie	„Der Stoß tut mir gar nicht weh." „Plötzlich hatte ich eine Wunde am Fuß oder Bein."
Ernährungsverhalten	„Ich esse doch so gerne Süßes."
Polydipsie und -urie	„Ich schlafe nachts nicht durch, weil ich so oft auf Toilette muss." „Ich habe so viel Durst."
Sehfähigkeit	„ Sehe Sie so als Wolke."
Ausdauer	„Ich kann gar nicht mehr so viel Laufen." „Mein Neffe hilft beim Einkaufen."

In der physiotherapeutischen Anamnese steht die Frage nach der Durchblutung im Vordergrund: Eine Minderdurchblutung kann lebenswichtige Organe wie Herz, Gehirn und Nieren schädigen und zum Verlust von Gliedmaßen führen. 80% der Diabetiker entwickeln im Laufe der Erkrankung eine Arteriosklerose, die wiederum zu einer koronaren Herzkrankheit (KHK) und Bluthochdruck führen kann.

In der Physiotherapie sind daher stark blutdrucksteigernde Übungen zu vermeiden - ein langsames Heranführen an die Übungen unter Kontrolle der Vitalparameter ist unabdingbar. Darüber hinaus sollte die Anamnese einen Überblick über die individuelle Partizipation und die Erwerbsfähigkeit bieten. Für Herrn Honig steht beispielsweise die Wiederaufnahme der sozialen Kontakte zu seinen Wanderfreunden und eine positivere Bewertung durch seine Arbeitskollegen im Fokus. Im Sinne einer Förderung der Selbstwirksamkeit und damit des Selbstvertrauens sollen Ideen und Vorstellungen des Patienten in den Behandlungsplan mit einbezogen werden.

Merke Durch Fragen zum allgemeinen Bewegungserleben (Freude an der Bewegung) können die persönlichen Ressourcen des Patienten in Bezug auf Bewegung und sportliches Freizeitverhalten erfasst und darauf basierend schrittweise optimiert werden. Dies ist bezüglich der typischen Spätfolgen, wie Durchblutungsstörungen der Gefäße an lebenswichtigen Organen und den Gliedmaßen, zentral zum Erhalt der Lebensqualität und Partizipation.

Um die Therapie bei einem sehr komplex betroffenen Menschen individuell anzupassen und entsprechende gezielte Test abzuleiten, sollten weitere anamnestische Fragen gestellt werden, wie:

- Sind Vorerkrankungen bekannt? Gibt es hierzu Befunde?
- Gibt es Tagesschwankungen bei den Symptomen?
- Wie hat sich das Bewegungsverhalten in den letzten Jahren verändert?
- Welche Gründe gibt es für die Veränderung?
- Welche körperlichen Beanspruchungen sind im beruflichen oder privaten Alltag erforderlich?
- Haben die Symptome Auswirkungen im beruflichen oder sozialen Kontext?
- Welche Maßnahmen wurden bereits ergriffen? Mit welchem Ergebnis?
- Inwiefern erfährt der Patient Unterstützung durch die Familie, Freunde oder im Beruf?
- Was verspricht sich der Patient von der Physiotherapie?

Welche physiotherapeutischen Untersuchungen führen Sie durch?

Als Folge eines hohen Blutzuckerspiegels kann eine Arteriosklerose entstehen, die sich besonders in den kleinen Gefäßen zeigt.

Der erste Schwerpunkt liegt in der genauen Untersuchung der Füße.

Dazu gehört grundsätzlich der Sicht- und Tastbefund der Füße:

- Hornhaut ggf. mit (blutigen) Rissen?
- Hautfarbe: rosig, weiß, bräunlich, schwarz?
- Druckstellen?
- Farbe der Nägel?
- offene Wunden oder Nekrosen?
- Amputationen: einzelne Zehen oder Teile vom Fuß?
- Fußpulse gut tastbar? Pulse: A. dorsalis pedis, A. tibialis posterior, ggf. A. poplitea, A. femoralis
- Wie ist der Hautturgor?
- Hautbeschaffenheit: trocken oder feucht?
- Temperatur
- Wie fest/weich ist das Gewebe, die Fußmuskeln etc.?
- Ödeme (Dellentest, Umfangmessungen)

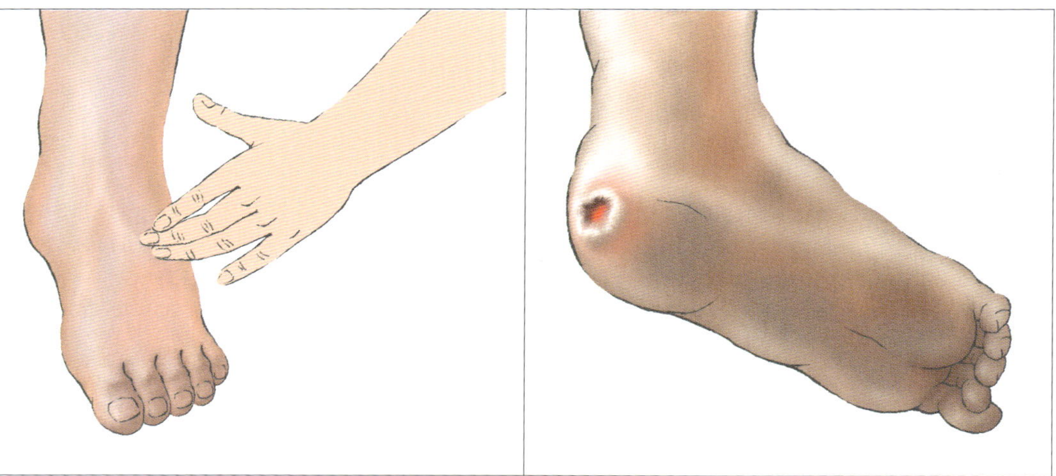

Bild 4: Fußtastbefund

Bild 5: Fersenwunde

- Fußdeformitäten, wie z. B. bei einem Charcot-Fuß (siehe S. 85, Bild 6) schwere Komplikation des Diabetes mellitus, mitbedingt durch Fissuren oder auch Frakturen der Mittelfußknochen durch eine diabetesbedingte, destruktive Gelenkerkrankung, was schließlich eine chronische Veränderung der Fußgelenke zur Folge hat. Oft geht diese Sonderform der diabetischen Fußdeformität mit einer Polyneuropathie einher, bei der die Patienten das Schmerzempfinden verlieren.)

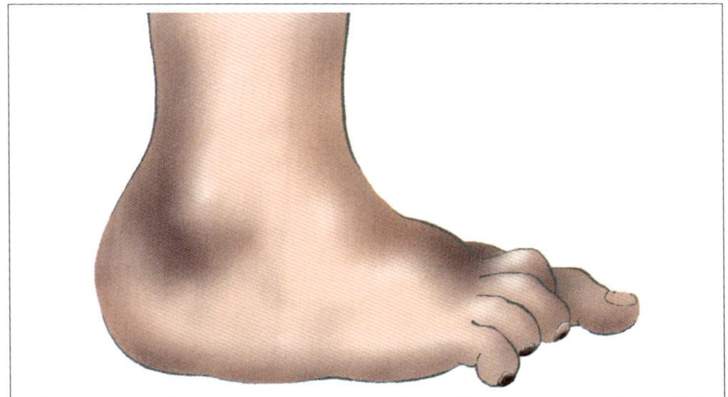

Bild 6: Charcot-Fuß

- Sonstige Besonderheiten (z. B. eingewachsenen Zehennägel, Fußpilz, Eiter etc.)
- Frage nach der Schuhversorgung: Hinweis auf die Wichtigkeit von Schuhwerk, welches exakt passt und fest genug ist, um leichten Stößen Schutz zu bieten (z. B. bei Wundheilungsstörungen und reduzierter Sensibilität).

Achtung! Differenzialdiagnostisch zu unterscheiden sind Ödeme im Fuß/Unterschenkel aufgrund einer lokalen Durchblutungsstörung von denen, die ggf. auf eine pathologische Veränderung an den Nieren oder am Herzen verweisen können.

Organe

Grundsätzlich steht die Durchblutung der Gefäße und der Haut im Vordergrund.

Analyse der Herz-Kreislauf-Situation: Zum einen, um die Möglichkeit einer Fehlbehandlung auszuschließen und kontraindizierte Maßnahmen zu vermeiden, und zum anderen, um die hämodynamischen Verhältnisse und den Stoffwechsel zu verbessern.

Herz-Kreislauf:

- Puls, Blutdruck (bereits auch zu Beginn der Anamnese!)
- Test der aeroben Ausdauer entsprechend dem Leistungsstand des Patienten, z. B. 2-, 6- oder 12-Minuten-Gehtest

Beachte: Insulinpflichtige Diabetiker können durch körperliche Belastung in einen hypoglykämischen Schockzustand geraten. Die Insulindosis und die Kohlenhydratzufuhr müssen individuell nach ärztlichen Vorgaben angepasst werden!

- Subjektives Belastungsempfinden mit BORG-Skala

Achtung! Die Belastung kann subjektiv als stark empfunden werden, wenn die kardiale oder pulmonale Leistungsgrenze erreicht wird. Bei Patienten mit Diabetes mellitus kann aber auch die Schwäche der Fußmuskulatur oder der respiratorischen Muskulatur als starke Belastung beim Ausdauertest empfunden werden. Diese Erschöpfung kann aufgrund der Empfindungseinschränkung vom Patienten nicht als solche benannt werden, daher ist ein verstärktes Unwohlsein unter Belastung als beginnende Überlastung zu interpretieren.

Nerven-/Sinnessystem

Sehvermögen: Reicht die Sehschärfe aus, um die Füße in Bezug auf das Durchführen von Übungen scharf zu sehen? Frage: „Sehen Sie Ihre Füße scharf?"

Eine Arteriosklerose hat nicht nur Auswirkungen auf die Gefäßdurchblutung, sondern auch auf die dadurch minderversorgten Nerven: Die Sensibilität und die Motorik der Peripherie, insbesondere der Füße, wird eingeschränkt. Typisch ist eine Schwäche der kleinen Fußmuskeln und der Fußheber im Unterschenkel.

Neurologische Tests:

- Oberflächensensibilitätstest („Stopp-Test") der distalen Extremitäten: Der Patient liegt in Rückenlage, seine Augen sind geschlossen. Der Therapeut streicht flächig mit den Händen von den Zehenspitzen bis zum Knie: vorne seitlich, hinten und im Seitenvergleich. Der Patient bekommt vor dem Streichen den Auftrag: Wenn sich irgendetwas vom Gefühl her ändert, soll er „Stopp" sagen. Im Anschluss beschreibt er die Qualität der Veränderung. Typisch sind Aussagen, wie „pelzig", „weniger deutlich" etc. Dadurch bekommt der Therapeut ein dreidimensionales Bild, zum Wahrnehmungsempfinden des Patienten am gesamten Unterschenkel.
- Tiefensensibilitätstest (Abfragen der Gelenkstellungen und passiven Bewegungen der Zehen ohne Sichtkontakt)
- Muskelfunktionstests der Fuß- und Unterschenkelmuskulatur

Bewegungssystem

Die Fußbeweglichkeit ist durch eine mögliche Minderversorgung der Nerven genau zu untersuchen. Zu beachten ist: Nur ein gut beweglicher Fuß kann auch gut durchblutet werden.

Passiv und aktiv:

- Beweglichkeit aller Fuß-/Beingelenke (Einschätzung der Zehen in gut, mittel und schlecht, alle anderen Gelenke in Neutral-Null-Methode)
- Muskelfunktionsprüfung Fuß/Beine, besonders Fußextension

Inspektion von:

- Fußform
- Schuhwerk
- Stand
- Ganganalyse
  Die Ganganalyse stützt sich hier primär auf die Beobachtung der Füße beim Abrollen. Eine Einschränkung der Fußmobilität bedeutet in diesem Zusammenhang, dass auch die Durchblutung der unbeweglichen Partien eingeschränkt ist. Die kleinen Blutgefäße in den Zehen sind verantwortlich für die Sauerstoffversorgung des Gewebes durch einen optimalen Übergang von Arteriolen zu Venolen. Zusätzlich hat ein schlechtes Gangmuster auch eine negative Auswirkung auf die Wadenpumpe, die ihrerseits die Durchblutung der Peripherie fördert.

Für eine gute Stoffwechsellage und Durchblutung ist neben der kardiopulmonalen Leistungsfähigkeit auch die Kraftausdauer der Muskulatur ein wichtiger Parameter.

- Test der Kraftausdauer von Arm- Bein- und Rumpfmuskulatur, manuell oder mittels Trainingsgeräten

- Die Aktivitäten des täglichen Lebens (ADLs) sollten gerade in Bezug auf eine Haltungsschwäche bei Bewegungsmangel und Übergewicht beachtet werden.

Verhalten und Erleben

Mimik und Körperspannung sind ein wichtiger Indikator für das Empfindungsvermögen der Patienten. So kann eine ausdruckslose Mimik ein Zeichen für Missempfinden sein. Eine verlangsamte Bewegung deutet auf eine allgemeine Schwächung hin, kann aber auch im Zusammenhang mit reduzierter Lebensfreude (depressive Tendenzen), neurologischen oder organischen Erkrankungen (z. B. Nierenfunktionsstörungen) beobachtet werden. Auf jeden Fall muss umgehend der behandelnde Arzt informiert werden, damit die Ursache abgeklärt werden kann.

Welche Untersuchungen anderer Professionen leiten Sie ein?

Weiterleitung an ärztliche Kollegen

Hausarzt, Kardiologe, Nephrologe, Ophthalmologe, Phlebologe, Neurologe

Maßnahmen:

- Labor
- Blutwerte (wie Nüchtern-Glukose, HbA1c, aber auch Entzündungwerte wie CRP sowie Nierenwerte)
- Inspektion, Ultraschall, Angiografie, besonders der Füße /Beine, ggf. der Organe
- Urinuntersuchung (Glukose im Urin? Eiweiße als Hinweis einer Nierenschädigung?)
- Belastungs-EKG
- Abklärung des Sehvermögens

Einleitung einer Ernährungsberatung

Umstellen der Ernährung

- kaloriengerechte Ernährung (BMI unter 25)
- Vermeiden eines hohen Blutzuckerspiegels; Vermeiden von Blutzuckerschwankungen

Einleitung einer medizinischen Fußpflege

Regelmäßige medizinische Fußpflege mit Pflegeberatung

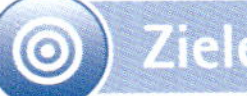

Ziele

Welche Physiotherapeutik-Diagnosen und Leitsymptome ergeben sich?

Die physiotherapeutischen Diagnosen lauten:

- periphere arterielle Durchblutungsstörungen mit beeinträchtigter Tiefen- und Oberflächensensibilität in den Füßen
- Adipositas bei ungünstiger Ernährung
- (reduzierte aerobe) Belastbarkeit
- beginnender Rückzug bezüglich der Partizipation

Wie lauten typische Ziele und Arbeitshypothesen?

Verbesserung und Erhalt der allgemeinen Durchblutung

- Aktivierung des gesamten Körpers

Verbesserung und Erhalt der Durchblutung in den Füßen

- Aktivierung der Wadenpumpe und der Fußmuskulatur

Verbesserung und Erhalt der aeroben Ausdauer

- allgemein
- gezielt in der unteren Extremität

Verbesserung und Erhalt der Sensibilität

- Förderung der Tiefensensibilität primär der unteren Extremität
- Förderung der Oberflächensensibilität primär der unteren Extremität

Beratung

- zur Gewichtsreduktion, Sport, Bewegung
- Hinführen zu Mitgliedschaft im Sportverein etc.
- Motivation zur Teilnahme an Selbsthilfegruppen etc.

Übernahme von Eigenverantwortung

- Hinführen und Begleiten bei Eigenübungen
- Hinführen zur regelmäßigen Fußinspektion

Therapie – Behandlungsgrundsätze

Wie sieht die Behandlungsstrategie aus?

- Beratung zur Fußpflege, Schuhwerk, ggf. Arbeitsplatzgestaltung
- Erhalt/Verbesserung der Durchblutung, besonders in den Füßen/Beinen
- gemeinsames Erarbeiten eines Therapieplanes zur Förderung der aeroben Ausdauer und zur Gewichtsreduktion

Welche Behandlungsprinzipien berücksichtigen Sie?

- Den Betroffenen in die Lage versetzen, seine Selbstwirksamkeit zu entfalten: Abklären, inwieweit der Betroffene Komplikationen/Spätfolgen kennt und deren Auswirkung verstanden hat.
- Berücksichtigung der Spätfolgen, z. B. verminderte Belastungsfähigkeit durch Arteriosklerose am Herzen, reduzierte oder auch fehlende Sensibilität in den Füßen, ggf. auch reduzierte Merkfähigkeit
- intensive Begleitung zur optimalen Fußpflege (tägliche Selbstinspektion insbesondere bei einer Neuropathie), inklusive täglicher Fußgymnastik und Bewegung, wie beispielsweise Gehtraining (hier kann zusätzlich eine regelmäßige medizinische Fußpflege notwendig sein.
- Hinführen zur grundsätzlichen Lebensstiländerung mit regelmäßiger Bewegung, Reduktion von Noxen und angepasster Ernährung

Welche Kontraindikationen und Limitationen beachten Sie?

- keine Moralisierungen
- auf Kontraindikationen achten: z. B. kein blutdrucksteigerndes Training bei verminderter Herzleistung oder Überbelastung bei verminderter Herzfunktion durch beispielsweise eine KHK

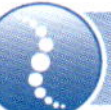

Therapie – Physiotherapeutische Maßnahmen

Welche therapeutischen Maßnahmen leiten Sie ein?

- **Selbstwirksamkeit:** Was haben Sie schon ausprobiert? Was tun Sie für sich?
- **Beratung** zu Schuhwerk, Socken (enges Gummi!), täglicher Fußinspektion, Bewegung, Ernährung
- **aerobes Ausdauertraining,** z. B. Gehtraining, Fahrradfahren, Schwimmen etc.
- **moderates Kraftausdauertraining,** z. B. an Geräten
- **Erhalt der Fußdurchblutung** über
  - Wahrnehmungstraining des Fußes
  - Förderung der Beweglichkeit
  - Förderung der Fuß-Venen-Pumpe
- **Verbesserung der Sensibilität und Koordination**
  - Stehen und Gehen auf verschiedenen Untergründen
  - Fuß und Zehengymnastik mit verschiedenen Materialien
  - bewusste An- und Entspannung der Fußmuskulatur
  - Fußmassage
- **PNF** (Propriozeptive Neuromuskuläre Fazilitation): Diese neurophysiologische Technik eignet sich mit all ihren Formen zum Training der Kraftausdauer, Koordination und Tiefensensibilität, wenn Patienten nicht in der Lage sind, selbstständig entsprechende Übungen auszuführen.
- **Motivation zur Bewegung im Alltag** z. B. Treppen steigen, Spaziergänge, Sportbetätigung wieder aufnehmen
- **psychosoziale Unterstützung, z. B. durch das gemeinsame Anamnesegespräch zu potenziellen Bewegungsanreizen**; Herstellen von Kontakt zu Selbsthilfegruppen etc.

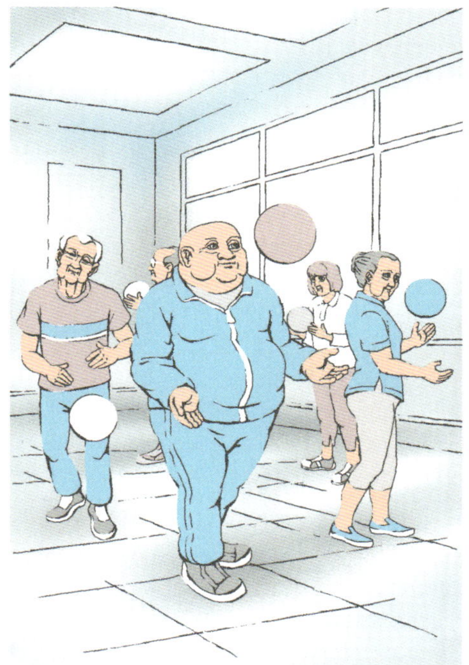

Bild 7: Herr Honig macht wieder Sport.

Grundsätzlich sollte anhand eines klaren Rasters das tägliche Training genau dokumentiert werden.

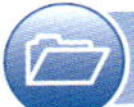

Evaluation

Welche Kriterien evaluieren Sie?

Im Vordergrund stehen grundsätzlich die Durchblutung der Beine, die optimale Trophik und Beweglichkeit der Füße und die aerobe Ausdauer.

Puls, Blutdruck, Atemfrequenz und Fußpulse, Hauttemperatur und -farbe der Füße sowie die Länge der Gehstrecke, die ohne Beschwerden zurückgelegt werden kann, sind regelmäßig zu dokumentieren.

Druckstellen und Wunden an den unteren Extremitäten oder eine Verkürzung der Gehstrecke ist umgehend mit dem behandelnden Arzt zu besprechen. Auch Arrhythmien (Herzstolpern) oder Auffälligkeiten im Wachheitszustand sind Zeichen, die unmittelbar dem Arzt zu melden sind.

In Bezug auf Herrn Honig bedeutete das: Der Therapeut lässt Herrn Honig in jeder Behandlung die Schuhe und Strümpfe einmal ausziehen und die inspiziert die Füße genau. Neue Wunden, rissige Hornhaut oder ein verzögerter Heilprozess sind dem Arzt umgehend zu melden.

Wenn Herr Honig den 6-Minuten-Gehtest zu Beginn der Behandlungsserie gut schafft und beim Re-Test z. B. nach 3 Wochen trotz täglichem Gehprogrammes weniger gut schaffen sollte, dann ist der Arzt umgehend zu kontaktieren. Der Therapeut nimmt in jeder Behandlung zumindest vor und nach der Belastungsphase den Puls und den Blutdruck, bei grenzwertigen Ergebnissen auch öfter. Eine stark erhöhte Atemfrequenz oder Pressatmung deuten auf eine Überlastung hin. Der Patient sollte Gelegenheit bekommen, eine Pause zu machen oder die Übung zu beenden.

Achtung! Nicht mehr passendes Schuhwerk (Sonntagsschuhe!), nicht ausreichend gepflegte Füße (rissige Hornhaut) oder Hämatome durch Bagatellverletzungen (Stoßen an einem Tischbein) können bei Diabetikern zu langwierigen Verletzungen führen, die verzögert oder gar nicht heilen und in der Folge sogar eine Amputation nötig machen.

Sollte Herrn Honig bei den physiotherapeutischen Übungen plötzlich der Schweiß ausbrechen oder er zunehmend blass und zitterig werden, kann das ein Hinweis auf eine Unterzuckerung sein – er soll sofort Blutzucker messen und die ihm von ärztlicher Seite vermittelten Gegenmaßnahmen ergreifen.

Achtung! Ist Herr Honig hierzu nicht in der Lage, muss umgehend ein Arzt verständigt werden, der die weiteren Therapiemaßnahmen vorgibt.

Viele Diabetiker wissen jedoch selbst gut einzuschätzen, wann sie unterzuckern und haben meist etwas dabei (wie Traubenzucker), um dem entgegenzuwirken.

I. Verbesserung/Erhalt der Durchblutung der Füße

- Hautfarbe: rosig
- Trophik: glatt, schrunden- und wundenfrei

II. Verbesserung/Erhalt der Sensibilität (oberflächlich, tief)

- Das Sinnesempfinden beim Streichen über die Haut entspricht einer adäquaten Wahrnehmung bezüglich der Berührungsqualität (Streichen fühlt sich z.B. nicht wie Kribbeln an; keine Wahrnehmungsaussetzer bei einer durchlaufenden Bewegung).
- Erkennen einer passiven Zehenbewegung nach oben und unten ohne Sichtkontakt

Merke: Das Hinführen zur regelmäßigen Bewegung in Richtung der allgemeinen aeroben dynamischen Ausdauer steht bei Menschen, die Diabetes mellitus Typ 2 haben, im Vordergrund: Die Hämodynamik wird in gewünschter Weise angeregt, die Wirkung des körpereigenen Insulins verbessert, sinnvolle metabolische Adaptionen werden forciert und gleichzeitig erfährt das Herz-Kreislauf-System eine positive Unterstützung. Die Freude an der Bewegung sollte durch ressourcenorientierte Beratung, individuell gestaltetes Therapie-/Trainingsprogramm und professionelle Begleitung geweckt und nachhaltig gefördert werden.

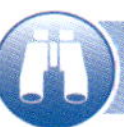

Prognose

In welche Richtung geht Ihre Prognose?

Gravierende Spätfolgen sind bei einer konsequenten Einhaltung der angepassten ärztlichen Therapie, der diätetischen Vereinbarungen, der medizinischen Fußpflege und eines individuellen (physiotherapeutischen) Trainingsplanes größtenteils vermeidbar. Unbehandelt ist bei der Erkrankung nach ca. 10 Jahren mit den o.g. Spätfolgen zu rechnen, die lebensbedrohlich werden können.

Zusammenfassung ‹‹

In der Physiotherapie stehen bei Patienten mit Spätfolgen beim Diabetes Typ 2, wie beispielsweise Herr Honig, folgende Leitsymptome im Vordergrund: die verminderte Durchblutung in den unteren Extremitäten, die reduzierte Tiefen- und Oberflächensensibilität der unteren Extremitäten – insbesondere der Füße – und die allgemeine reduzierte Ausdauerfähigkeit. Das Metabolische Syndrom, das mit der Adipositas einhergeht, ist in der Physiotherapie auch zu berücksichtigen. Wichtig ist hier die Zusammenarbeit mit den Fachärzten und einer Diätassistentin.

Die Spätfolgen sind zurückzuführen auf die begleitend entstehende Arteriosklerose in den kleinen Blutgefäßen. Alle Organe mit einem feinen Gefäßsystem, wie beispielsweise die Haut, die Füße, Nerven, das Herz, das Gehirn und die Niere sind häufig durch Diabetes beeinträchtigt. Die Sehkraft kann deutlich eingeschränkt sein, bis hin zur Erblindung.

Patienten mit Diabetes Typ 2 sind häufig aufgrund einer gestörten Körpereigenwahrnehmung und gelegentlich auch durch eine Einschränkung der Merkfähigkeit in ihren Möglichkeiten, physiotherapeutische Übungen selbstständig durchzuführen, eingeschränkt. Dies gilt es zu beachten, wenn Therapien von ärztlicher Seite verordnet werden. Die Beurteilung der Compliance sollte unbedingt auf die Komplexität der Erkrankung (Beeinträchtigung an lebenswichtigen Organen wie Niere, Herz, Gehirn und zusätzlich auch Nerven [Polyneuropathie]) abgestimmt sein und vorurteilsfrei erfolgen. Besonders bei Patienten mit einer Polyneuropathie ist ein dem Krankheitsbild angemessener Therapieplan geboten, da ggf. das Schmerzgefühl in den Füßen oder auch am Herzen ganz verschwinden kann, sodass Stöße, Wunden, Hitze oder auch Herzinfarktsymptome (stummer Infarkt) nicht wahrgenommen werden können. Die gesellschaftliche und berufliche Partizipation ist hier sehr wichtig, da die typischen Spätfolgen zu Erwerbsunfähigkeit und sozialem Abstieg führen können.

In der Therapie sollte untersucht werden, inwieweit die Wahrnehmung (Sensibilität, Schmerzempfinden, Sehvermögen etc.) betroffen ist und wie gesund die Füße und das Herz-Kreislauf-System sind.

Ziel der physiotherapeutischen Zusammenarbeit mit dem Patienten ist die Verbesserung seiner individuellen Lebenssituation durch die Vermeidung sozialer und beruflicher Isolation durch die Folgen der Diabeteserkrankung. Ein besonderes Augenmerk liegt hierbei auf der Verbesserung der Durchblutung zur optimalen Versorgung aller Organe, insbesondere aber der Füße zur Vermeidung von Dysfunktion und Amputation. Grundsätzlich steht auch die Verbesserung der aeroben Ausdauer im Vordergrund, entweder zur Prophylaxe oder Therapie.

Die Herausforderungen liegen im Erfassen aller Spätsymptome und der individuell angepassten Therapie. Die Fußmassage, das gemeinsame Erarbeiten von Eigenübungen, wie Fußtretübungen und Gehtraining kann ebenso flankiert sein von einem gezielten Training mit beispielsweise der Technik der propriozeptiven neuromuskulären Fazilitation (PNF). Dieses ist insbesondere dann indiziert, wenn der Patient aufgrund der komplexen Betroffenheit nicht oder nur bedingt täglich üben kann, beispielsweise bei reduzierter Wahrnehmung gekoppelt mit einer deutlichen Sehschwäche. Auch das Hinführen zu einem regelmäßigen Gehprogramm oder auch Sport- und Fitnessveranstaltungen/Gruppen im Sportverein von täglich einer Stunde mit bewussten Abrollbewegungen der Füße ist geeignet, um vielen Komplikationen entgegen zu steuern.

Quellen:

Literatur:

Ehrenberg, H. & v. Ungern-Sternberg, A. (1987): Krankengymnastik bei peripheren Gefäßerkrankungen. Pflaum, München.

Göhring, H. (2009): Physiotherapie in der Inneren Medizin. 2. Auflage. Thieme, Stuttgart.

Hüter-Becker, A. & Dölken, M. (2017): Physiotherapie in der Inneren Medizin. 3. unveränderte Auflage. Thieme, Stuttgart.

Netter, F. H. (2013): Netters Innere Medizin. Thieme, Stuttgart.

Steffers, G. (2015): Allgemeine Krankheitslehre und Innere Medizin für Physiotherapeuten. 3. Aufl. Thieme, Stuttgart.

Internet:

Bundesärztekammer (BÄK), Kassenärztliche Bundesvereinigung (KBV) & Arbeitsgemeinschaft der Wissenschaftlichen Medizinischen Fachgesellschaften (AWMF) (2014): Nationale VersorgungsLeitlinie Therapie des Typ-2-Diabetes – Langfassung, 1. Auflage. Version 4. 2013, zuletzt geändert: November 2014. In: URL: www.dm-therapie.versorgungsleitlinien.de; DOI: 10.6101/AZQ/000213; (aufgerufen am 26.09.2022).

Jansen, S. C. P., Abaraogu, U. O., Lauret, G. J., Fakhry, F., Fokkenrood, H. J. P. & Teijink, J. A. W. (2020): How effective are supervised exercise programmes compared to supervised walking programmes for treating intermittent claudication? Cochrane. Primary Review Group: Vascular Group. Aktualisierte Veröffentlichung. In: URL: https://www.cochrane.org (aufgerufen am 26.09.2022).

Buchmüller, H. (2019): Reha-Maßnahme bei Typ-2-Diabetes – so gehts. In: Diabetes News Media AG, Internetportal, Wiesbaden. In: URL: www.diabetes-news (aufgerufen am 26.09.2022).

Herpertz, S. et al. (2000): Patienten mit Diabetes mellitus: psychosoziale Belastung und Inanspruchnahme von psychosozialen Angeboten. Eine multizentrische Studie. In: Zeitschrift: Medizinische Klinik – Intensivmedizin und Notfallmedizin > Ausgabe 7/2000. In: URL: https://link.springer.com/article/10.1007/s000630050014 (aufgerufen am 26.09.2022).

6 Entzündliche Erkrankungen des Gastrointestinaltraktes (GIT) – Frau Stress

Schwerpunkt: Therapie von Patienten mit chronisch-entzündlichen Darmerkrankungen

Chronisch-entzündliche Darmerkrankungen (CED) haben anerkanntermaßen eine psychosomatische Komponente, und häufig ist Stress als Triggerfaktor für das Fortschreiten der Krankheit zu sehen. In der physiotherapeutischen Behandlung müssen demnach die Begleiterscheinungen der Erkrankung am Bewegungsapparat ebenso wie auch die psychische Belastung in den Blick genommen werden, ggf. über eine nachhaltige vegetative Umstimmung. Sinnvoll ist neben der Kooperation mit dem behandelnden Arzt die Zusammenarbeit mit einem Psychologen.

Der Patient soll in der physiotherapeutischen Behandlung lernen, seine körpereigenen Warnsignale frühzeitig zu erkennen und adäquat darauf zu reagieren. Regelmäßiger Ausdauersport reduziert körpereigene Stresshormone und wirkt sich somit günstig auf alle stressanfälligen Organsysteme aus. Eine typische Schonhaltung oder Beschwerden am Bewegungsapparat sind individuell zu diagnostizieren und gezielt zu behandeln. Ziel ist die Verbesserung der Befindlichkeit der Patienten durch einen ganzheitlichen Therapieansatz, der die Bedürfnisse der Seele und die damit verbundenen somatischen Bedingungen berücksichtigt.

›› Fallbeispiel

Amelie Stress, 21 Jahre alt, spielt mit ihrer besten Freundin Annika Mitternachtsscrabble. Annika ist spätabends noch schnell mit dem Rad aus dem Nachbarort hergefahren, weil Amelie sich alleine in dem großen Haus der Eltern sehr unwohl fühlt. Immer, wenn die Eltern über Nacht doch noch bei Freunden bleiben, übernachtet Annika bei Amelie. Sie hat seit Jahren ein eigenes Bett im Zimmer von Amelie. Traditionell gibt es dann einen Spiel- und Erzählabend ganz gemütlich mit Chips und Cola in rauen Mengen und natürlich Punkt Mitternacht der traditionellen Hühnersuppe mit verquirltem Ei. So wird die schnelle Tütensuppe ein wenig „aufgepeppt". Annika ist zwar kein Fan von dem ganzen Knabberzeug und kocht lieber frisch, doch die Hühnersuppe isst sie mit. Gerne geht Amelie danach in den Garten, um eine Zigarette zu rauchen.

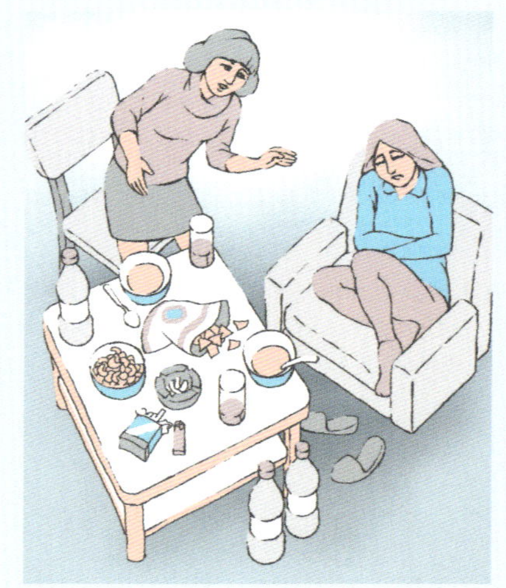

Bild 1: Amelie Stress hat Bauchkrämpfe.

Danach saust Amelie zur Toilette – sie hat schon wieder diesen lästigen Durchfall. Als sie wiederkommt, krümmt sie sich vor Schmerzen. „Was ist?", fragt Annika besorgt. „Ach, das sind nur die Bauchkrämpfe. Das gibt sich gleich wieder." Sie kennt das von ihrem Vater, der auch immer wieder Probleme mit dem Darm hatte. Annika hat sich mittlerweile eine umfangreiche Hausapotheke angelegt. „Sag, mal, solltest Du nicht doch mal zum Arzt gehen, Amelie?" „Och, der kann doch auch nichts machen", antwortet die Freundin. „Aber Du hast diese Durchfälle doch fast jede Woche. Dünner solltest Du nun wirklich nicht werden." Amelie wirkt etwas verdutzt. „Also, ich fühle mich wohl, ich war ja noch nie viel dicker." Was sie aber am meisten stört, sind die häufigen Blähungen. Die Luft im Bauch tut meistens so weh, dass da gar nichts mehr geht und peinlich ist es, wenn sie dann in den schönsten Momenten einfach raus will... Sie verdreht die Augen. Das Vorwölben vom Bauch, wie bei einer Schwangeren, stört sie nur bei engen Hosen. Ihre Darmbeschwerden verdrängt sie unter anderem auch, weil ihr Vater schon mehrere Operationen wegen Darmkrebs hinter sich hat.

Als sie dann am Wochenende beim Badminton Schmerzen im Kreuz bekommt, geht Amelie zum Orthopäden. Dieser gibt ihr eine Spritze in den Rücken und verschreibt ihr 6 x Krankengymnastik. Die Durchfälle hat sie verschwiegen.

Bei der Befundaufnahme der Physiotherapeutin fragt diese gezielt nach Darmbeschwerden, die sogenannte „Darmzone" sei sehr auffällig. Nun traut sie sich nicht mehr, die Beschwerden für sich zu behalten und erzählt ihr von den Bauchkrämpfen und Durchfällen. Nach den intensiven Nachfragen berichtet sie auch, dass manchmal etwas Stuhlgang in die Unterhose geht. Die Physiotherapeutin beruhigt sie und spricht von einem „Beckenbodentraining". Doch zuvor sollte Amelie umgehend dem Hausarzt alles erzählen und zu einem Gastroenterologen überwiesen werden. „Wenn Durchfälle über Monate nie richtig weggehen, ist es zur Vermeidung von Folgeschäden wichtig, auf der Grundlage einer gründlichen Diagnostik eine individuelle Therapie einzuleiten", erklärt ihr die Therapeutin freundlich aber eindringlich. Amelie wundert sich, wie man am Rücken Darmbeschwerden sehen kann. Der Hausarzt schickt sie nach der Blutabnahme und dem Ultraschall tatsächlich zum Gastroenterologen. Die Darmschleimhaut sieht nicht nur so aus, als ob sie teilweise entzündet ist, sondern im Ultraschall zeigen sich auch Strukturen, die auf eine Fistelbildung hindeuten könnten.

Hauptindizien

Indizien	Hinweis auf	Klinische Kriterien
21 Jahre	junge Frau	
regelmäßig spätabends Chips und Cola, Nikotinabusus	einseitige zucker- und fettreiche Ernährung	
immer wieder Durchfall, Luft im Bauch, Bauchkrämpfe	über längere Zeit Probleme mit der Verdauung: • Durchfälle, • Flatulenz, • Darmkrämpfe	
Vater ist Darmkrebspatient	positive Familienanamnese bzgl. Darmerkrankungen	
„Dünner solltest Du nun nicht mehr werden." „Ich war ja nie viel dicker."	Gewichtsabnahme, ggf. im Zusammenhang mit dem Durchfall	
Luft im Bauch ... peinlich	schambesetzte Verdauungsprobleme	

Indizien	Hinweis auf	Klinische Kriterien
umfangreiche Hausapotheke bei Vermeidung vom Arztbesuch	Eigenmedikation	
Rückenschmerzen	unspezifische Rückenschmerzen Achtung, im Kontext von chronischen Darmbeschwerden können auch Rückenschmerzen über die Head'schen Zonen entstehen	
verschweigt die Durchfälle beim Orthopäden	Angst, Peinlichkeitsgefühl	
auffällige Darmzone	Darm ist vorbelastet	
Fistelbildung und Entzündung im Darm		Fistelbildung als mögliches Zeichen einer Colitis ulcerosa

Lösungsweg

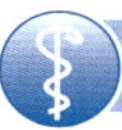

Untersuchungshypothese, Diagnose, Differenzialdiagnose

Wie lautet die Untersuchungshypothese bzw. Verdachtsdiagnose?

Amelie Stress hat immer wieder länger andauernde Durchfälle, die mit Luft im Darm und Krämpfen einhergehen. Sie leidet unter lästigen Blähungen. Offenbar ist der Beckenboden überfordert oder der Stuhl so weich, dass sich eine leichte Stuhlinkontinenz zeigt. Obwohl sie regelmäßig viele Kalorien zu sich nimmt, verliert sie an Gewicht. Die Gesamtsituation ist für Amelie fordernd und unangenehm, sie spricht nicht gerne darüber und vermeidet sogar den Arztkontakt. Die ersten Untersuchungen weisen auf entzündete Darmabschnitte und Fisteln hin. Die längere Vorgeschichte und die Dauer der Darmfehlfunktion legen einen chronischen Prozess nahe. Verdachtsdiagnosen sind eine entzündliche chronische Darmerkrankung wie Morbus Crohn oder Colitis ulcerosa. Doch hier ist eine exakte Diagnostik notwendig, so sollte auch eine Medikamentenanamnese und ein Test auf Nahrungsmittelunverträglichkeiten sollten gemacht werden.

> **Merke** Bei chronisch-entzündlichen Darmerkrankungen weist das Vorkommen von Fisteln eher auf M. Crohn als auf Colitis ulcerosa hin.

Im akuten Colitis-ulcerosa-Schub sind blutige Durchfälle und krampfartiger Stuhldrang mit Tenesmen (schmerzhafter Stuhldrang) typische Symptome. Folgende Schritte führen den Arzt zur Diagnosestellung: Das Anamnesegespräch über die Beschwerden und Krankheitsgeschichte, die körperliche Untersuchungen inklusive Mundraum und Afterregion, die Laboruntersuchungen von Blut und Stuhl, die hochauflösende Ultraschalluntersuchung des Bauchraumes, eine Darmspiegelung mit Entnahme von Gewebsproben und ggf. auch die Spiegelung von Speiseröhre, Magen und Zwölffingerdarm oder eine Kernspinuntersuchung des Dünndarms (vor allem zur Fistel- und Abszessbeurteilung).

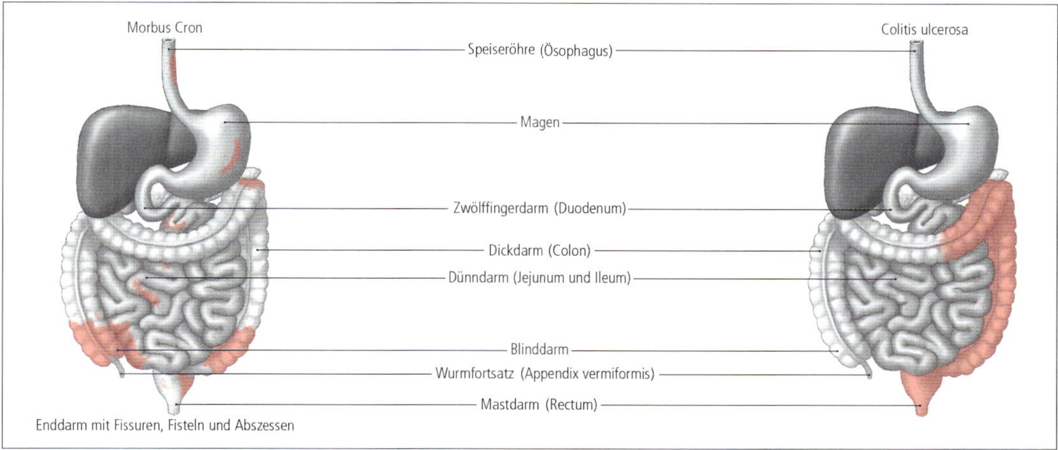

Bild 2: Einteilung Befallmuster Morbus Crohn/Colitis ulcerosa

Welche Differenzialdiagnosen liegen nahe?

Die häufigsten chronischen Entzündungen des Darms sind die Colitis ulcerosa und der Morbus Crohn. Eine schwere, aktive Colitis ulcerosa zeigt sich vor allem durch blutig-schleimige Durchfälle, eventuell Fieber und Anämie sowie abdominalen Schmerzen (vor allem im linken Unterbauch vor dem Stuhlgang). Differenzialdiagnostisch müssen auch Zusammenhänge zu Reisen und damit verbundene Infektionsquellen, Nahrungsunverträglichkeiten, infektiösen Durchfallerkrankungen und eingenommenen Medikamenten abgeklärt werden. Auch extraintestinale Manifestationen können die Verdachtsdiagnose erhärten: mögliche Veränderungen im Mund, an den Augen, den Gelenken oder auch Verletzungen wie Abszesse, Fisteln und Fissuren im Afterbereich bzw. das Erythema nodosum der Haut, die Iritis und Uveitis an den Augen sowie Gelenkentzündungen und Leberveränderungen.

Differenzialdiagnose	Merkmal
infektiöse Durchfallerkrankungen	mikrobiologische Stuhluntersuchungen, besonders auf bakterielle Erreger inklusive Clostridium-difficile-Toxin positiv
Morbus Crohn	möglicher (diskontinuierlicher) Befall des gesamten Verdauungstraktes Biopsie: Skip lesions – gesunde Darmabschnitte wechseln sich mit befallenen ab, diese zeichnen sich durch Pflastersteinrelief, Aphthen, Ulzeration etc. aus Entzündungsstatus: Entzündungswerte erhöht Entzündungsmarker im Stuhl, z. B. Calprotectin erhöht
Colitis ulcerosa	(kontinuierlicher) Befall (nur) des Kolons Biopsie: Granulome und Fibrose typische Beschwerden: blutige Durchfälle, krampfartiger Stuhldrang mit Tenesmen über längere Zeit ggf. Kolonstenose Entzündungsstatus: Entzündungswerte erhöht Entzündungsmarker im Stuhl, z. B. Calprotectin erhöht

Hintergrund

Wie sieht die Ätiologie und Pathogenese der Grunderkrankung aus?

Morbus Crohn ist eine chronisch-entzündliche Darmerkrankung. Sie ist auch bekannt unter **Enteritis regionalis Crohn**, **Ileitis terminalis**, **Enterocolitis regionalis** und **sklerosierende chronische Enteritis**. Sie wird typischerweise mit MC (Morbus Crohn) oder CD (Crohn's disease) abgekürzt. Der Name Crohn geht auf den US-amerikanischen Magen- und Darmspezialisten Buririll Berard Crohn (1884–1983) zurück, der 1932 als Zweiter die Erkrankung beschrieb. Typisch ist der diskontinuierliche, segmentale Befall (skip lesions) der Darmschleimhaut. Sie kann im gesamten Verdauungstrakt auftreten: Von der Mundhöhle bis zum After (in 80 % der Fälle ist das Ileum befallen). Es können gleichzeitig an unterschiedlichen Stellen mehrere Abschnitte betroffen sein.

Morbus Crohn gilt als Autoimmunkrankheit und wird dem rheumatischen Formenkreis zugeordnet. Sie ist im klassischen Sinne keine Erbkrankheit, doch eine genetische Disposition wird diskutiert. Darüber hinaus scheint die Ernährung einen Einfluss auf den Krankheitsverlauf zu haben. Viele Betroffene zeigen Unverträglichkeiten gegenüber bestimmten Nahrungsmitteln.

Faktoren wie Stress, Ärger, Sorgen oder Depressionen gelten heute nicht als Auslöser, jedoch als begünstigende Faktoren sowohl für die Entstehung als auch für die Schubquantität oder auch -intensität.

	Morbus Crohn	Colitis ulcerosa
Lokalisation	gesamter Gastrointestinaltrakt v. a. terminales Ileum	Rektum, oft Kolon
Ausbreitung	diskontinuierlicher Beginn	rektaler Beginn kontinuierliches, aufsteigendes Fortschreiten
Wandbefall	alle Wandschichten betroffen, transmurale Entzündungen Granulombildungen (Ansammlung von Makrophagen im Gewebe im Zuge der Immunreaktion)	nur obere Wandschichten (Schleimhaut) betroffen, dadurch Ausdünnung der Mukusschicht
Symptome	Bauchschmerzen, Durchfälle Fisteln, Abszesse, Augen-, Haut- und Gelenksymptome	schleimig-blutige Durchfälle Tenesmen, seltener extraintestinale Symptome
Komplikationen	Fisteln, Abszesse, Stenosen mit Ileus	Blutungen, toxisches Megakolon, Karzinome
Operationen	Operation möglichst vermeiden: Narbenbildung, schlechte Heilung, oft Rezidive und Fistelbildungen Operativ werden als ultima ratio Fisteln, Abszesse oder Obstruktionen behandelt.	Proktokolektomie beendet die Erkrankung

Je nach Befallmuster wird die Darmwand/der Darm an unterschiedlichen Orten geschädigt. Im Folgenden wird eine schematische Übersicht der unterschiedlichen typischen Schädigungen in der Darmwand von Morbus Crohn und Colitis ulcerosa gezeigt.

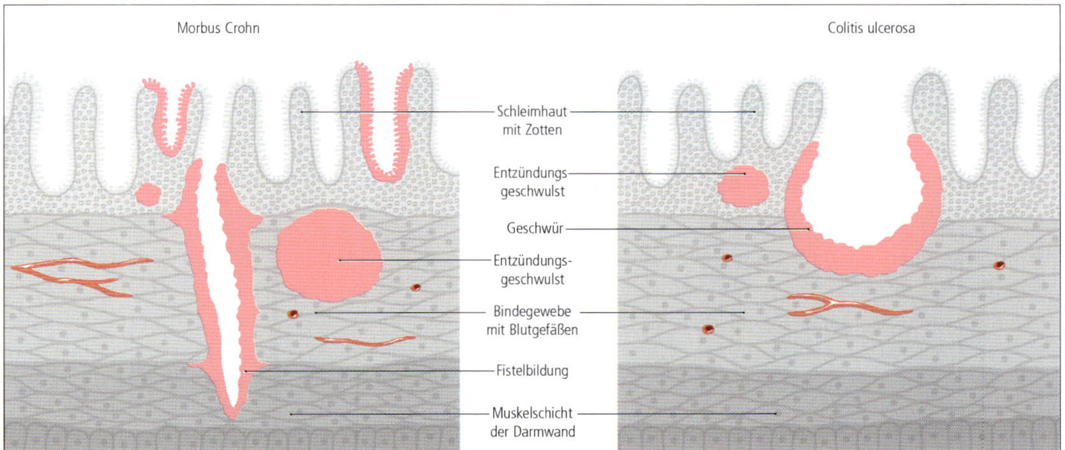

Bild 3: Schädigungsmuster bei Morbus Crohn und Colitis ulcerosa

Frau Stress hat immer wieder Durchfälle und diese schon über Wochen und Monaten. Sie ist sehr schlank, obwohl sie viele Kalorien zu sich nimmt. Selbst Cola und Chips kann sie in „rauen Mengen" trinken/essen, ohne ein Gramm zuzunehmen. In Kombination mit den langanhaltenden Blähungen (Flatulenz) kann das ein Hinweis auf eine Störung der Verdauung sein. Die Abgrenzung zur Infektion kann nur über einen Experten erfolgen. Schädigungen der Darmwand können eine Malresorption (also eine erschwerte Aufnahme von Nährstoffen aus der Nahrung über die Darmwand ins Blut) nach sich ziehen und zur Unterversorgung an Nährstoffen führen. Häufig sind die Betroffenen kachektisch (also sehr abgemagert und ausgezehrt). Die Durchfälle führen zudem zum Wasser- und Elektrolytverlust. Eine derartige Störung der Verdauung führt einerseits zu einer körperlichen Schwächung, andererseits beeinflusst sie auch das psychische Gleichgewicht und verursacht ein Gefühl der Abgeschlagenheit und Lustlosigkeit. Schmerzen verstärken das Leiden zusätzlich.

Der Hinweis, dass es eine Vorgeschichte zu Darmerkrankungen in der Familie gibt, oder auch die Tatsache, dass eine erwachsene Frau nicht gut alleine sein kann, sind keine eindeutigen Indizien für eine Erkrankung mit Colitis ulcerosa oder Morbus Crohn. Auch ist die Unterscheidung der beiden Krankheitsbilder nicht immer leicht.

Merke: Im Bauchraum befindet sich ein hochkomplexes Nervengeflecht, das aufgrund ähnlich komplexer Strukturen auch als „2. Gehirn" bezeichnet wird. Diese zweite Schaltstation reagiert sensibel auf hormonelle und psychische Veränderungen. Daher ist es für den Physiotherapeuten besonders wichtig, den Menschen nicht nur im Hinblick auf die körperlichen Symptome zu betrachten, sondern insgesamt inklusive seiner Vitalität und Lebenslust.

Welche Komplikationen sind bei dieser Erkrankung möglich?

Morbus Crohn geht oft einher mit verschiedensten Komplikationen:

Fisteln (röhrenartige Verbindungen im Darmweg) und Abszesse (eitrige Gewebseinschmelzungen) gehören zu den typischen Begleiterscheinungen. Diese sind sehr häufig im Bereich vom Rektum (Mastdarm) und Anus. Oft sind diese sogar die ersten Symptome bei Morbus Crohn. Fisteln sind kleine Gänge im sonst kompakten Gewebe, die sich durch die voranschreitende Entzündung und der damit verbundenen Gewebszerstörung bilden. Die Gefahr besteht darin, dass die Gänge bis in Organe oder Strukturen, wie zum Beispiel dem Nierenbecken oder der Blase, vordringen. Dort entleert sich dann ebenfalls Darminhalt mit Darmbakterien, die dort für schwere Entzündungen sorgen können. Wenn Fisteln blind im Gewebe enden, können sich als Folge Abszesse bilden (die sich aber auch unabhängig von Fisteln entwickeln können), die dann typischerweise mit Fieber und Schmerzen einhergehen. In diesem Fall kann eine operative Spaltung des Abszesses notwendig werden.

Häufig entstehen im Darm durch die chronisch-entzündlichen Stellen auch Stenosen (Engstellen) und gehen dann in der Regel auch mit Schmerzen und starkem Unwohlsein einher. Zeichen hierfür sind plötzlich auftauchende, krampfartige Bauchschmerzen, gelegentlich auch Übelkeit und Erbrechen. Es kann zum Ileus (Darmverschluss) kommen. Eine Operation ist unumgänglich. Allerdings führen operative Eingriffe wiederum zu Narbengewebe, das in der Folge zu Stenosen führen kann – daher wird versucht, einen operativen Eingriff zu vermeiden.

Ein operativer Eingriff kann als Interimslösung (also vorübergehend) oder auch dauerhaft einen Anus praeter (künstlichen Darmausgang) zur Folge haben.

Selten kann es auch zur Perforation (Durchbruch) von Darmgewebe mit lebensbedrohlichen Blutungen oder zur Peritonitis (Bauchfellentzündung) durch Stuhlgang, der in den Bauchraum gelangt, kommen.

Nach langjährigem Befall kann sich das Dickdarmgewebe bei dieser Erkrankung bösartig verändern (Kolonkarzinom).

Als extraintestinale (also außerhalb des Darmbereichs befindliche) Manifestation können auch Gelenkentzündungen, wie Polyarthritis (siehe Kapitel 8), ankylosierende Spondylitis (Morbus Bechterew siehe Kapitel 7) oder Sakroiliitis (degenerative, entzündliche Veränderung im Iliosakalbereich) auftreten.

Morbus Crohn geht häufig auch mit Haut- und Augenerkrankungen einher.

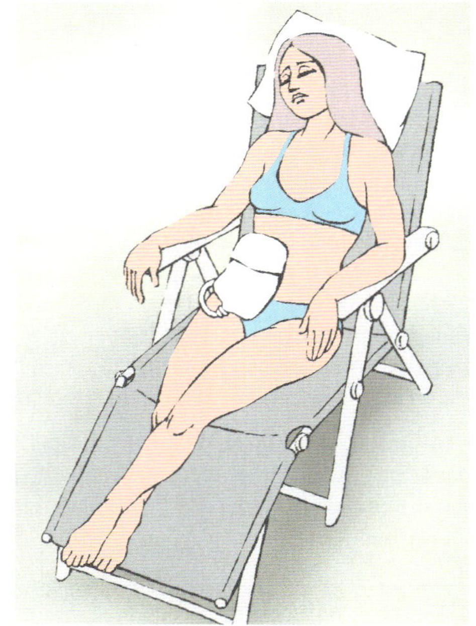

Bild 4: Frau Stress mit Anus praeter

Die Leber kann durch eine primär sklerosierende Cholangitis (Stau von Gallensaft durch eine chronische Gallengangentzündung, der auch auf die Leber degenerativ wirkt und zu einer Leberzirrhose führen kann) bei Darmerkrankungen beteiligt sein. Diese Beteiligung tritt allerdings häufiger bei Colitis ulcerosa auf als bei Morbus Crohn.

Selten können auch Herz, Lunge und das Gefäßsystem betroffen sein.

Durch andauernde und schwere Schübe kann es zu einer Mangelernährung (u.a. von Eisen, Zink, Vitamin A, B12, E und K sowie Folsäure) kommen, die häufig zum Gewichtsverlust ggf. auch zur Wachstumsstörung führt. Gehäuft entstehen auch Gallenseine und Nierensteine.

Durch die starke Belastung des Beckenbodens und durch operative Eingriffe in diesem Bereich können (größtenteils reversible) Darm- oder Blaseninkontinenz entstehen.

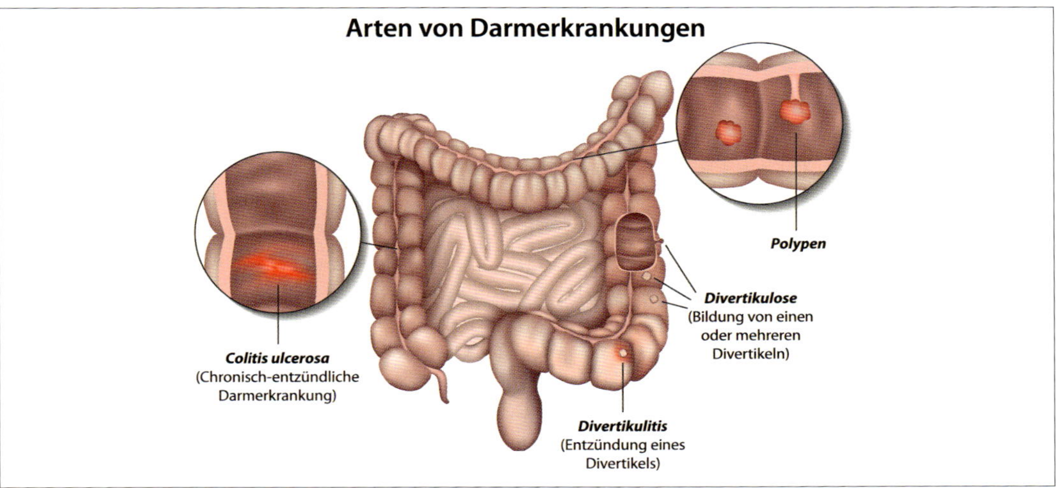

Bild 5: Darmerkrankungen im Überblick

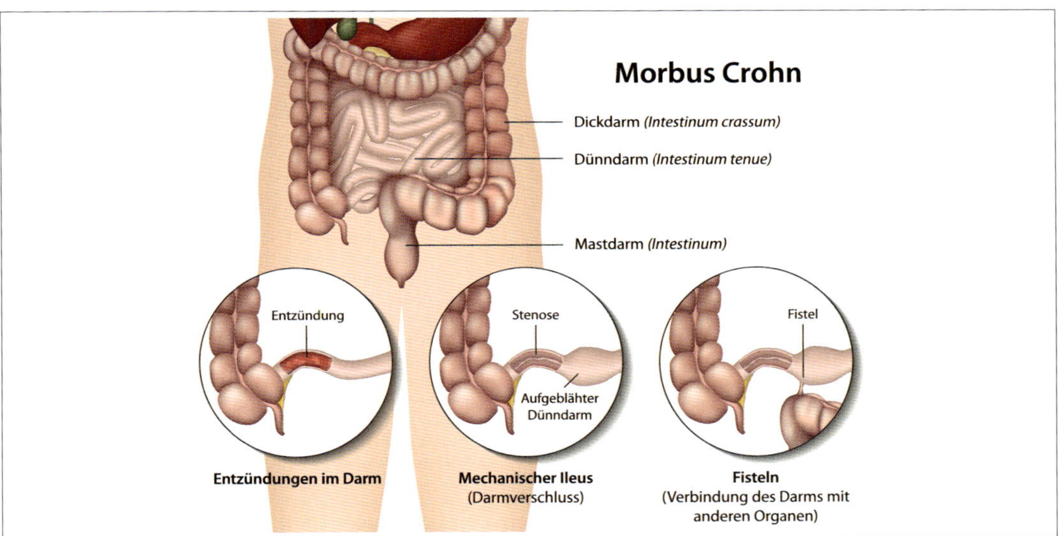

Bild 6: Komplikationen bei Morbus Crohn

Merke: Viele der Begleiterscheinungen sind eng verknüpft mit Scham, wie z. B. Inkontinenz oder Flatulenz. Die psychische Belastung durch die Komplikationen ist auch in der Physiotherapie ein wichtiger Aspekt für den Therapieansatz. Ein rein körperlich orientierter Befund – ohne den Aspekt „Verhalten und Erleben" – greift oft zu kurz. Dieser Ansatz ist auch in der von der WHO empfohlenen Orientierung nach ICF enthalten und sollte unbedingt umgesetzt werden. Der Beckenboden ist einerseits schambesetzt und andererseits ein elementarer Bestandteil physiologischer Vorgänge im Körper, also nicht nur für Verdauungs- und Ausscheidungsprozesse, sondern auch für sexuelles Empfinden und sexuelles Selbstverständnis. Die Therapie erfordert Fingerspitzengefühl und ein vertrauensvolles Miteinander von Physiotherapeuten und Patienten.

Welche Interventionen sind in der multidisziplinären Behandlung üblich?

Der Therapieansatz sollte insgesamt im multidisziplinären Kontext erfolgen. Die Koordination der Diagnostik und Therapie übernimmt in der Regel der Hausarzt. Dass Patienten direkt wegen des M. Crohn eine Verordnung zur Physiotherapie erhalten, ist eher selten. Meist handelt es sich um eine Nebendiagnose bei Rückenschmerzen oder ein Physiotherapeut macht, wie in diesem Fall, auf die Thematik aufmerksam. Daher ist in der Physiotherapie die Aufklärung des Patienten über die Möglichkeiten und Grenzen einer vegetativen Umstimmung wichtig für den Therapieansatz. Neben der vegetativen Umstimmung (von sympathicoton zu vagoton) stehen auch Ausdauertraining, Vermeiden oder Behandeln von Folgen der Malabsorption sowie der Gelenkbeschwerden im Vordergrund. Eine solide Vertrauensbasis zwischen Patient und Physiotherapeut ist hier besonders wichtig, da die Erkrankung nicht heilbar ist und durch eine vertrauensvolle Zusammenarbeit günstig beeinflusst werden kann. Dem Patienten sollten die Zusammenhänge zwischen psychischer Belastung und somatischer Ausprägung der Erkrankungen vermittelt werden, nicht zuletzt, um aus dem Gefühl des Ausgeliefertseins in eine selbstverantwortliche Haltung gegenüber seiner Befindlichkeit zu gelangen.

Zusätzlich kann es notwendig sein, die dafür zuständigen Fachärzte, wie zum Beispiel Psychotherapeuten, zu Rate zu ziehen. Weiterhin ist die Aufklärung über die Auswirkungen gesundheitsschädlicher Gewohnheiten wie einseitige Ernährung und Rauchen ein wichtiger Baustein der Therapie, denn durch einen bewussten Umgang mit Nahrungsmitteln und Noxen kann der chronische Verlauf dieser Erkrankung verlangsamt und die Lebensqualität gesteigert werden. Die Beratung durch eine Diätassistentin kann bei der Auswahl geeigneter Nahrungsmittel hilfreich sein. Stehen psychische Probleme im Vordergrund, übernehmen bei Morbus-Crohn-Patienten einige Krankenkassen die psychotherapeutische Behandlung. Scham, Ängste und Depressionen können als Folge der Einschränkungen der Lebensqualität auftreten. Eine genaue Abschätzung der Belastungssituation und der individuellen Fähigkeit des Patienten, mit der Situation umzugehen, gehören zu den Herausforderungen der physiotherapeutischen Praxis.

Welche komplementären Verfahren zeigen Wirkung?

Bei einer chronischen Entzündung des gesamten Verdauungstraktes zeigen verschiedene Verfahren vereinzelt Linderung. Als komplementäre Verfahren gelten beispielsweise Naturheilverfahren, die traditionelle chinesische Medizin (TCM), Ernährungstherapie, Homöopathie sowie die Anwendung von Entspannungsverfahren. Diskutiert werden auch Therapieansätze im Bereich Mikrobiom, z. B. einer Sanierung der Darmflora. Bislang fehlen jedoch valide Studien, um allgemeingültigen Therapieempfehlungen abzuleiten.

Welche Pathomechanismen oder Teufelskreise und Leitsymptome sind physiotherapetisch relevant?

Wichtig für das Erkennen von Zusammenhängen ist eine Übersicht zur Komplexität der nervalen Verschaltung des Verdauungstraktes (siehe S. 103, Bild 7).

Pathomechanismus: chronische Durchfälle durch Entzündungsprozesse des Verdauungstraktes; starke Schwächung durch Malabsorption und damit verbunden ein Mangel an Nährstoffen, nach langer Erkrankungsdauer kann auch die kardiale Belastbarkeit herabgesetzt sein.

Leitsymptome:

- Malabsorption/Elektrolytverlust
- Abgeschlagenheit/herabgesetzte kardiale Belastbarkeit
- verminderte Motivation zur Bewegung
- weitere Abnahme der Belastungsfähigkeit

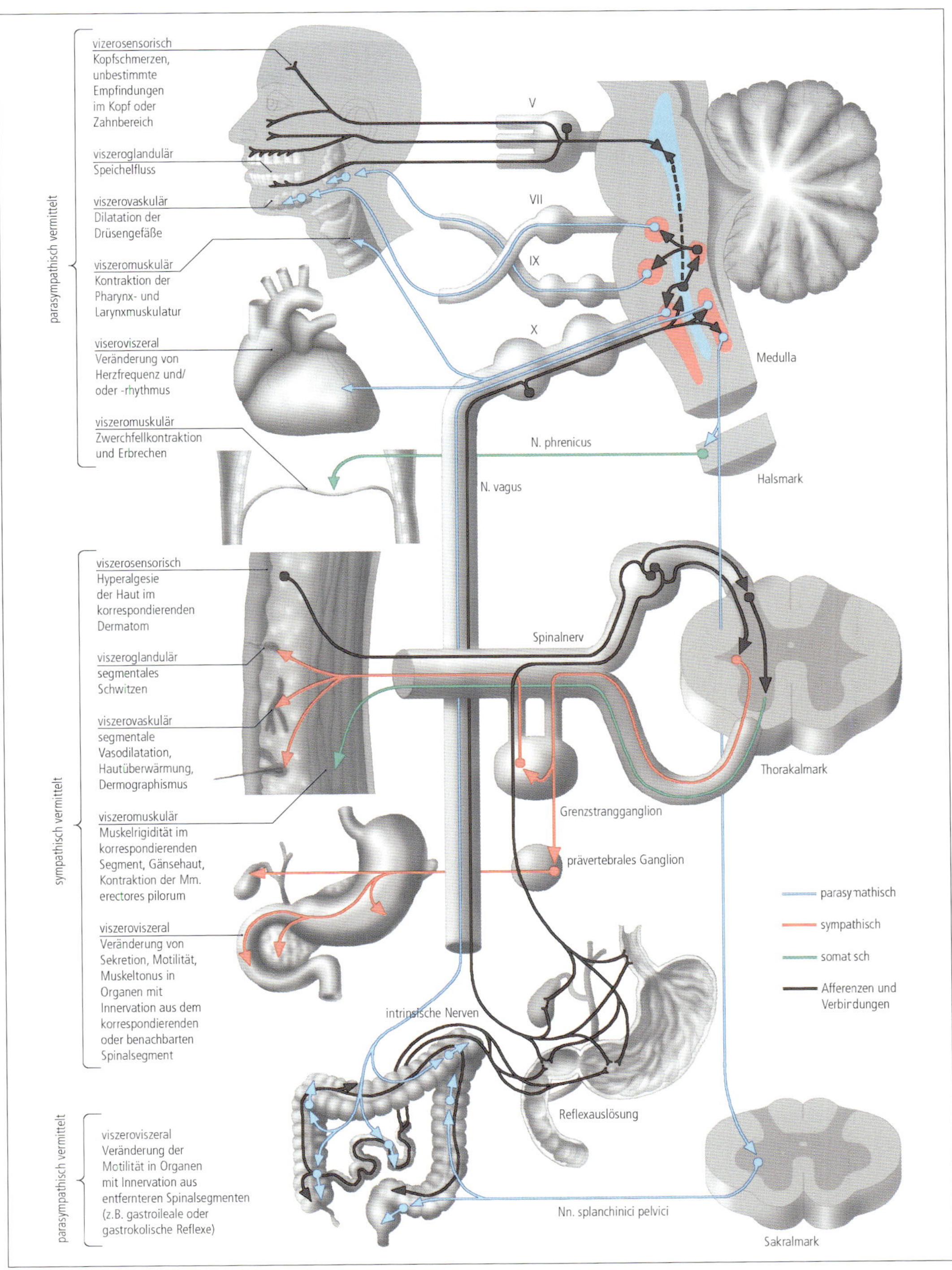

Bild 7: Übersicht nervale sympathische und parasympathische Verschaltungen

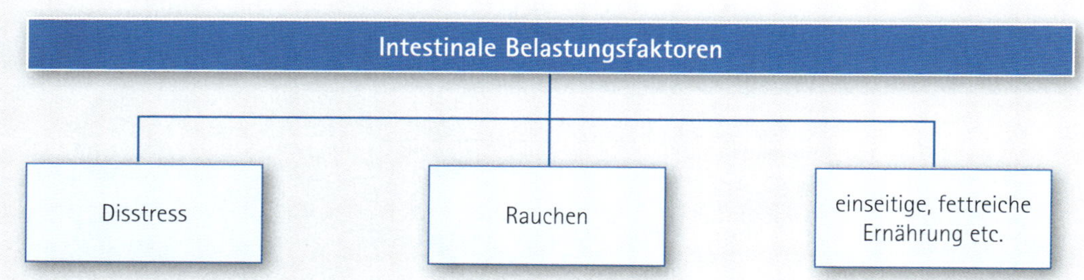

Physiotherapeutische Untersuchung

Welche typischen Antworten erwarten Sie in der Anamnese?

Thema der Frage:	Mögliche Antwort:
Verdauung	„Ich habe andauernd Durchfälle. Ich muss ständig zur Toilette rennen."
Inkontinenz	„Ich trage immer Slipeinlagen, die ich ständig wechsle, sonst wäre die Unterhose nass und/ oder braun."
Schmerzen	„Die Blähungen sind manchmal unerträglich. Ach, ja: Und mir tun die Gelenke immer wieder weh. Heute ist es die Schulter, davor waren es die Knie. Davor schmerzten mir die Hüften."
Haltung/Allgemeinbefinden	„Ich kann mich gar nicht richtig aufrichten: Mein Bauch ist bretthart und er wölbt sich, als ob ich schwanger wäre."
Bewegung	„Es ist peinlich, wenn ich mich bewege, muss ich oft pupsen: beim Aufstehen, beim Gehen. Besonders beim Tanzen. Ich gehe schon gar nicht mehr abends mit Freunden aus zum Tanzen."
Belastungsfähigkeit	„Ich spiele jetzt extra Badminton, um mich fit zu halten, aber nach kurzer Anstrengung bin ich so erschöpft, dass ich eine Pause machen muss. Manchmal bin ich nach einer halben Stunde so fix und fertig, dass ich mich hinlegen muss."
Scham	Die Durchfälle hat sie verschwiegen.

Alle Vorerkrankungen und Nebendiagnosen, die im Zusammenhang mit der Darmerkrankung stehen, wie beispielsweise eine Stuhl- oder Darminkontinenz oder Gelenkbeschwerden, sollen auch anhand der Kriterien der International Classification of Function, Disability and Health (ICF) erfragt werden.

Allgemein:

- Betroffen seit wann?
- Nebendiagnosen bzw. Vorerkrankungen?
- Operationen oder invasive diagnostische Verfahren (z. B. Darmteilresektionen)?
- Inwieweit ist die Partizipation/sind die Aktivitäten des täglichen Lebens eingeschränkt?

Anamnese zur Verdauung:

- Durchfälle: Ja? Im Moment? Wie oft im Jahr etc.?
- Verstopfung: Ja? Im Moment? Wie oft im Jahr etc.?

- Was hilft? Was fördert?
- Blähungen?
- Inkontinenz? Harn? Stuhl?
- Eigene Strategien? Bedeutung für die Partizipation?

Schmerzanamnese:

- Wo? Wann? Wie? Schmerzskala (VAS, Visuelle Analoge Schmerzskala)?

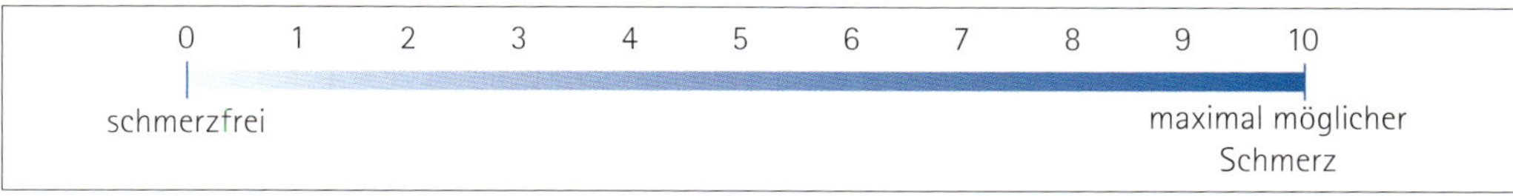

Bild 8: Visuelle Analogskala

- Bei Ruhe, bei Belastung? Tageszeitabhängig? Stimmungsabhängig (Wut, Trauer, Freude)?

Welche physiotherapeutischen Untersuchungen führen Sie durch?

Die physiotherapeutische Befundung legt den Schwerpunkt auf die Verdauungsorgane. Da der Bereich Verhalten und Erleben im engen Zusammenhang mit der Verdauung steht und einen deutlichen Einfluss auf die Schubhäufigkeit und -intensität hat, spielt dieser Aspekt auch in der physiotherapeutischen Diagnostik eine Rolle, insbesondere in Bezug auf eine mögliche vegetative Umstimmung. Zudem können durch die vielfältigen Komplikationen auch physiotherapeutisch relevante Symptome hinzukommen. Durch die allgemeine Abgeschlagenheit bei chronischen Durchfällen ist immer auch die Herz-Kreislauf-Funktion mit besonderem Augenmerk auf die Ausdauer wichtig. Folgen im Bereich muskuloskelettales System werden durch Schonhaltung und der Überbelastung des Beckenbodens (Inkontinenz) oder auch an den Gelenken verursacht.

Zonen der Bindegewebsmassage (BGM)

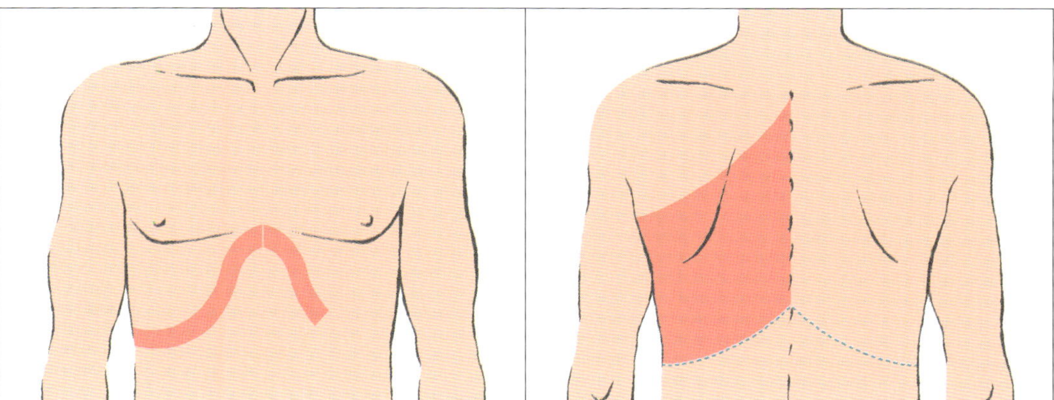

Bild 9: Leber-Gallen- und Magenzone: Die Leber-Gallen-Zone verläuft auf der rechten Seite entlang des Rippenbogens. Die Magenzone verläuft auf der linken Seite des Rippenbogens. Die segmentale Zuordnung entspricht T6–T9/10.

Bild 10: Die Magenzone befindet sich unterhalb des lateralen Endes der Spina scapula auf der linken Seite. Die segmentale Zuordnung umfasst Ts und T6–T10.

Zonen der Bindegewebsmassage (BGM)

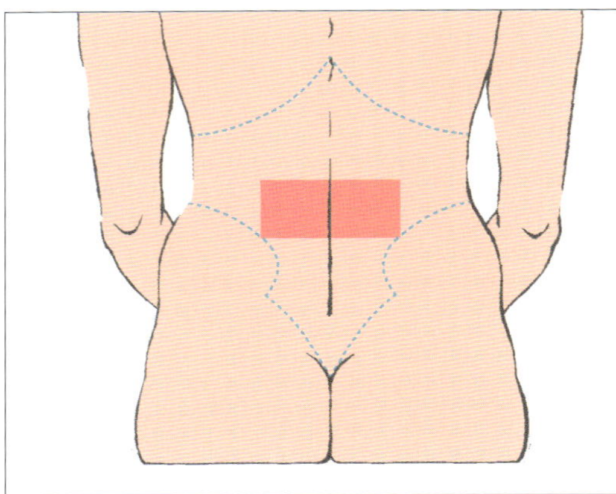

Bild 11: Die Dünndarmzone verläuft bandförmig und horizontal über dem Oberrand des Kreuzbeines (Os sacrum). Die segmantale Zuordnung verläuft von T11–T12.

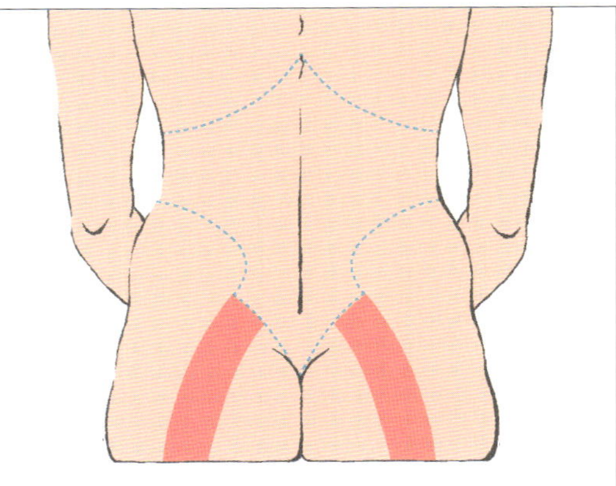

Bild 12: Die Dickdarmzone verläuft als schräges Band beidseitig vom mittleren Drittel des Os sacrum nach lateral und kaudal. Die segmentale Zuordnung verläuft von T12–L1.

Der Schwerpunkt der Untersuchungen liegt im Bereich:

Innere Organe – Verdauungstrakt

- Überprüfung der Bindegewebszonen: insbesondere Dickdarm und Dünndarm
- Überprüfung der Bauchspannung
- Überprüfung der Atmung (Frequenz, Atemtiefe, Atemrichtung)

Bewegungsapparat

- Beckenboden: Stuhl- und Harninkontinenz (Verlieren von Harn/Stuhl beim Liegen, Stehen, Gehen, Treppensteigen, schwerem Heben, Niesen, Husten etc.)
- Haltung: Schonhaltung (ja/nein – Haltungsbefund)
- Gelenke (Schmerzen – Schmerzanamnese, Beweglichkeit etc.)
- Muskulatur (Atrophien, Verspannungen, Verkürzungen,)

Durch die Darmerkrankung können folgende Muskeln verspannt sein und Triggerpunkte aufweisen:

- Bauchmuskulatur
- M. psoas
- Mm. intercostales 8–12
- Mm. paravertebralis Th11–L5
- M. quadratus lumborum
- Beckenbodenmuskulatur
- M. quadriceps femoris
- M. tensor fasciae lata

Herz-Kreislauf:

- Ausdauerfähigkeit (2-, 6- oder 12-Minuten-Gehtest o. Ä.)

Verhalten-/Erleben

- Entspannungsfähigkeit (z. B. Lagerungsprobe, Mimik, Gestik)
- Coping (Bewältigunsstrategien) – Entwicklung konstruktiver eigener Lösungen

- Kenntnis der Selbsthilfegruppe zu Morbus Crohn
- Kenntnis Ortsgruppen für Rehasport

Welche Untersuchungen anderer Professionen leiten Sie ein?

Einleitung ärztlicher Untersuchungen/Weiterleitung an (ärztliche) Kollegen

- Hausarzt, Proktologe, Diabetologe
- Maßnahmen: Ermittlung der Blutwerte, Magen-Darm-Spiegelung

Einleitung einer dermatologischen Untersuchung im Hinblick auf Unverträglichkeiten

- Allergietest

Einleitung einer Ernährungsberatung

- Umstellen der Ernährung unter Berücksichtigung der Unverträglichkeiten
- ggf. Unterstützung der Einleitung vom Psychologen, Orthopäden, Augenarzt etc.

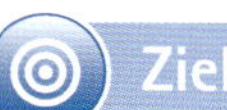

Ziele

Welche PT-Diagnose und Leitsymptome ergeben sich?

Die physiotherapeutische Diagnose lautet: verminderte Partizipation durch dauerhaft auftretende Symptome des M. Crohn, wie Flatulenz, Magenkrämpfe, Durchfälle und einer Schonhaltung, insbesondere im Sitz und Stand. Im akuten Schub wird jegliche Aktivität vermieden.

Leitsymptome sind:

- aktive Verdauungszone
- Schmerzen im Kreuzbereich durch Reflexbögen des Darmes
- Flatulenz mit Schmerzen im Darmbereich
- leichte Stuhlinkontinenz
- vegetative Dystonie (Sympathikotonus) – verminderte Entspannungsfähigkeit

Wie lauten typische Ziele und Arbeitshypothesen?

Die Wechselwirkungen zwischen Disstress und den vegetativen Folgen auf die Verdauung und den Bewegungsapparat stellen die Grundlage der Handlungsstrategie in der physiotherapeutischen Behandlung dar. Krankheitsschübe sollen möglichst herausgezögert oder ganz vermieden werden. In Kooperation mit psychotherapeutisch ausgebildeten Kollegen können Strategien zum inneren Stressabbau und zur autogenen Schmerzreduktion gefunden und durch Übungen in die Physiotherapie integriert werden. Ebenso ist regelmäßiges körperliches Training ein wichtiger Faktor zum Stressabbau und ein Schritt zur aktiven Teilhabe am gesellschaftlichen Leben. Ziel aller Bemühungen ist eine Steigerung der Lebensqualität und die Vermeidung von Komplikationen.

Physiotherapeutische Ziele:

- vegetative Umstimmung
- Regulierung der Verdauung

- Lindern bzw. Vermeiden der (Bauch-)Schmerzen
- Linderung der Blähung
- Verbesserung der Entspannung
- Herstellung einer ökonomischen Körperhaltung und Bewegung

Therapie – Behandlungsgrundsätze

Wie sieht die Behandlungsstrategie aus?

- vegetative Umstimmung über BGM und Entspannungstechniken
- gemeinsames Erarbeiten eines Therapieplanes zur Förderung der aeroben Ausdauer
- Erarbeiten von Verhaltensstrategien (wie z. B. Erlernen von Entspannungstechniken) zur Vermeidung von Schüben und im Schub
- Motivation zur Lebensumstellung bezüglich Risikofaktoren, wie Vermeiden vom Rauchen oder unverträglichen und einseitigem Essen
- Vermitteln eines selbstständig regulierbaren Beckenbodentrainings

Welche Behandlungsprinzipien berücksichtigen Sie?

- Hilfe zur Selbsthilfe
- Lindern akuter Symptome
- enge multidisziplinäre Zusammenarbeit
- Beachten von komplexen nervalen Zusammenhängen des Verdauungssystems
- hohes Verständnis für „wandernde Schmerzen" und Schamgefühle

Welche Kontraindikationen und Limitationen beachten Sie?

- Das Auftreten der Darmentzündung ist als Signal zur Stressreduktion zu sehen.
- Denk- und Verhaltensmuster sind nicht immer zu ändern.

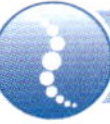

Therapie – Physiotherapeutische Maßnahmen

Welche therapeutischen Maßnahmen leiten Sie ein?

- Bindegewebsmassage – auch mit der heißen Rolle
- vegetative Therapie
  - Behandlung der BWS zur Sympathikusdämpfung, z. B. mit Wärme, Massage oder manueller Therapie
  - vegetativer Ausgleich durch Entspannung von Bauch und Beckenbereich
  - Fußreflexzonentherapie
- Erarbeiten von Strategien zum Umgang mit Disstress z. B. über:
  - autogenes Training
  - progressive Relaxation nach Jacobson
  - Lösetherapie nach Scharschuch, z. B. Rückdrehdehnlage
  - meditative Bewegungsübungen (Tai-Chi, Yoga, Qigong)
  - funktionelle Bewegungslehre, z. B. Türmchen, Papagei, betrunkener Seeigel

Merke: Alle Bewegungen sollen ruhig und mit bewusster Konzentration auf den Körper erfolgen, um gleichzeitig einen Entspannungseffekt zu erreichen.

- funktionelles Beckenbodentraining
- physikalische Therapie: je nach Befund z. B. heiße Rolle, Langzeiteis, Elektrotherapie
- Feldenkraismethode
- kraniosakrale Therapie
- aerobes Ausdauertraining über z. B.
  - Fahrradfahren (Fahrrad gelenksschonend einstellen!)
  - Schwimmen
  - Gehen
- Beratung bezüglich weiterer Unterstützung wie Mitgliedschaft in der Selbsthilfegruppe „Deutsche Morbus Crohn/Colitis ulcerosa Vereinigung", im Sportverein etc.
- Erarbeiten und Einüben von gesundheitsfördernden Faktoren für den Alltag
- Selbsthilfeprogramm für Gelenkbeschwerden gemeinsam entwickeln
- Fördern-/Einleiten von Ausdauersport

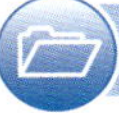

Evaluation

Welche Kriterien evaluieren Sie?

Ziele/Arbeitshypothesen

Der Patient verfügt über individuell angepasste Copingstrategien

- zum konstruktiven Umgang mit Stress (Muskeltonus)
- zur Linderung und Vermeidung von Schmerzen (Schmerzskala)
- zum Eigentraining vom Beckenboden (Bio-Feedback-Gerät)

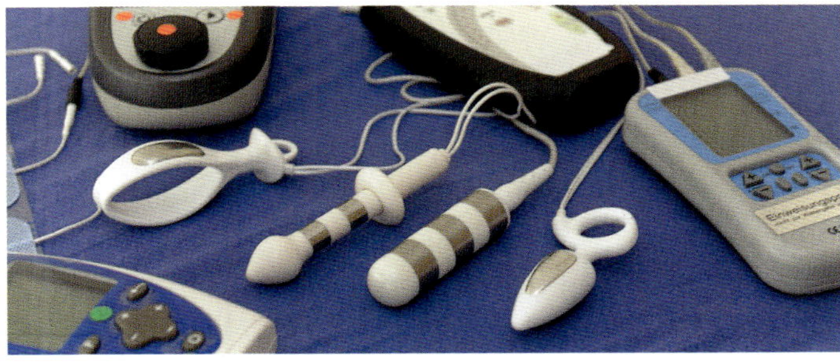

Bild 13: Bio-Feedback Tens

- zur Auflösung einer Schonhaltung
- zum Erhalt der Körperlichen Fitness (Ausdauer, Dehnfähigkeit etc.)
- zur Krankheitsbewältigung – kann sich schamfrei zu Symptomen äußern

Maßnahmen

- Patient beherrscht individuelle Entspannungstechnik für Disstress-Situationen, z. B. Muskelrelaxation
- Patient kann sich mit Wärme (oder ggf. auch Kälte) bei akuten Darm- oder Gelenkbeschwerden selbst helfen

- sorgt selbst für regelmäßigen Ausdauersport (z. B. Badminton)
- kann den Körper selbstständig in die Körperlängsachse (KLA) einordnen und im Alltag halten

Physiologische Zustände, die es möglichst wieder zu erreichen gilt, sind:

I. Vegetative Umstimmung – regulierte Verdauungssituation

Gelassenheit im Umgang mit Stresssituationen

II. Erhalt und Verbesserung der allgemeinen aeroben dynamischen Ausdauer

III. Physiologische Haltung und Bewegung

IV. Schmerzfreiheit

V. Selbsthilfeprogramm auch für die Zeiten im Schub

Für die Messung der Partizipation bietet sich der **Index zur Messung von Einschränkungen der Teilhabe (IMET)** an.

Index zur Messung von Einschränkungen der Teilhabe (IMET)

Von: Ruth Deck, Cathleen Muche-Borowski, Oskar Mittag, Angelika Hüppe, Heiner Raspe
Bestellung: Dr. Ruth Deck
Institut für Sozialmedizin
Universitätsklinikum Schleswig-Holstein
ruth.deck@uk-sh.de

Merke: Die vegetative Umstimmung ist für Menschen mit Morbus Crohn ein wichtiger Schritt nicht nur zur Regulierung der Verdauungstätigkeit, sondern auch im Hinblick zur Verbesserung der allgemeinen Lebensqualität. Ansonsten können die unterschiedlichsten Symptome der Begleiterscheinungen, wie Muskeldysbalancen oder Gelenkschmerzen etc., physiotherapeutisch oft gelindert werden. Ein funktionierendes Beckenbodentraining ist insbesondere für junge Leute ein fundamentaler Gewinn an Lebensqualität. Die Teilnahme an Rehasportgruppen zur Förderung der Ausdauerleistung wird ggf. von den Krankenkassen gefördert.

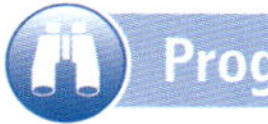

Prognose

In welche Richtung geht Ihre Prognose?

Der Verlauf der Erkrankung Morbus Crohn ist schwer zu prognostizieren, klassischerweise verläuft sie jedoch in Schüben. Je seltener, kürzer und weniger intensiv die Schübe ausfallen, desto besser ist die Prognose. Darüber hinaus haben Faktoren wie Medikation, Ernährungsumstellung, körperliches Trainingsprogramm, Entspannungsübungen und die Anpassung des Lebensumfelds einen günstigen Einfluss auf den Verlauf der Erkrankung.

Zusammenfassung ‹‹

Durchfälle über einen längeren Zeitraum, Blähungen, leichte Stuhlinkontinenz, Analfisteln und Gewichtsabnahme sind typische Anzeichen eines M. Crohn, einer entzündlichen, wahrscheinlich komplexen Barriere-Defizit-Erkrankung im Bereich der Schleimhautbarriere der Darmepithelien. Im Gegensatz zur Colitis ulcerosa kann bei M. Crohn der gesamte Gastrointestinaltrakt von Entzündung betroffen sein. Die Erkrankung zählt zum rheumatischen Formenkreis und kann sich auch an Gelenken, Haut, Augen und anderen inneren Organen manifestieren. Die Abgrenzung zwischen den beiden Krankheitsbildern ist schwierig und bzgl. der ärztlichen Therapie sehr wichtig. Häufig treten jedoch Mischformen auf.

Die Ausdifferenzierung spielt beim symptombezogenen Ansatz der physiotherapeutischen Behandlung keine entscheidende Rolle. Allerdings sollte innerhalb der Therapie berücksichtigt werden, dass die unterschiedlichen Prognosen der beiden Erkrankungen mit gravierenden psychosozialen Einschnitten verbunden sein können und unter Umständen ein besonders einfühlsames Vorgehen erfordern.

Diagnostik und Therapie sollte in einem multidisziplinären Team von Ärzten, Psychologen, Physiotherapeuten und Diätassistenten erfolgen.

Im physiotherapeutischen Befund wird durch eine ausführliche Anamnese die Situation des Patienten in seinem Lebensumfeld genau erfasst, Schmerzen und Symptome werden dokumentiert. Körperlich liegt der Schwerpunkt auf der Untersuchung des Verdauungssystems. Funktionsstörungen des Dünn- und Dickdarms zeigen sich vor allem in auffälligen Bindegewebszonen, Hautveränderungen, Muskelverspannungen, Fehlhaltungen und Veränderungen der Atmung.

Je nach Begleit- und Folgesymptomen sind auch Untersuchung und Therapie von Beckenboden, Gelenken, Wirbelsäule und Herz-Kreislauf-System indiziert.

Hauptziele der Physiotherapie sind:

- vegetative Harmonisierung
- Regulierung der Verdauung
- Verbesserung der Partizipation durch langfristige Linderung der Symptome des M. Crohn
- Die physiotherapeutischen Behandlung soll in ruhiger Atmosphäre, konzentriert und entspannt ablaufen. Angezeigte Maßnahmen sind:
  - Entspannungstechniken
  - Bindegewebsmassage
  - Reflexzonenbehandlungen
  - physikalische Therapie
  - Beckenbodentraining
  - funktionelles Haltungs- und Bewegungstraining
  - Ausdauertraining

Wie bei allen chronischen Erkrankungen sollen die Patienten geeignete individuelle Copingstrategien entwickeln, regelmäßig Eigenbehandlung ausführen und evtl. an einer Selbsthilfegruppe teilnehmen.

Gelingt es dem Patienten, seine Lebensführung im Sinne der Therapie zu beeinflussen, kann die Erkrankung weniger schnell progredieren. Je seltener Entzündungen auftreten, desto günstiger ist die Prognose.

Quellen:

Literatur:

Göhring, H. (2017): Physiotherapie in der Inneren Medizin. 3. Auflage. Thieme, Stuttgart.

Heesen, C. (2007): Verdauungssystem. In: Cabri, Jan: Angewandte Physiologie, Band 3: Therapie, Training, Tests.Thieme, Stuttgart.

Kolster, B. C. (2013): Reflextherapie: Bindegewebsmassage Reflexzonentherapie am Fuß. Berlin; Heidelberg: Springer, 2004.

Netter, F. H. (2017): Netters Innere Medizin. Thieme, Stuttgart.

Teide-Heubrich, Hede (1999): Grundriß der Bindegewebsmassage: Anleitung zur Technik und Therapie. 13. Aufl. Urban und Fischer, München.

Internet:

(Chronisch entzündliche Darmerkrankungen, Morbus Crohn und Colitis ulcerosa, HYPERLINK https://www.aerzteblatt.de/int/archive/article/174712 Inflammatory bowel disease: Crohn's disease and ulcerative colitis (aufgerufen am 26.09.2022).

Fuchssteiner, H. (2014): Ernährung und chronisch entzündliche Darmerkrankungen – ein Konsensus der Arbeitsgruppe chronisch entzündliche Darmerkrankungen der Österreichischen Gesellschaft für Gastroenterologie und Hepatologie (Austrian Guidelines for nutrition in IBD). Österreichische Morbus Crohn/Colitis ulcerosa Vereinigung (ÖMCCV) In: URL: http:www.oemccv.at (aufgerufen am 26.09.2022).

Kucharzik, T. & Dignas, A. U. et. al. (2020): Aktualisierte S3-Leitlinie Colitis ulcerosa – Living Guideline. In: URL: http://www.awmf.org (aufgerufen am 26.09.2022).

Preiß JC et al. (2014): Diagnostik und Therapie des M. Crohn. Aktualisierte S3-Leitlinie. In: URL: www.awmf.org (aufgerufen am 26.09.2022).

Deck, R. et al. (2011): IMET: Index zur Messung von Einschränkungen der Teilhabe. In: ZPID (Leibniz Institute for Psychology Information) – Testarchiv, URL: https://hdl.handle.net/20.500.12034/394 (aufgerufen am 26.09.2022).

7 Rheumatischer Formenkreis/entzündlich rheumatische Erkrankungen (Spondylitis ankylosans) Herr Brenner macht mit

Schwerpunkt: Therapie von Patienten mit entzündlichen rheumatischen Erkrankungen.

Bei Morbus Bechterew, auch als Spondylitis ankylosans (SpA) bekannt, stehen Entzündungsprozesse an der Wirbelsäule im Vordergrund, wobei die Beteiligung des Achsenskeletts gerade zu Beginn der Symptomatik mit Entzündungen der Sehnenansätze (Enthesitis), besonders der Achillessehnen, und einer Uveitis (Entzündung der Augenhaut) assoziiert sein können. Morbus Bechterew gehört zum Formenkreis der rheumatischen Erkrankungen (s. auch Kapitel 8). Menschen mit Morbus Bechterew leiden daher in der Regel unter chronischen Rückenschmerzen, oft mit systemübergreifenden Beeinträchtigungen aufgrund einer entzündlichen Erkrankung. Daher liegt der Schwerpunkt der physiotherapeutischen Herangehensweise grundsätzlich auf der Maximierung der Lebensqualität und der bestmöglichen Aufrechterhaltung von Funktion, Aktivität und sozialer Partizipation, insbesondere der Arbeits- und Erwerbsfähigkeit.

›› Fallbeispiel

Miro Brenner, 24 Jahre, wacht seit einigen Tagen wieder sehr früh morgens durch starke, brennende Kreuzschmerzen auf. Mittlerweile kennt er das schon, denn er hat diese Phasen seit 3 Jahren immer wieder. Im Dunkeln murmelt er: „Im ganzen unteren Rückenbereich fühle ich nur noch Schmerzen, das geht vom Becken und zieht so richtig nach oben hoch. Ich weiß gar nicht, ob ich nächsten Sonntag laufen kann." Beim Aufstehen ist er ganz gerädert und fühlt sich steif und alt. Seine Freundin Lena schaut ihn besorgt an, denn er hat so gut trainiert und hatte diese Schmerzen jetzt schon länger nicht mehr. Zum Glück sind die stechenden Schmerzen in den Achillessehnen nicht wieder aufgetaucht, denn in einer Woche steht der nächste Marathon an.

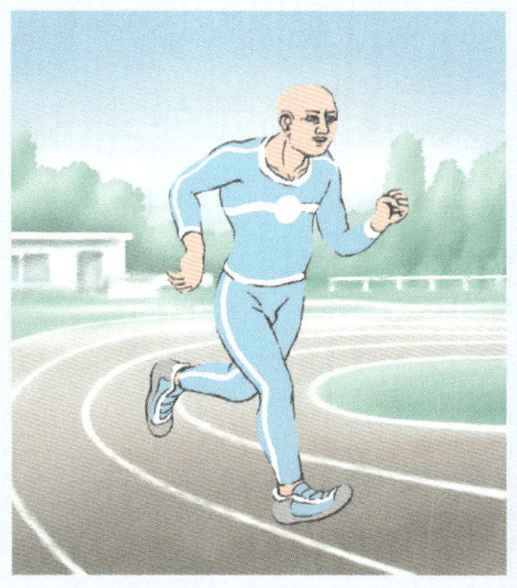

Bild 1: Herr Brenner

Schließlich ist das Laufen ein optimaler Ausgleich für das ganze Lernen, gerade jetzt vor der Klausurphase im 4. Semester seines Medizinstudiums. Und irgendwie hat er das Gefühl, das Laufen bekommt ihm trotz der Schmerzen gut. Danach geht es auf jeden Fall deutlich besser. Doch weil gestern plötzlich wieder die Buchstaben in den Büchern ganz verschwammen, entschied er sich heute früh doch wieder zum Arzt zu gehen, obwohl dieser nur schnell eine Spritze gibt und ein Schmerzmittel verschreibt. Es hilft zwar im Moment ein wenig, doch nicht anhaltend. Immerhin verschreibt er ihm erneut Physiotherapie zur Lockerung seiner ganzen Verspannungen. Doch er ist erstaunt, sein Orthopäde ist im Urlaub und die Vertretung befragt ihn intensiv nach allen Symptomen aus der Vergangenheit. Dann schickt sie ihn in die Rheumaambulanz der Universitätsklinik um die Ecke. Nach 5 Stunden Warterei und Untersuchungen verspricht der Arzt, ihn morgen anzurufen, wenn alle

Ergebnisse vorliegen. Fast hätte er seinen Physiotherapietermin vergessen. Nun ja, seine Physiotherapeutin würde schon wissen, was zu tun ist. Sie hatte ja bislang für alle Zipperlein Tricks und ihm nicht nur gezeigt, wie man richtig dehnt, sondern ihn sogar von Atemübungen überzeugt.

Hauptindizien

Indizien	Hinweis auf	Klinische Kriterien
24 Jahre	20.–40. Lebensjahr	Die Summe der Symptome ist bereits sehr spezifisch und ergibt durch Ausschluss anderer Ursachen den V. a. eine rheumatische Systemerkrankung.
männlich	Risikogruppe 2 : 1 für SpA	
wiederkehrende starke brennende Rückenschmerzen in den frühen Morgenstunden, die vom Kreuz/Gesäß ausgehen und in den Lendenwirbelsäulenbereich hochziehen	entzündliche Prozesse im Iliosakralgelenk und in der Lendenwirbelsäule (LWS) schubförmiger Verlauf	
fühlt sich beim Aufstehen steif und alt	steife Gelenke, evtl. Schonhaltung	
ehemals stechende Schmerzen in den Achillessehnen	Entzündung der Achillessehnen	
verschwommene Sicht	Beteiligung der Augen	

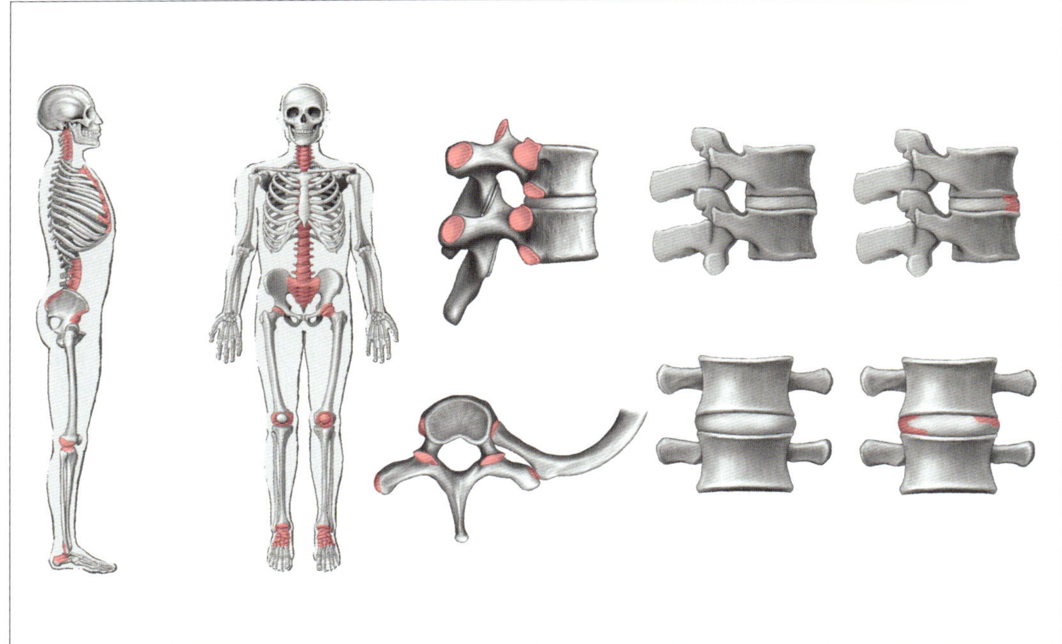

Bild 2: Typische Lokalisationen der Entzündungsbereiche bei Morbus Bechterew (Teil 1; Teil 2 siehe S. 115).

Lösungsweg

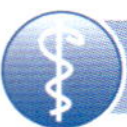

Untersuchungshypothese, Diagnose, Differenzialdiagnose

Wie lautet die Untersuchungshypothese bzw. Verdachtsdiagnose?

Die **wiederkehrenden, brennenden, starken Schmerzen ausgehend vom Sacrum (Iliosakralgelenke) und der unteren Lendenwirbelsäule** sind ein vager Hinweis auf **Morbus Bechterew.** Die beiden Vorboten, eine **Enthesitis** (Sehnenentzündung) an den **Achillessehnen** und eine **Uveitis anterior** (Entzündung der Regenbogenhaut – mittlere Augenhaut, die das Sehen erschwert), mit Beginn bei Männern ab dem 2. Lebensjahrzehnt, erhöhen den Verdacht auf Morbus Bechterew deutlich. Daher sind gezielte Untersuchungen wie eine ausführliche Anamnese, Blutuntersuchungen und eine Abklärung durch bildgebende Verfahren unbedingt notwendig, um die Diagnose der Spondylitis ankylosans (SpA) zu sichern.

Welche Differenzialdiagnosen liegen nahe?

Bei allen Patienten mit chronischen Rückenschmerzen (≥ 12 Wochen) sollten die Charakteristika des entzündlichen Rückenschmerzes erfragt werden, wie Morgensteifigkeit > 30 Minuten, Besserung durch Bewegung, keine Verbesserung durch Ruhe, schleichender Beginn, Alter bei Beginn ≤ 45 Jahre, denn eine Abgrenzung zum nicht spezifischen Rückenschmerz ist bis heute nicht durch einzelne Kriterien möglich. Um eine Differenzierung vorzunehmen, eignen sich die in der Tabelle dargestellten Variablen. Zur Abgrenzung kommt am ehesten die Frage nach der „Morgensteifigkeit" in Betracht. Hierbei ist zu beachten, dass nur zirka 75 % der Patienten mit SpA dieses typische Charakteristikum aufweisen. Grundsätzlich sind laut S3-Leitlinie für SpA 3 Ansätze zur Diagnostik gängig:

- der auf der historischen Definition basierende Ansatz nach Calin
- der studienbasierte Ansatz nach Rudwaleit
- der auf der Basis des Expertenkonsens basierende Ansatz nach Sieper

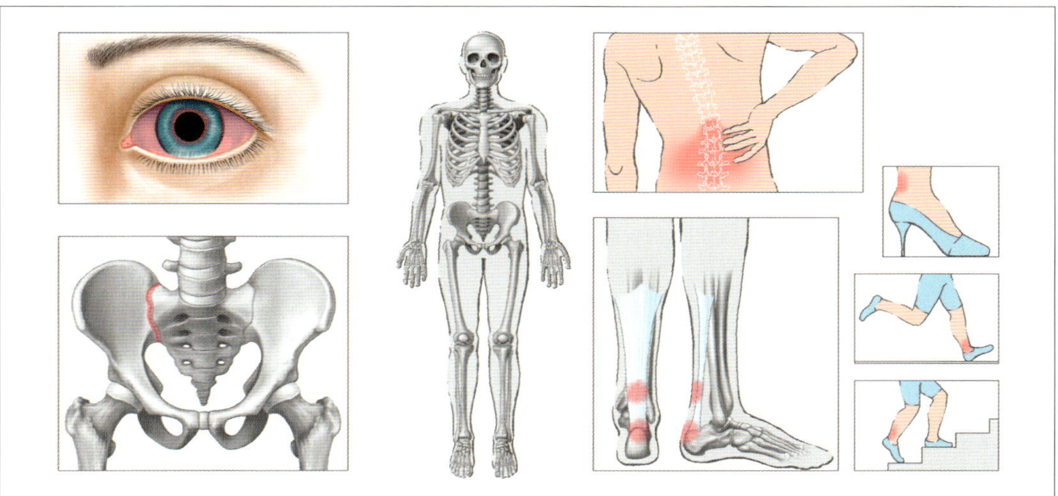

Bild 3: Typische Lokalisation von Beschwerden (Teil 2)

Diagnostische Charakteristika

	Calin: historische Definition	Rudwaleit: basierend auf Studiendaten	Sieper: basierend auf Expertenkonsens
Alter	< 40 Jahre	< 45 Jahre	≤ 40 Jahre
Dauer	≥ 3 Monate	≥ 3 Monate	–
Beginn	schleichender Beginn	–	schleichender Beginn
Klinik	Morgensteifigkeit	Morgensteifigkeit > 30 Minuten	–
Symptome	Besserung durch Bewegung	keine Besserung durch Ruhe; alternierende Gesäßschmerz, Aufwachen in der 2. Nachthälfte	–
Sensitivität Wie sicher können kranke Personen erkannt werden? (Positivdiagnose/falsch Negativdiagnose)	bei 4 von 5 Kriterien: 90 %	bei 2 von 4 Kriterien: 70 %	bei 4 von 5 Kriterien: 80 %
Spezifität Wie sicher können gesunde Personen erkannt werden? (Negativdiagnose/falsch Positivdiagnose)	bei 4 von 5 Kriterien: 52 %	bei 2 von 4 Kriterien: 81 %	bei 4 von 5 Kriterien: 72 %

Weil die Diagnosestellung oft erst spät erfolgt, sollten gerade Physiotherapeuten über sehr gute Kenntnisse im Bereich der Erkrankung des rheumatischen Formenkreises verfügen, um die Patienten bei einem Verdacht zur gezielten Diagnostik an einen Arzt zu verweisen. Zur Differenzialdiagnose gehören: Osteoporose, Diskusprolaps, tuberkulöse und/oder bakterielle Spondylitis, tumorbedingte WS-Beschwerden, Morbus Whipple.

Hintergrund

Wie sieht die Ätiologie und Pathogenese der Grunderkrankung aus?

Die Bezeichnung Morbus Bechterew ist primär im deutschsprachigen Raum gebräuchlich. Die internationale Bezeichnung ankylosierende (= gelenkversteifende) Spondylitis (AS) ist hier weniger verbreitet. Die AS gehört zu den Spondylarthritiden (SpA), die sich durch die klinischen und teilweise auch radiologischen Befunde in 2 Untergruppen unterteilen lassen:

1. Die sogenannte axiale SpA (die vor allem das axiale Skelett befällt, daher der Name), in die Morbus Bechterew als sogenannte AS eingeordnet wird.
2. Die periphere Form manifestiert sich hingegen in erster Linie an den Gelenken (Arthritis, Daktylitis) und den Sehnen (Entesitis).

Sonderformen der SpA mit zusätzlichem Symptomenkreis sind: M. Bechterew-reaktive Arthritis, Psoriasis-Arthritis, Enteropathische Arthritis (mit entzündlichen Darmerkrankungen) und die undifferenzierten Spondylartritiden.

Die zum Teil unklaren Anzeichen erschweren eine gezielte Diagnostik und viele Patienten erfahren ihre Diagnose erst nach längerer Beschwerdezeit. Eine eindeutige Diagnose ist jedoch entscheidend für die angemessene Therapie und damit den Verlauf der Erkrankung. Nach der heutigen Studienlage sind wahrscheinlich 1 % der Bevölkerung in Europa von einer SpA betroffen, wobei sich hier ein Verhältnis von mindestens 2 : 1 bezogen auf die Geschlechterverteilung von Männern zu Frauen zeigt. Feststellbar ist eine Assoziation (bei 90 % der Patienten) der Erkrankung mit dem Gen der MHC-Klasse I HLA B27.

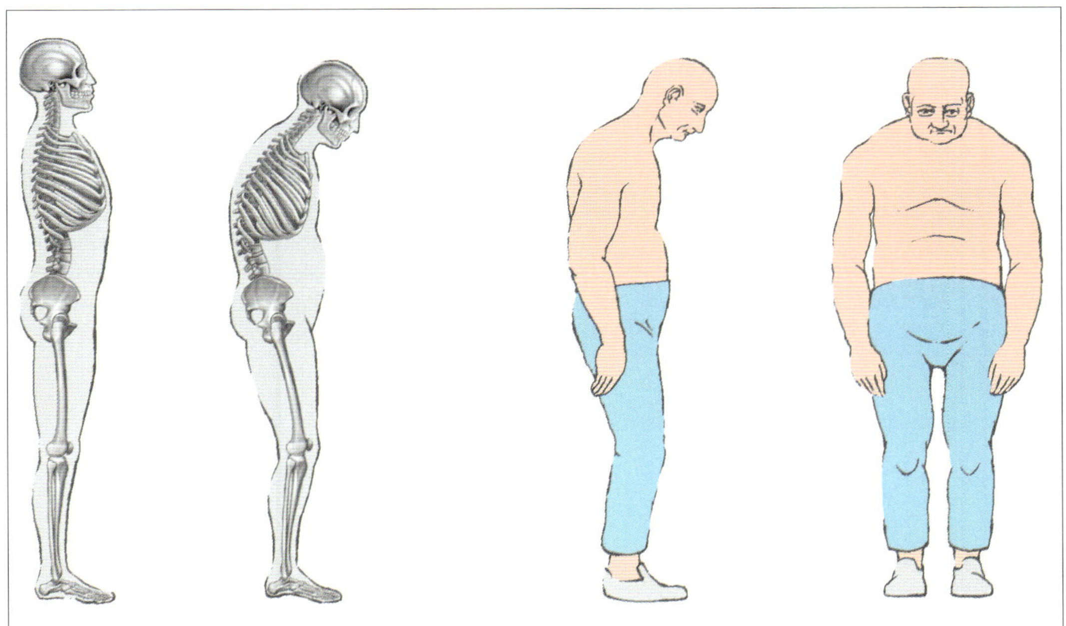

Bild 4: Haltungsveränderung bei Morbus Bechterew

Der Beginn des Morbus Bechterew liegt in der Regel im 2. und 3. Lebensjahrzehnt. Die Schmerzen am axialen Bewegungsapparat stehen neben variablen extraaxialen Beteiligungen in der Anfangszeit im Vordergrund. Zusätzlich können Entzündungen an den Achillessehnen und an der Regenbogenhaut des Auges auftreten (siehe S. 115, Bild 3). Die Krankheitsverläufe sind sehr unterschiedlich und weisen immer wieder fließende Übergänge zwischen den einzelnen Untergruppen auf. Nachgewiesen ist bislang ein schwerer Verlauf bei einem Drittel aller erfassten Betroffenen. Weil die Symptome oft unspezifisch sind, kann es zur Verzögerung der Diagnosestellung kommen. Eine Verknöcherung des Achsenskeletts, die auf dem Röntgenbild als sogenannte Bambusstab sichtbar wird („Bambuswirbelsäuletritt") tritt nur bei wenigen Betroffen auf.

Die sich daraus ergebenden funktionellen Einschränkungen können gravierend sein und den Alltag stark einschränken. So ist beispielsweise das Treppensteigen erschwert, da hohe Stufen nicht mehr so gut überwunden werden können. Typisch ist darüber hinaus auch eine Haltungsveränderung, die den Blickwinkel der Betroffenen einschränkt, da die Wirbelsäule nicht mehr ganz aufgerichtet werden kann.

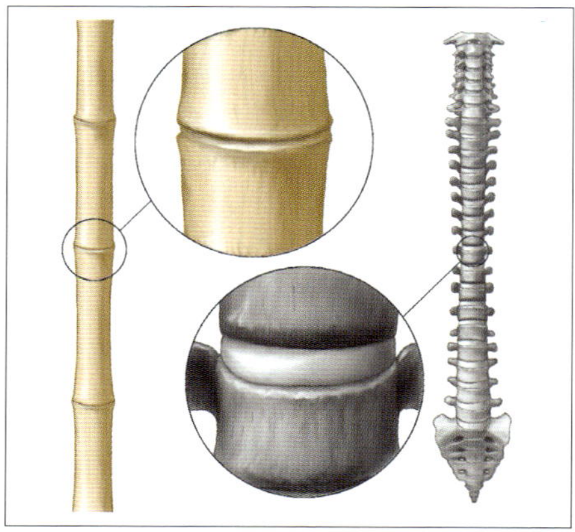

Bild 5: Verknöcherung des Achsenskeletts „Bambuswirbelsäule"

Merke: Bereits durch eine leichte eingesteifte BWS-Kyphosierung kann sich neben den körperlichen Funktionsstörungen eine sozioökonomische Einschränkung ergeben mit Auswirkungen im Bereich der sozialen Partizipation. Eine stärkere Ausprägung führt zu einer erheblichen Einschränkung einer visuellen Kontaktausnahme bei Gesprächen, da der Blick nur in Richtung Boden möglich sein kann.

Welche Komplikationen sind bei dieser Erkrankung möglich?

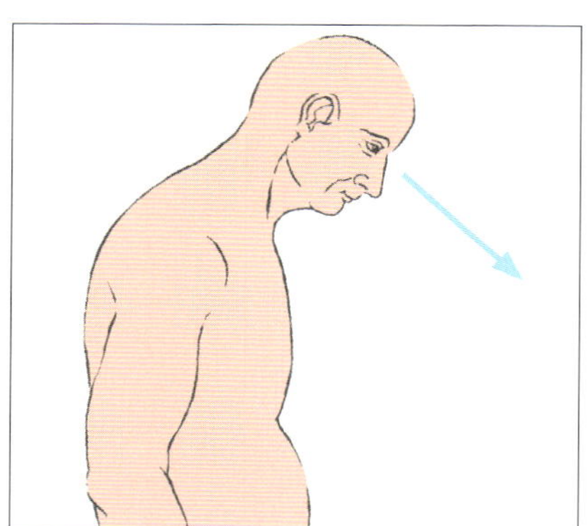

Bild 6: Einschränkung der Blickrichtung

Komplikation	typische Symptome
Komplikationen am axialen Skeletts	
strukturelle Schädigung im Bereich der Wirbelsäule	zunehmende Steifheit der Wirbelsäule bis hin zur Verknöcherung der gesamten Wirbelsäule
Veränderung der Körperhaltung und Statik	• Vertikalstellung des Beckens, Ausgleich der Lendenlordose • Verstärkung der Brustkyphose und der Halswirbelsäulen (HWS-)Lordose • Tendenz der Beugestellung der Hüft- und Kniegelenke • Lateraldrehen der Schulterblätter • Überdehnung der Bauchmuskulatur mit dominierender Bauchatmung • Atrophie und Überdehnung der Lumbalmuskulatur • Hypotonie der Gesäß- und Nackenmuskulatur • Mangel an Mitbewegungen der Wirbelsäule beim Gehen

Komplikation	typische Symptome
Komplikationen außerhalb des axialen Skeletts	
Beteiligung peripherer Gelenke	periphere Arthritis, meist als asymmetrische Oligoarthritis, meist an der unteren Extremität und mit Aussparung der kleinen Gelenke
Enthesitis	Sehnenansatzentzündung
Dactylitis	Entzündung eines ganzen Fingers oder Zehs, inklusive Gelenke und umgebene Weichteile
Komplikationen durch assoziierte Erkrankungen	
Psoriasis vulgaris	Entzündung der Haut (Schuppenflechte), gelegentlich mit Gelenkbeteiligung
anteriore Uveitis	rezidivierende Entzündung der Regenbogenhaut im Auge
entzündliche Darmerkrankung	autoimmune Entzündung des Verdauungstraktes

Welche Interventionen sind in der multidisziplinären Behandlung üblich?

Therapierichtlinien nach ASAS (Assessment of SpondyloArthritis International Society)/EULAR (European League against Rheumatism)[1]:

A Maßnahmen, die den Alltag und das Selbstmanagement der Patienten günstig beeinflussen:

- Patientenschulung
- Physiotherapie
- Rehbilitationsmaßnahmen
- Teilnhame an Selbsthiolfegruppen

B Medikamentöse Maßnahmen:

- enzündungshemmende und immunsupprimierende Medikamente aus der Gruppe der nicht steroidalen Antirheumatika (NSAR)
- lokal anwendbare Steroide
- Schmerzmittel

C Invasive Maßnahmen (Operationen)

Der multimodale Therapieansatz berücksichtigt eine differenzierte Vorgehensweise je nach Schweregrad und Ausprägung der Erkrankung. Wird die Therapie in einem frühen Erkrankungsstadium begonnen, wirkt sich dies günstig auf den weiteren Krankheitsverlauf aus. Da bei Morbus Bechterew häufig sowohl eine Erkrankungsbeteiligung des Gelenk- als auch des Weichteilapparats besteht, ist eine interdisziplinäre Behandlungsstrategie angezeigt. Neben den somatischen Einschränkungen sind von therapeutischer Seite aber auch die seelischen Folgen dieses chronisch verlaufenden Krankheitsbildes zu berücksichtigen.

So ist ein Team aus Rheumatologen, Physio- oder Ergotherapeuten im somatischen Bereich anzustreben. Flankierend kann eine psychotherapeutische Behandlung sinnvoll sein. Ziel ist neben der Teilhabe am gesellschaftlichen Leben – insbesondere mit Blick auf das frühe Lebensalter der Patienten – der Erhalt der Arbeitsfähigkeit.

1 Vgl. hierzu: https://link.springer.com/article/10.1007/s00393-006-0119-3

Die medikamentöse Behandlung durch den Rheumatologen trägt dazu bei, die inflammatorische Tätigkeit zu hemmen oder auch zu stoppen, sodass die Folgen der Entzündungsprozesse deutlich reduziert werden können.

Bei Veränderung des axialen Skeletts in Richtung vermehrter BWS-Kyphose ist eine Begleitung durch den Pulmologen sinnvoll, damit durch die Beugung des Thorax eine Mangelbelüftung der Lunge rechtzeitig erkannt wird. Auch ist die Untersuchung durch einen Kardiologen sinnvoll, da diese Patienten bereits im frühen Lebensalter ein erhöhtes Risiko für Vorhofflimmern, Schlaganfall und Herzinfarkt haben[1].

Die physiotherapeutischen Maßnahmen können insgesamt die Statik der Patienten verbessern. Darüber hinaus wird durch die angestrebte Erweiterung der Bewegungsfähigkeit das Selbstvertrauen in den Körper zurückerlangt und langfristig die Lebensqualität und die Partizipation positiv beeinflusst. Wissenschaftlich belegt ist der Erfolg durch ein intensives dauerhaftes physiotherapeutisches Programm mit mindestens einer Einheit Gruppentherapie im Wasser in Kombination mit einer Einheit Gruppentherapie an Land (Ramiro, S. et al 2011).

Bewährt haben sich Manualtherapie in Kombination mit funktionellen Übungen zur Verbesserung von Wirbelsäulenbeweglichkeit und aufrechter Haltung, wobei Manipulationen hier nicht durchgeführt werden sollten. Hyperthermie im nicht aktiven Intervall ist als leichtes Überwärmungsbad sinnvoll. Zudem ist eine positive Wirkung der Elektrotherapie durch Stangerbäder in Kombination mit Bewegungstherapie direkt nach der Anwendung, beispielsweise in Bezug auf Schmerzen und Beweglichkeit nachgewiesen.

Die Ergotherapie trägt, ähnlich wie die Physiotherapie, durch Beratung und Übungen zum gelenkschonenden Verhalten und Selbstmanagement dazu bei, dass die körperliche Funktionsfähigkeit zu- und die Krankheitsaktivität abnimmt.

Je nach Ausprägung der Symptomatik kann jenseits der Physiotherapie eine invasive Therapie (Operation) oder auch eine psychologische Intervention nötig sein. So können starke Schmerzen, die nicht medikamentös in den Griff zu kriegen sind oder auch zusätzlich der stark verminderte Blickkontakt, durch eine gebeugte Haltung zu psychischen Beeinträchtigungen führen. In diesem Fall sollten auch chirurgisch-invasive Maßnahmen zur Lösung von Verknöcherungen diskutiert werden. Ähnlich wie bei anderen rheumatischen Erkrankungen ist es wichtiger Baustein der Therapie, den Patienten über spezielle Patientenschulungen Selbsthilfegruppen oder Sozialdienste zu informieren und ihn zur Teilnahme zu ermutigen.

Je nach Bedürfnissen und Symptomen des Patienten kann auch eine Ernährungsumstellung durch eine Ernährungsberatung angezeigt sein, in der die entzündungshemmende Wirkung der medikamentösen Therapie unterstützt und das Verdauungssystem insgesamt entlastet wird.

Welche komplementären Verfahren zeigen Wirkung?

In der Rehabilitation hat sich die Kombination von Physiotherapie mit einer **Heilstollenbehandlung**, bei der das leicht radioaktive Edelgas **Radon** über die Haut und die Atmung aufgenommen wird, bewährt.

Komplexe Rehabilitationsmaßnahmen mit Bewegungstherapie erweisen sich als sehr sinnvoll, werden jedoch nur von 50 % der entsprechenden Patienten beantragt. Viele Patienten werden nicht in ausreichendem Maße über die Rehabilitationsmöglichkeiten aufgeklärt. Dennoch haben sie Anrecht auf regelmäßige Kontrolluntersuchungen – in diesem Rahmen kann dann über eine neue Rehamaßnahme entschieden werden.

Die Wirkung von Probiotika konnte bislang nicht nachgewiesen werden.

1 Vgl. hierzu https://www.aerztezeitung.de/Medizin/Morbus-Bechterew-ein-Risiko-fuer-Herz-und-Hirn-313875.html (01.06.2019)

Welche Pathologien und Leitsymptome sind physiotherapeutisch relevant?

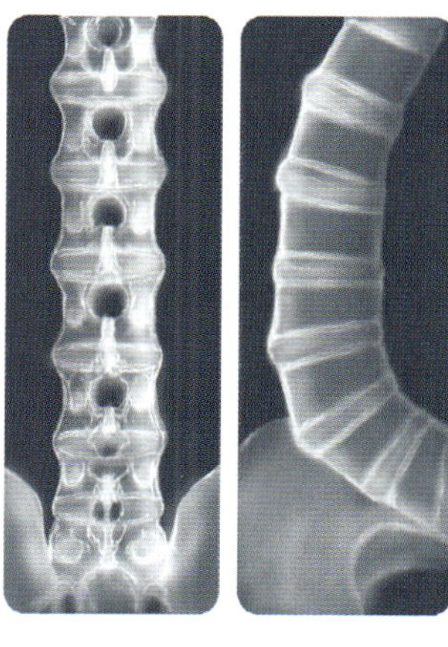

- immunologische Gelenkentzündung mit brennenden Schmerzen
- Gelenkdestruktion in Schonhaltung
- Verknöcherung der Wirbelsäulengelenke in Schonhaltung

Bild 7: Verschattungen verweisen auf degenerative Veränderungen der Wirlbelsäule

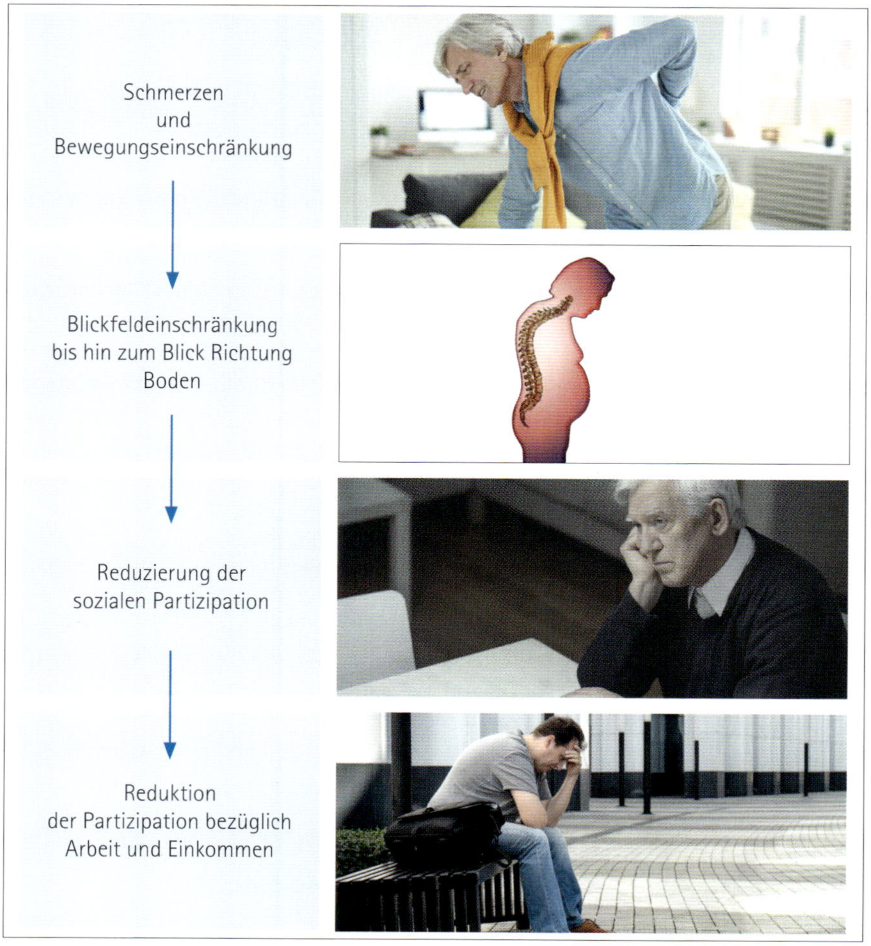

Schmerzen
und
Bewegungseinschränkung

↓

Blickfeldeinschränkung
bis hin zum Blick Richtung
Boden

↓

Reduzierung der
sozialen Partizipation

↓

Reduktion
der Partizipation bezüglich
Arbeit und Einkommen

Bild 8: Pathomechanismus der Immobilität mit Gefahr zunehmender Isolation

Physiotherapeutische Untersuchung

Welche typischen Antworten erwarten Sie in der Anamnese?

Thema der Frage:	Mögliche Antwort:
Schmerzen	„Ich wache seit einiger Zeit immer wieder nachts (frühe Morgenstunden) vor Schmerzen im Kreuzbereich auf. Ich habe das Gefühl, ich verbrenne." „Diese Attacken kommen für eine Weile, verschwinden dann und nach ein paar Monaten kommt es wieder."
Morgensteifigkeit	„Morgens bin ich völlig steif – ich fühle mich wie eingerostet. Nach dem Aufstehen wird es langsam besser."
positive Wirkung auf die Steifigkeit	„Wenn ich mich bewege, werde ich langsam wieder lockerer. Nach dem Laufen fühle ich mich am besten." „Wenn ich keine akuten Schmerzen habe, gehe ich gerne in die Sauna."
assoziierte Beschwerden	„Das Ganze fing eigentlich mit den Augen an. Das war in der Zeit, als ich sehr viel trainierte, obwohl mir schon die Achillessehnen wehtaten."
Folgen	„Seit den Schmerzen fällt es mir immer schwerer, mich aufrechtzuhalten. Wenn ich nicht darauf achte, stehe ich da wie ein alter Mann."

Der Erhalt der sozialen und ökonomischen Partizipation steht auch bei der Analyse des Bewegungssystems im Zentrum. Der Patient sollte entsprechend seiner individuellen Bedürfnisse seinen Schwerpunkt in Bezug auf die Aktivitäten des täglichen Lebens (ADLs) benennen. Dieser dient dann als Ausgangspunkt der ersten Zielabsprache. Im Vordergrund steht, was für den individuellen Menschen am wichtigsten ist, um freudvoll am Leben teilzuhaben. Allerdings sollte der Therapeut als Experte vorab sicherstellen, dass der Patient gut über typische Folgen der Erkrankung in Bezug auf den Bewegungsapparat oder auch die beteiligten Organfunktionen, wie beispielsweise der Atmung, informiert ist. Nur wenn der Patient die Tragweite möglicher Folgen erfasst, kann er eigenverantwortlich mitentscheiden und die Bedeutung von regelmäßigen Bewegungen in Alltag oder auch gezielten prophylaktischen Übungen und Maßnahmen wertschätzen.

Zum Verhalten und Erleben

Gezielte Fragen zum Bewegungserleben spielen eine sehr große Rolle, um eine optimale Partizipation gerade in Bezug auf die soziale und ökonomische Partizipation zu erhalten.

Die Leitlinie zu Morbus Bechterew bietet eine gute Übersicht zu den typischen Beschwerden nach den ICF-Kriterien. Daher sollten sich die physiotherapeutischen Untersuchungen auch daran orientieren.

Im Vordergrund steht die Beurteilung der körperlichen Funktion und Struktur im Hinblick auf die sozioökonomische Partizipation. Ist der Patient erwerbs- und arbeitsfähig? Welche körperlichen und mentalen Ressourcen können aktiviert und erweitert werden?

Allgemein:

- Betroffen seit wann? Wann waren die ersten Anzeichen?
- Was wurde bereits an Therapien versucht? Wodurch wurde es besser oder schlechter?
- Operationen wann und welche?

- Eigene Ideen zum Umgang mit den Schmerzen und Bewegungseinschränkungen (z. B. heißes Bad, Joggen ...)

Schmerzanamnese:

- Wo? Wann? Wie? Schmerzskala (VAS)?
- Bei Ruhe, bei Belastung? Tageszeitabhängig (2. Nachthälfte)?

Welche physiotherapeutischen Untersuchungen führen Sie durch?

Die Befundaufnahme besteht im Wesentlichen in der Analyse bezüglich der Allgemein- und Gebrauchsfunktion für das alltägliche Leben. Bei AS ist es auch von großer Bedeutung, inwieweit der Betroffene beispielsweise haltungsbedingt den Blickkontakt bei der Kommunikation herstellen kann. Ohne frühzeitige Behandlung kann es vorkommen, dass im Extremfall der Blick nur noch auf den Boden zwischen die eigenen Beine gerichtet werden kann. Die Kommunikation ist somit auf beiden Seiten eingeschränkt: Der Erkrankte kann seinen Gesprächspartner nicht mehr vollständig wahrnehmen und selbst ebenfalls keine mimischen Signale mehr aussenden. Somit sind wesentliche Teile der Kommunikation gekappt, das Verständnis wird erschwert und führt auf lange Sicht zu einem sozialen Rückzug der Betroffenen. Durch gezielte Übungen kann die Haltung verbessert werden, hierzu ist allerdings ein hohes Maß an Eigenmotivation des Patienten notwendig.

Wie bei allen rheumatischen Erkrankungen folgen nach der Beurteilung der notwendigen Allgemein- und Gebrauchsfunktionen für den Alltag gezielte Funktionstests.

Inspektion:

- Hautveränderungen? Z. B. Rötung, Trophik, Narben?
- Schwellungen? Wo?
- Muskelatrophien? Welche? Z. B. Muskeln an der LWS oder am Bauch.
- Fehlstellungen? Welche? Z. B. Aufrichtung des Beckens und der LWS.
- Orthesenversorgung?
- Status/Haltungsbefund:
  - Abweichungen der Statik von der Körperlängsachse:
  - Fußstellung in vermehrter Extension von proximal?
  - Drehpunktverschiebung vom Knie nach ventral – Knieflexionsstellung?
  - Hüftstellung in vermehrter Flexion?
  - vermehrte Aufrichtung des Beckens?
  - abgeflachte LWS-Lordose?
  - vermehrte BWS-Kyphose?
  - Ventraltranslation vom Kopf?
  - Lateralisierung der Scapulae?

Inspektion von Aktivitäten für das tägliche Leben und den Beruf

- Beurteilung vom Gang:
  - reduzierte Mitbewegung vom Becken und Oberkörper?
  - reduzierter Armpendel?
  - verkürzte Schrittlänge?
  - reduziertes Abrollen?
- Beurteilung des Sitz, ggf. auch im Auto oder auf dem Fahrrad

- Beurteilung von Aktivitäten aus dem Beruf
  - Hier ist bei Herrn Brenner aktuell vor allem der Sitz relevant, später kommen berufstypische Bewegungen, je nachdem, welche Fachrichtung er im Medizinstudium wählt, hinzu.
  - Für die Inspektion seiner Laufbewegungen als Ausdauersportler kann er ein Video von einem Marathonlauf mitbringen, oder es wird in der Praxis eine Laufbandanalyse angefertigt.

Palpation:

- Hautveränderungen? Z. B. Verschieblichkeit?
- Schwellung?
- beeinträchtigte Sensibilität?
- Druckschmerzpunkte?

Beweglichkeit:

Gelenkbeweglichkeit? Hypomobil, hypermobil? Verknöcherung der WS (Einbezug bildgebender Verfahren)?

Wichtig:

- Beweglichkeit der Ileosacralgelenke, der gesamten Wirbelsäule?
- Beweglichkeit der Hüft- und Kniegelenke?
- Auffälligkeiten an anderen Gelenken?

Innere Organe

Morbus Bechterew kann mit einer zunehmenden Steifigkeit oder auch Verknöcherung der gesamten WS einhergehen. Typischerweise versteift die BWS in vermehrter Kyphosierung. Daraus ergibt sich eine zunehmende Restriktion durch die reduzierte Beweglichkeit der Wirbelsäule und aller angrenzenden Gelenke. Der Körper kompensiert diese Veränderung typischerweise mit einer vermehrten Bauchatmung.

Atmung

Bei einem Atembefund sind besonders folgende Punkte zu berücksichtigen:

- Atemrichtung
- Wirbelsäulen- und Thoraxbeweglichkeit, Beweglichkeit aller Rippengelenke
- Suffizienz der Atemmuskulatur, insbesondere der Atemhilfsmuskulatur zum bestmöglichen Erhalt der Thoraxbeweglichkeit

Die Steifigkeit kann zum Bewegungsmangel führen und zur Restriktion der Lunge. Daher sollte die Herz-Kreislauf-Funktion getestet werden.

Herz-Kreislauf

- Puls, Blutdruck
- Subjektives Belastungsempfinden mit BORG-Skala
- 2-, 6- oder 12-Minuten-Gehtest

Welche Untersuchungen anderer Professionen leiten Sie ein?

Einleitung ärztlicher Untersuchungen

Bereits im Verdachtsfall sollten Hausarzt, Rheumatologe, ggf. Ergotherapie, Pulmologe, Kardiologe, Dermatologe oder auch Verhaltenstherapeut konsultiert werden.

Für Physiotherapeuten sind aus dem ärztlichen Befund folgende Ergebnisse interessant:

- Blutwerte
- Inspektion, Ultraschall, Röntgen
- Lungenfunktion
- Belastungs-EKG

Merke: Alle 2 Jahre soll eine ärztliche Kontrolle zur Einleitung einer Rehabilitation erfolgen.

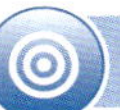

Ziele

Der Schwerpunkt der Physiotherapie liegt im Bewegungsapparat: Erhalt der Statik, insbesondere des axialen Skeletts und Dokumentation assoziierter Arthritiden an den peripheren Gelenken (z. B. Hüfte oder Knie) sind vorrangige Aufgaben. Im interdisziplinären Team wird versucht, eine Schmerzreduktion durch Bewegungsübungen, geeignete Medikation und psychosozialen Support zu erzielen.

Wie lautet die PT-Diagnose und welche Leitsymptome ergeben sich?

Die physiotherapeutischen Diagnosen lauten:

- Schmerzen in der 2. Nachthälfte/den frühen Morgenstunden
- Morgensteifigkeit
- Funktionseinschränkung im Bereich des axialen Skeletts
  - verminderte Beweglichkeit der gesamten WS
  - Aufrichtung des Beckens
  - Entlordosierung der LWS
  - vermehrte Kyphosierung der BWS
  - vermehrte Bauchatmung, Überdehnung der Bauchmuskulatur
  - vermehrte Beugestellung der Hüft- und Kniegelenke
  - Lateraldrehen der Schulterblätter
  - Atrophie und Überdehnung der Lumbalmuskulatur
  - Hypotonie der Gesäß- und Nackenmuskulatur
  - Mangel an Mitbewegungen der Wirbelsäule beim Gehen

Wie lauten typische Ziele und Arbeitshypothesen?

- Reduktion der Schmerzen
- Erhalt Funktionsfähigkeit in Bezug auf die Partizipation
- Reduktion der Steifigkeit
- Vermeiden/Verminderung struktureller Läsionen
- Erhalt der Arbeits- und Erwerbsfähigkeit

- Erhalt/Verbesserung der aeroben Ausdauer
  - allgemein
  - gezielt in der unteren Extremität
- Begleiten/Hinführen zur Übernahme von Eigenverantwortung
  - nachhaltige Beratung zur regelmäßigen Bewegung
  - Hinführen zu Mitgliedschaft im Sportverein etc.
  - Teilnahme an Selbsthilfegruppen etc.
  - Hinführen und Begleiten bei Eigenübungen
- Erhalt der Atemfunktion

Therapie – Behandlungsgrundsätze

Wie sieht die Behandlungsstrategie aus?

- ressourcenorientiertes Training
- Anpassung der Therapiepläne unter Beachtung von Zeiten stärkerer Schmerzen oder Entzündungszeichen
- Optimierung der sozioökonomischen Partizipation

Welche Behandlungsprinzipien berücksichtigen Sie?

- gezielte Aufklärung zu Komplikationen, Spätfolgen
- Erhalt/Verbesserung der WS-Beweglichkeit
- Linderung der Auswirkungen akuter Schmerzen auf den gesamten Menschen, z. B. durch Entspannungsmaßnahmen
- gerade im akuten Schub individuelle Beratung zum Erhalt der aufrechten Statik des axialen Skeletts, z. B. Sensibilisierung für ein geeignetes Bett (flach, möglichst hart)
- Hinführen zur Kontaktaufnahme einer Selbsthilfegruppe
- gemeinsames Erarbeiten von Eigenübungen, die gerne eigenständig durchgeführt werden
- Hinführen zur regelmäßigen Gruppentherapie im Wasser und an Land und zu sportlicher Aktivität

Welche Kontraindikationen und Limitationen beachten Sie?

- keine manuellen Manipulationen bei versteiften Gelenken
- Verknöcherungen (durch bildgebende Verfahren diagnostiziert) erfragen und entsprechend berücksichtigen
- keine Maßnahmen, die nachhaltig die Motivation mindern

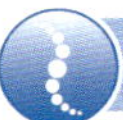

Therapie – Physiotherapeutische Maßnahmen

Welche therapeutischen Maßnahmen leiten Sie ein?

Beratung zum gelenkschonenden Bewegen bezüglich des axialen Skelettes oder auch der großen Gelenke, besonders der unteren Extremitäten, z. B. beim Liegen, Sitzen, Stehen, Gehen und Tragen.

Schmerzlinderung, Mobilisation der WS sowie angrenzender Gelenke

- Hydrotherapie
  - leichte Überwärmungsbäder

  - Stangerbad
  - Auflagen, Wickel
- Mobilisation
  Beispielsweise:
  - Aurfrechthaltung der Wirbelsäule
  - Bauchlage, ggf. mit notwendiger Unterlagerung
  - Stemmführung nach Brunkow, auch aus Bauchlage
  - PNF, davon abgeleitet Therapieband-Übungen in angepassten ASTEN
  - funktionelle Übungen, beispielsweise das Klötzchenspiel oder der Pinguin
  - angepasste Dehnlagen, wie die Hockdrehdehnlage
  - vorsichtige manuelle Mobilisation
  - aktive hubfreie/hubarme Bewegungen
- Entspannungstherapie = progressive Muskelrelaxation nach Jacobson; Yogaübungen
- gemeinsames Erarbeiten eines individuellen Übungsprogrammes primär zur Reduktion von Schmerzen und zur Steigerung der Lebensqualität im Hinblick auf Reduktion der Steifigkeit am axialen Skelett und deren Folgen.

Hinführen zur regelmäßigen Gruppentherapie im Wasser und an Land

- Betonung von Partnerübungen und Gruppenspielen
  - Halliwick – wasserspezifische Therapie nach MacMillan
  - Einsatz von Musik und Geräten, wie Bälle oder auch Tücher
- aerobes Ausdauertraining
- Ausdauertraining im Wasser, z. B. Rückenschwimmen oder im Trockenen, z. B. Radfahren
- psychosoziale Unterstützung durch gemeinsames Herausfinden von Bewegungen, die Freude bereiten, durch Herstellen vom Kontakt zu Selbsthilfegruppen etc.

Evaluation

Welche Kriterien evaluieren Sie?

Wie bei allen Therapien, nicht nur chronischen rheumatischen Erkrankungen, ist es besonders wichtig, immer wieder die Ziele bzw. Arbeitshypothesen und auch die Maßnahmen zu evaluieren und neu anzupassen. Gerade bei schleichenden Verläufen ist die regelmäßige Evaluierung wichtig.

Standardisierte Tests/Evaluationskriterien

- Schmerzen – VASkala 1–10
- Wirbelsäulenbeweglichkeit:
  - LWS: Anteversion, Lateralflexion – modifiziert nach Schober (siehe AS Leitlinie)
  - zervikale Rotation
  - Kyphosierung BWS – Tragus-Wand-Abstand und Hinterhaupt-Wand-Abstand (HWA)
  - costosternal und costovertebrale Gelenke – Thoraxexkursion (Massbandmethode)
  - Summenmaß der WS
- Haltungsveränderung – Kriterien vom Status (Befund der funktionellen Bewegungslehre)
- Beteiligung peripherer Strukturen – entsprechend der Symptomatik
- extraskelettale Manifestation – entsprechend der Symptomatik

- Steifigkeit – es existiert kein valides Messinstrument, alternativ können Fragen 4 und 5 des BASDAI benutzt werden
- Gelenkbeweglichkeit – Neutral-Null-Methode
- Lebensqualität – (hierzu gibt es standardisierte Fragebögen)

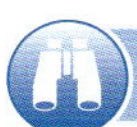

Prognose

In welche Richtung geht Ihre Prognose?

Die Motivation zur physiologischen Bewegung im Alltag und in der Gruppe im Wasser und im Trockenen mit der regelmäßigen Teilnahme an Rehabilitationsmaßnahmen primär zur Reduktion der Schmerzen und der Steifigkeit im Hinblick auf die Steigerung der Lebensqualität ist neben der medikamentösen Behandlung eine zentrale Säule des Therapiekonzeptes.

Die Freude an der Bewegung im Alltag sollte, wie bei allen rheumatischen Erkrankungen, durch ressourcenorientierte Beratung, Gruppentherapie und im Bedarfsfall auch Einzeltherapie geweckt und nachhaltig gefördert werden.

Die Folgen durch die fortschreitenden Entzündungsprozesse sind bei einer konsequenten Einhaltung der angepassten multimodalen nicht-pharmakologischen und pharmakologischen Therapie heute oft weitgehend vermeidbar. Konsequente Einnahme der Medikamente, regelmäßige Gruppentherapie im Wasser und im Trockenen sowie eine Rehabilitation im Abstand von 2 Jahren können die Symptome deutlich reduzieren und teilweise sogar ganz beseitigen. Unbehandelt kann es bei der Erkrankung zu irreversiblen Folgeschäden kommen, wie z. B. der Verknöcherung des gesamten axialen Skelettes in der oben beschriebenen Fehlstellung.

Zusammenfassung «

Morbus Bechterew, international als ankylosierende Spondylitis (AS) bekannt, gehört zum Formenkreis der rheumatischen Erkrankungen und betrifft primär das axiale Skelett. Die unspezifischen Symptome wie Rückenschmerzen und Steifigkeit erschweren oft über Jahre die Diagnosestellung, besonders bei Frauen.

Die Symptome beziehen sich nicht nur auf den funktionellen Bereich, bei dem ein Endstadium sogar das Verknöchern der gesamten Wirbelsäule sein kann, sondern besonders auf die möglicherweise daraus folgende reduzierte sozioökonomische Partizipation. Wichtige Kriterien zum Abgrenzen der Schmerzen zum unspezifischen Rückenschmerz ist typischerweise das Aufwachen in der 2. Nachthälfte durch die Schmerzen, die morgendliche Steifigkeit und die Verbesserung der Beschwerden durch Bewegung.

Als Folge der Entzündungsprozesse am axialen Skelett kann unbehandelt der Körper mit aufgerichtetem Becken, entlordosiert, mit verstärkter BWS-Kyphose und HWS-Ventraltranslation bei zu Boden gerichtetem Blick komplett einsteifen, sodass es u. a. auch zu einer pulmonalen Restriktion kommen kann. In diesem Zusammenhang zeigen die Betroffenen eine vermehrte Extensionsstellung im oberen Sprunggelenk, eine vermehrte Flexionsstellung in Knie- und Hüftgelenken und vermehrte Bauchatmung.

Die Physiotherapie bildet neben der pharmakologischen Behandlung eine zentrale Säule in der Therapie, wodurch heute in der Regel der Krankheitsverlauf deutlich abgemildert oder sogar gestoppt werden kann. Wissenschaftliche Studien haben belegt, dass eine einmal wöchtentliche physiotherapeutische Gruppentherapie im Wasser und einmal im Trockenen gute Behandlungserfolge erzielt.

Zur nachhaltigen Verminderung von Schmerzen und Steifigkeit stehen hier das ressourcenorientierte Erlernen von gelenkschonenden Verhalten, die Aufrechterhaltung der physiologischen Statik, der Erhalt der Thoraxbeweglichkeit, die Koordination und das Vermeiden von Stürzen im Hinblick auf die optimale soziale Partizipation im Vordergrund. Zu den wichtigen Maßnahmen gehören, individuell angepasst, die Bauchlage, Dehnlagen mit Oberkörperrotation und Atemübungen, Joggen, Fahrradfahren oder Rückenschwimmen.

Quellen:

Literatur:

Gruber, A. & Donhauser-Gruber, U. (2013): Rheuma: Untersuchen und Behandeln entzündlich-rheumatischer Erkrankungen. 1. Aufl. Thieme, Stuttgart.

Hüter-Becker, A. & Dölken, M. (2015): Physiotherapie in der Orthopädie. 3. Auflage. Thieme, Stuttgart.

Internet:

https://www.aerztezeitung.de/Medizin/Morbus-Bechterew-ein-Risiko-fuer-Herz-und-Hirn-313875.html (01.06.2019) Kiltz,U. et al. (2019): Axiale Spondyloarthritis inklusive Morbus Bechterew und Frühformen. Langfassung zur S3-Leitlinie. Evidenzbasierte Leitlinie der Deutschen Gesellschaft für Rheumatologie (DGRh) und der beteiligten medizinisch-wissenschaftlichen Fachgesellschaften und weiterer Organisationen. In: URL: https://www.awmf.org (aufgerufen am 26.09.2022).

Ramiro, S. et al (2011): Combination therapy for pain management in inflammatory arthritis (rheumatoid arthritis, ankylosing spondylitis, psoriatic arthritis, other spondyloarthritis). The Cochrane Collaboration. Published by John Wiley & Sons, Ltd. online 05. Oktober 2011: In: URL: https://pubmed.ncbi.nlm.nih.gov/21975788/link.springer.com/article/10.1007/s00393-006-0119-3

8 Entzündliche rheumatische Erkrankungen – Frau Freytag macht gute Mine

Schwerpunkt: Therapie von Patienten mit rheumatoider Arthritis (RA).

Die Physiotherapie bei systemübergreifenden Beeinträchtigungen mit Schwerpunkt auf entzündlichen Erkrankungen, wie z. B. rheumatoide Arthritis (RA), und ihren Auswirkungen auf z. B. das Herz (s. auch Fallbeispiel Myokarditis Kapitel 2), spielt in diesem Fallbeispiel eine zentrale Rolle. Die Symptomatik bei RA wird umfassend beschrieben. Ähnlich wie beim Fallbeispiel zu Diabetes mellitus steht auch hier der physiotherapeutische Umgang mit Patienten im Kontext der sozialen und beruflichen Partizipation im Vordergrund.

›› Fallbeispiel

Frau Freytag, 47 Jahre alt, fühlt sich schon seit einigen Wochen etwas angeschlagen. Besonders morgens ist alles „irgendwie steif und unbeweglich". Vor 3 Monaten schmerzte plötzlich während des sonntäglichen Tennisspiels bei der Rückhand die linke Hand so sehr, dass sie den Tennisschläger fallen ließ. Sie kühlte die heiße und geschwollene Hand, die ihr vor dem Spielen schon auffiel, weil sich ihr Ring kaum über den Finger ziehen ließ. Seitdem ging sie nicht mehr zum Tennis. Der scheinbar ohne jeglichen Grund letzte Woche dick gewordene Ballen am großen Zeh war zwar lästig, ist inzwischen aber fast wieder vergessen, da er innerhalb einiger Tage wieder etwas besser geworden war. Sie hatte ihre hochhackigen Schuhe gegen Ballerinas getauscht. Gestern rutschte ihr dann die gute Meissner Tasse aus der rechten Hand, als sie diese auf den Tisch stellen wollte. Nun schmerzt auch die rechte Schulter und die rechte Hand ist deutlich geschwollen und heiß.

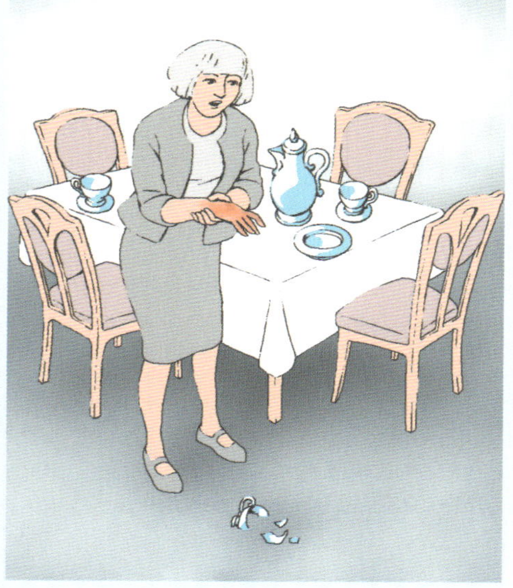

Bild 1: Frau Freytag hat Schmerzen in der Hand

Die Schmerzen in den Fingern sind fast unerträglich. Auch nach dem gestrigen Arztbesuch versucht Frau Freytag, das Nötigste zu erledigen und beißt die Zähne zusammen, obwohl der Arzt ihr Ruhe verordnet hat. Die Organisation des eigenen Betriebes als Lektorin erfordert stundenlange Schreibarbeit. Ohne den Computer läuft nichts.

Der Hausarzt hat ihr nun Schmerzmittel und ein Rezept für Physiotherapie und Lymphdrainage mitgegeben. Offenbar war die Blutsenkung erhöht. Die weiteren Ergebnisse der Blutuntersuchung stehen noch aus. Etwas verwundert ist sie über die Nachfrage des Arztes, ob ihr Puls immer so unregelmäßig ist.

Hauptindizien

Indizien	Hinweis auf	Klinische Kriterien
47 Jahre	mittleres Alter	
Tennisspiel	betreibt einmal die Woche Sport: spielt Tennis	
Frau Freytag fühlt sich schon seit einigen Wochen etwas angeschlagen; besonders morgens ist alles irgendwie steif und unbeweglich.	Erste Beschwerden des vorliegenden Krankheitsbildes zeigen sich besonders morgens als allgemeine Unbeweglichkeit und Steifigkeit.	V.a. eine rheumatische Systemerkrankung
Vor 3 Monaten schmerzte plötzlich die linke Hand. Der Ballen am großen Zeh wurde letzte Woche dick. Nun schmerzen auch die rechte Schulter und die rechte Hand, sie ist deutlich geschwollen und heiß.	seit 3 Monaten wandernde Gelenkbeschwerden in Form von Schmerzen mit mehr oder weniger Schwellungen und Hitze in der Hand, in Finger-, Ellenbogen- und Kniegelenk Ätiologie nicht klar nachvollziehbar	
kühlte die heiße und geschwollene Hand	Sie versucht, sich bei Beschwerden selbst zu helfen.	
geht nicht mehr zum Tennis	Beschwerden beeinflussen die Freizeitaktivitäten (Tennis spielen)	
Die Schmerzen in den Fingern sind fast unerträglich, trotzdem versucht Frau Freytag, das Nötigste zu erledigen und beißt die Zähne zusammen (obwohl der Arzt ihr Ruhe verordnet hat).	Beeinträchtigung der Partizipation: Hält sich nicht an die verordnete Ruhe trotz Schmerzen	starke Schmerzen in mehreren Gelenken, v.a. der Finger
Der Hausarzt hat ihr ein Rezept für Physiotherapie und Lymphdrainage verordnet.	Der Arzt verspricht sich durch die Physiotherapie und Lymphdrainage eine Linderung der Symptome.	Heilmittelverordnung, KG Lymphdrainage
Blutkörperchensenkungsgeschwindigkeit (BSG) ist erhöht.	akute Entzündung evtl. im Rahmen einer Autoimmunerkrankung	BSG erhöht

Lösungsweg

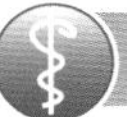

Untersuchungshypothese, Diagnose, Differenzialdiagnose

Wie lautet die Untersuchungshypothese bzw. Verdachtsdiagnose?

Die wandernden Schmerzen an den Gelenken mit Entzündungszeichen in Form einer Gelenkschwellung und Erwärmung mit Beginn in den kleinen Gelenken der Finger sowie der proximalen Interphalangialgelenke (PIP) sind typisch für eine rheumatoide Arthritis (RA). Die Ursachen für die Gelenkbeschwerden werden offenbar nicht durch ein akutes Ereignis, wie z.B. ein Trauma, ausgelöst, sondern entwickeln sich wie im hier dargestellten Fall Fall eher schleichend. Die Gelenkbeschwerden beginnen mit einer Morgensteifigkeit und Schmerzen mit Schwellung und Überwärmung, i. d. R. zuerst an den Händen und dann am großen Zeh oder an der Schulter. Wichtig sind in diesem Zusammenhang die Verdachtskriterien zur Einschätzung einer rheumatischen Erkrankung, besonders im Vergleich mit den Kriterien zur Gicht. Als Verdachtskriterien für den Hausarzt gelten folgende Punkte:

- 2 oder mehr geschwollene kleine Gelenke
- Morgensteifigkeit von mehr als einer Stunde
- gelegentlich erhöhte BSG- oder CRP-Werte im Blut

Bei Frau Freytag sind alle 3 Kriterien erfüllt.

Ein negativer Befund der Rheumafaktoren (RF) schließt eine RA nicht grundsätzlich aus. Initial sind sie bei 40 % der Betroffenen positiv, im Krankheitsverlauf bei 80 %. Der Verdacht wird durch einen Nachweis von Rheumafaktoren oder Antikörpern gegen zyklische citrullinierte Peptide (ACPA oder CCP-Antikörper) allerdings erhärtet.

Welche Differenzialdiagnosen liegen nahe?

Durch gezieltes Nachfragen und weiterführende Untersuchungen sollte eine Gicht (Arthritis urica) ausgeschlossen werden. Eine exakte Diagnosestellung ist hier zentral, weil sich die Therapie einer rheumatischen Erkrankung deutlich von der Behandlung einer Gicht unterscheidet. Die physiotherapeutische Behandlung richtet oft sich primär nach den Symptomen bzw. entsprechend der physiotherapeutischen Diagnose. Jedoch können die Symptome bei Rheuma oder Gicht sehr ähnlich sein. Beide Erkrankungen gehen mit Entzündungszeichen an den Gelenken einher. Ein Bewegen der akut betroffenen Gelenke kann bei Rheuma unter Piccolotraktion indiziert sein. Eine leichte, wohldosierte Bewegung kann Fehlstellungen vermeiden. Bei einer Gicht hingegen kann es bei Bewegung über die mechanische Wirkung zu irreversiblen Knorpelschäden durch eingelagerte Kristalle kommen.

Differenzialdiagnose	Merkmal
rheumatoide Arthritis	• Morgensteifigkeit • Gelenkentzündungen – mit Schmerz, Überwärmung und Schwellung häufig beginnend in den kleinen Finger- und Fußgelenken • Schwellung ist unabhängig von der Belastung • mehrere Gelenke symmetrisch betroffen • erhöhte Blutsenkung (BSG) oder CRP-Werte • ggf. Rheumafaktoren oder ACPA- bzw. CCP-Antikörper positiv
Gicht	• Schmerzen, Überwärmung und Schwellung auch der distalen Interphalangialgelenke, besonders im Fuß (hier ist das Großzehengrundgelenk häufig als erstes betroffen), ggf. Zusammenhang mit der Aufnahme bestimmter Nahrungsmittel • Leukozytenanstieg, erhöhte BSG, erhöhte Harnsäure
Folgen von Traumata	akutes Ereignis eines Traumas wie Anstoßen oder Verdrehen eines Gelenkes oder einer Gliedmaße geht voraus
degenerative Gelenkerkrankungen, Arthrosen	• nur ein oder wenige Gelenke asymmetrisch betroffen • Funktionseinschränkungen stehen im Vordergrund • Schmerzen vor allem bei Bewegung, weniger in Ruhe • Schwellung belastungsabhängig, bei Entlastung meist resorbierbar

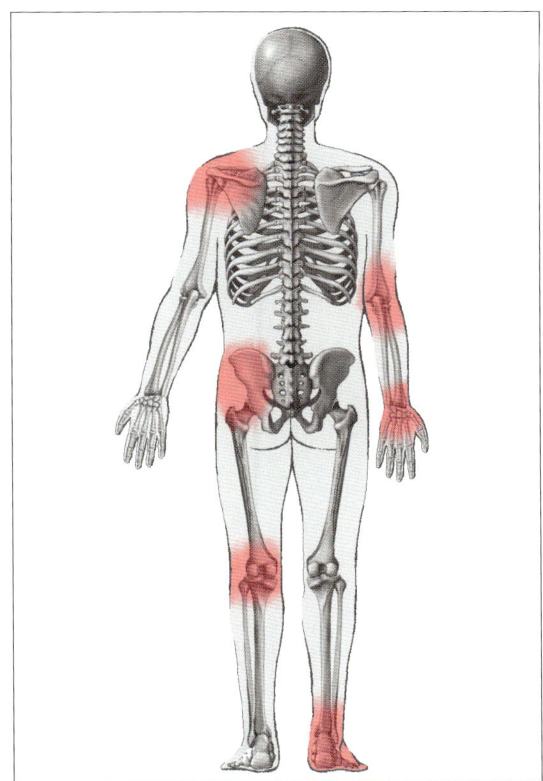

Bild 2: Übersicht häufig betroffener Gelenke bei rheumatoider Arthritis (RA)

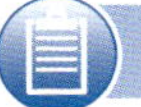

Hintergrund

Wie sehen die Ätiologie und Pathogenese der Grunderkrankung aus?

Die rheumatoide Arthritis (RA) zählt zu den häufigsten entzündlichen Erkrankungen der Gelenke. Sie wird auch als chronische Polyarthritis bezeichnet. Typisch für den Beginn der Erkrankung können zunächst unspezifische Symptome wie Abgeschlagenheit, nächtliches Schwitzen und Muskelschmerzen sein. Schmerzen in den kleinen Finger- oder Zehengelenken, die zu Beginn meist unsymmetrisch auftreten, wären ein weiterer Hinweis auf eine RA. Der Verlauf kann schleichend oder auch plötzlich sein. In der Regel sind die proximalen Interphalangialgelenke (PIP), die Fingergrundgelenke (Metacarpophalangialglenke) und die Handwurzelkochen befallen. In Abgrenzung zur Gicht sind die Gelenke der distalen Interphalagen (DIP) nicht tangiert. Morgensteifigkeit, Querdruckschmerz und Rheumaknoten (Ansammlungen von Fibroblasten, Epitheloidzellen und mononukleären Zellen) als Zeichen der entzündlichen Veränderungen in Sehnen und Subkutis finden sich bei 20 % der Betroffenen. Unspezifische Allgemeinsymptome wie Abgeschlagenheit, nächtliches Schwitzen oder Muskelschmerzen können hinzutreten.

Die Krankheit verläuft meistens in Schüben, die zwischen einigen Wochen und Monaten andauern. Zwischen den Schüben können die Patienten beschwerdefrei sein. Häufig sind im Verlauf immer mehr Gelenke betroffen. Hier trifft es besonders häufig Fuß-, Knie-, Hüft- und Schultergelenke.

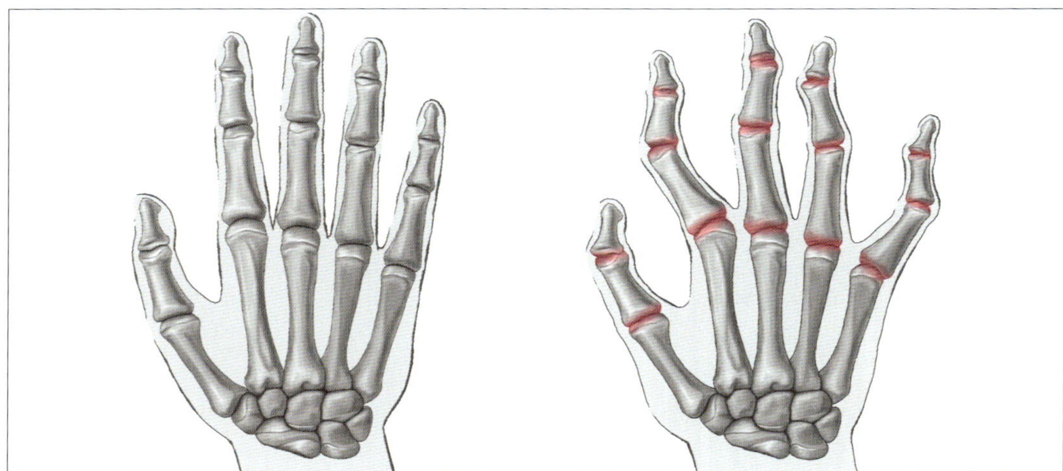

Bild 3: Gegenüberstellung: Normales Gelenk – Gelenkveränderung bei rheumatoider Arthritis

Die Diagnosestellung obliegt in Deutschland den Rheumatologen. Diese nutzen die **2010 ACR[1]/EULAR-Klassifikation** für die Befunderhebung. Nach der Ermittlung anhand von standardisierten Kriterien mit einem Punktwert von 0–10 gelten Patienten ab einem Punktwert von 6 als Patient mit einer rheumatoiden Arthritis. Bei der Untersuchung stehen **4 Bereiche** im Fokus. Siehe Tabelle **ACR/EULAR-Klassifikationskriterien für die RA:**

ACR/EULAR-Klassifikationskriterien für die RA		
A	**Schwellung durch Synovialitis/Druckschmerz an Gelenken**	Score
	1 großes Gelenk, wie Knie oder Schulter	0
	2–10 große Gelenke	1
	1–3 kleine Gelenke, wie Fingergelenke (mit/ohne Beteiligung von großen Gelenken)	2
	4–10 kleine Gelenke (mit/ohne Beteiligung von großen Gelenken)	3
	> 10 Gelenke (davon mindestens 1 kleines Gelenk)	5
B	**Serologie (mindestens ein Testergebnis erforderlich)**	
	negative RF und negative CCP-AK	0
	niedertitrig RF oder CCP-AK positiv	2
	hochtitrig RF oder CCP-AK positiv	3
C	**Akute-Phase-Reaktion (mindestens ein Testergebnis erforderlich)**	
	unauffälliges CRP und unauffällige BSG	0
	erhöhtes CRP oder beschleunigte BSG	1
D	**Dauer der Beschwerden**	
	< 6 Wochen	0
	≥ 6 Wochen	1

Vgl. hierzu auch: Arthritis & Rheumatism, Vol. 62, No. 9, September 2010

Bei mehr als 6 Punkten wird die Diagnose Rheumatoide Arthritis gestellt.

1 ACR = American College of Rheumatology

Welche Komplikationen sind bei dieser Erkrankung möglich?

Komplikationen bei Befall der Gelenke im Handbereich		
	typische Deformität	Darstellung
Interphalangialgelenke	**Ulnardeviation**	Zeichnung 1
Handwurzelknochen	**Handskoliose** Ulnares Abweichen der Hand-wurzel	Zeichnung 2
proximale Interphalangialgelenke Handgelenke	**Fingersubluxation**	Zeichnung 3
proximale Interphalangialgelenke	**Transversaler Bogen**	Zeichnung 4
Ulnarköpfchen-Handwurzelknochen	**Caput-ulnae-Syndrom** Hervortreten und Überempfindlichkeit des Ellen-köpfchens am Handgelenk	Zeichnung 5
	Schwanenhalsdeformität	Zeichnung 6
proximale Interphalangialgelenke	**Knopflochdeformität** PIP schlüpft durch Dorsal-Apponeurose	Zeichnung 7
Daumengrundgelenk	**90°/90°-Deformität des Daumens** Fixierte Beugestellung im Daumengrundgelenk und Überstreckung des Daumengelenkes	Zeichnung 8
Daumen	**Opernglasdeformität**	Zeichnung 9

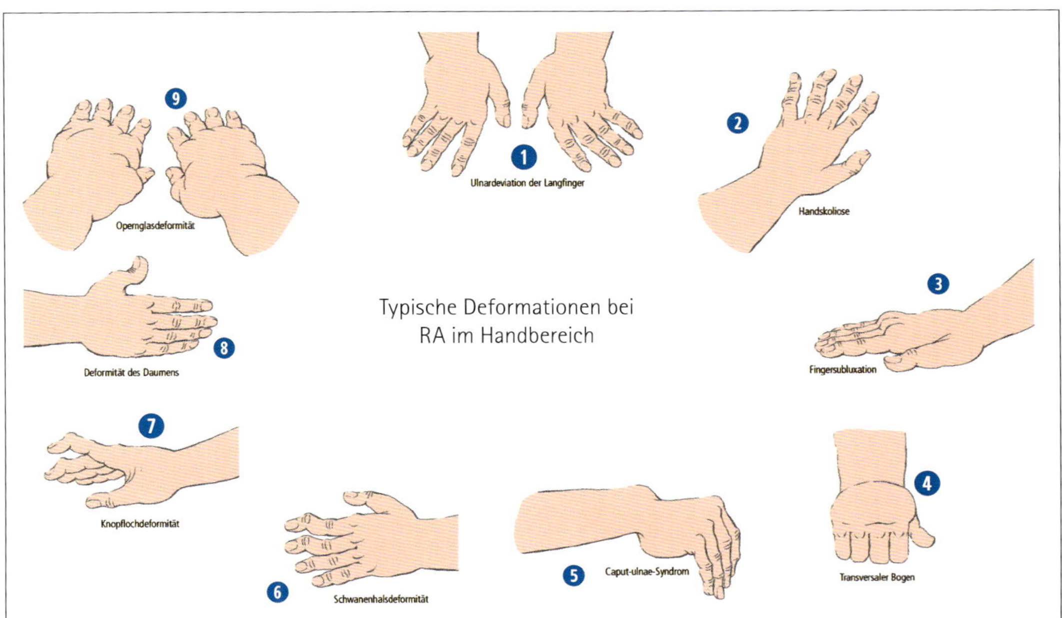

Bild 4: Handdeformationen

Komplikationen bei Befall der Gelenke im Fußbereich		
betroffene Körperregion	**typische Deformität**	**Darstellung**
Großzehengrundgelenke	**Hallux valgus** Abweichung der Großzehe nach außen	Zeichnung ❶
Großzehenendgelenke	**Hallux rigidus** Überstreckung des Großzehenendgelenkes bei Arthrose des Großzehengrundgelenkes bei schmerzhafter Beweglichkeit	Zeichnung ❷
Zehenendgelenke	**Hammerzehen** Fixierte Beugestellung der Zehenendgelenke	Zeichnung ❸
Bänder und Sehnen in den Füßen	**Spreizfuß** Durch Lockerung des Gewebes an Bändern und Sehnen durch Rheuma	Zeichnung ❹
Bänder und Sehnen in den Füßen	**Windmühlenvorfuß** Abweichung aller Zehen nach außen durch Lockerung des Gewebes an Bändern und Sehnen durch Rheuma	ohne Abbildung
Bänder und Sehnen in den Füßen	**Platt-Knickfuß** Erweichung des Bindegewebes durch Rheuma	Zeichnung ❺

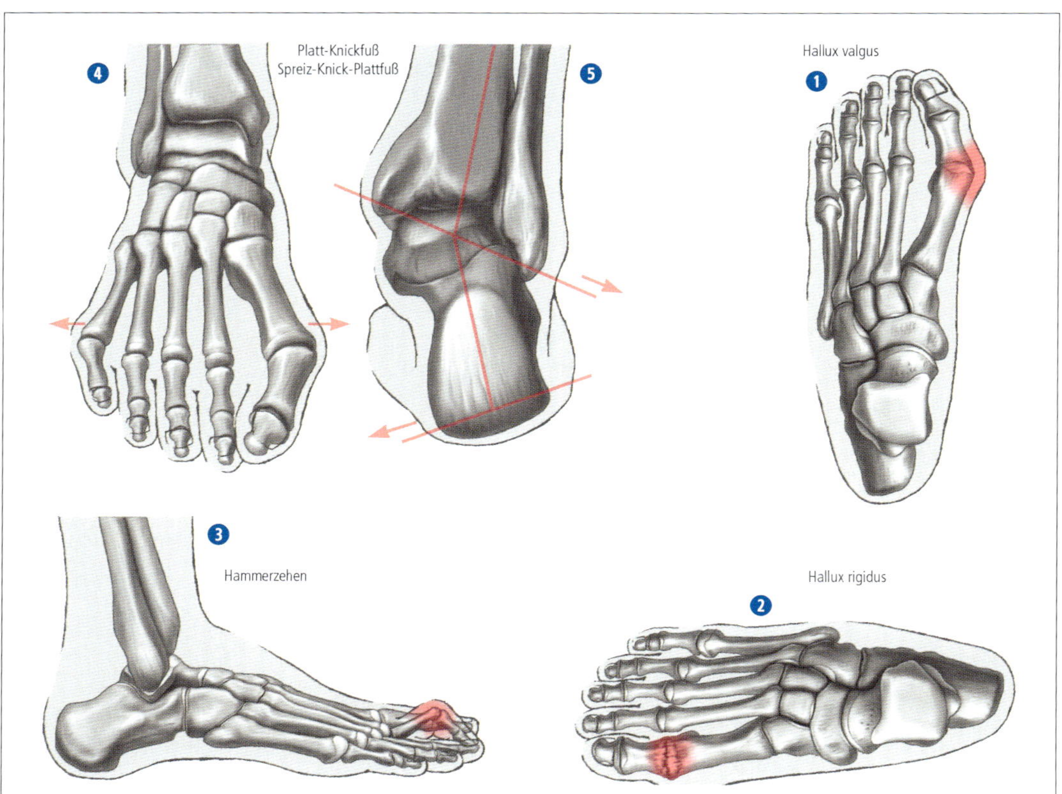

Bild 5: Fußdeformationen

Komplikationen an weiteren Gelenken	
betroffene Gelenke	**typische Veränderung**
Hüftgelenk	**Coxarthrose** ggf. mit **Protusio acetabulum** Einwandern der Hüftpfanne in das kleine Becken **künstliches Hüftgelenk**
Schultergelenk	**druckschmerzhafte Schwellung** ventral tastbar: eingeschränkte Beweglichkeit des Schultergelenkes
Ellenbogen	**druckschmerzhafte Schwellung** Bewegungseinschränkung, meist Streckdefizit
Wirbelsäule	**Druckschmerzhaftigkeit der Dornfortsätze und danebenliegenden Muskulatur** Bewegungseinschränkungen von Kopf und Rumpf, Missempfindungen der Arme, Beine, oder des Rumpfes. Gefühlsstörungen und Muskelschwäche der Arme und Beine. Gelegentlich Schwindel, Übelkeit, Schluck- und Atemstörungen

Welche Interventionen sind in der multidisziplinären Behandlung üblich?

Üblicherweise ist der Hausarzt regelmäßig der erste Ansprechpartner für den Patienten. Dieser wird ihn zum Rheumatologen überweisen, der die standardisierten Behandlungsmethoden und die Begleiterkrankungen im Blick hat. Bei einer zusätzlichen Herzkomponente kommt auch die Expertise des Kardiologen hinzu.

Eine regelmäßige Bewegung durch Physiotherapie oder Sporttherapie in Einzelsitzungen oder in der Gruppe wirkt sich nach der AWMF-Richtlinie zur rheumatoiden Arthritis positiv aus. Wichtig sind in diesem Zusammenhang auch die Wirkungen von Hydro-, Thermo-, Elektro- und Ultraschalltherapie und Massage.

Regelmäßiger Breitensport ist eine sehr gute Möglichkeit, sich regelmäßig zu bewegen, ohne immer an Krankheiten zu denken und so die Lebensqualität zu erhalten oder zu steigern. Bei Beeinträchtigungen der Alltagsbewegungen durch Schmerzen oder insbesondere bei Deformitäten ist neben der Physiotherapie gerade die Ergotherapie spezialisiert auf die Beratung und pragmatische Anpassung von Hilfsmitteln für das alltägliche Leben, wie das Anbringen von Griffverdickungen für Messer und Gabel oder das Aufheben von Dingen über eine Hilfskonstruktion mit einem Haken an einem Bügel.

Schon bei leichten Veränderungen der Füße, wie z. B. bei Frau Freytag eine leichte Verdickung am Großzehenballen, sollte dem Schuhwerk früh Beachtung geschenkt werden. Hier ist beispielsweise individuell angepasstes orthopädisches Schuhwerk zu empfehlen.

Sollten die Schmerzen den Patienten über längere Zeit stark beeinträchtigen, kann eine psychologische Intervention angeraten sein. Grundsätzlich sollte der Physiotherapeut in der Beratung den Patienten ermuntern, sich für Patientenschulungen oder Selbsthilfegruppen zu interessieren. Die deutsche Rheuma-Liga bietet gut organisiertes Netzwerk mit zahlreichen Serviceangeboten für Betroffene.

Je nach beruflicher Tätigkeit und Krankheitsverlauf kann die Konsultation von Sozial- und Arbeitsmedizinern erforderlich sein, um den Arbeitsplatz anzupassen oder ggf. eine Umschulung einzuleiten.

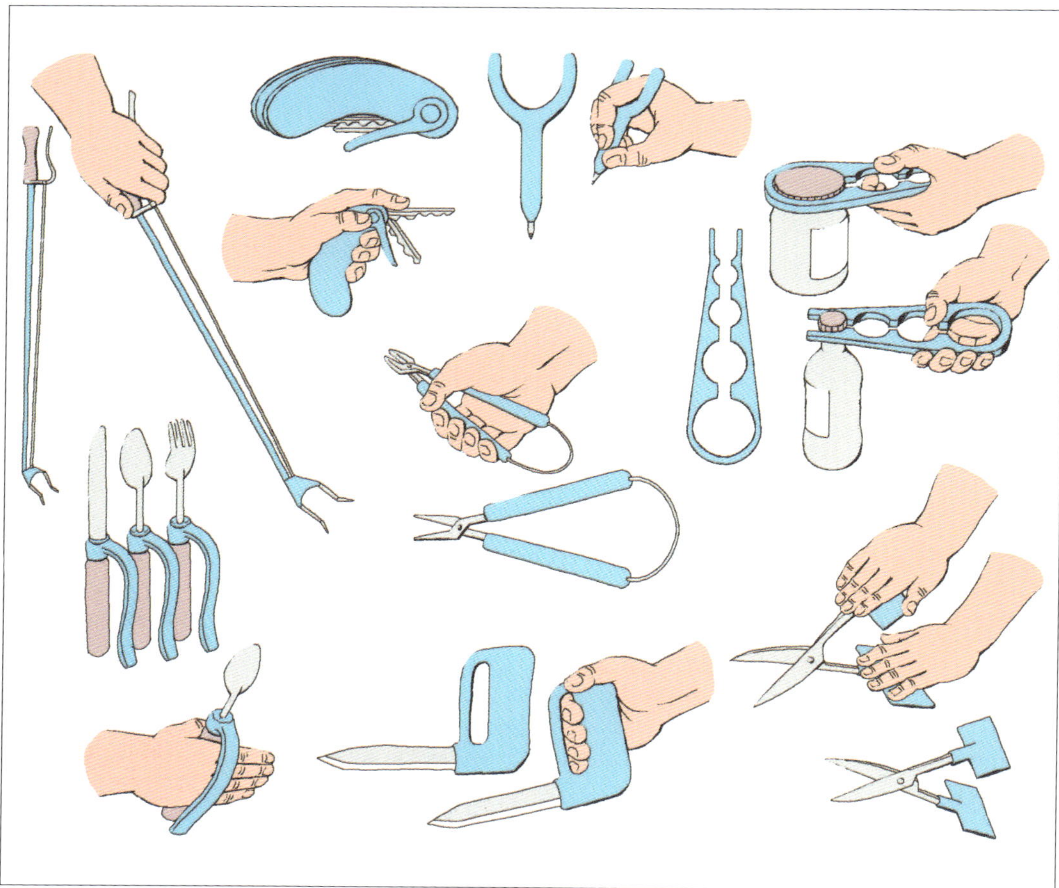

Bild 6: Alltagshilfen

Welche komplementären Verfahren zeigen Wirkung?

Zahlreiche Studien (Rheumaleitlinie, Cochrane) belegen, dass einige komplementäre Verfahren, wie Akupunktur, Tai-Chi (explizit bei Betroffenheit der unteren Extremitäten), Ayurveda, Radon-Therapie, Ernährungsumstellung, Phytotherapie und Homöopathie auch bei rheumatoider Arthritis positive Wirkung zeigen.

Welche Pathomechanismen und Leitsymptome sind physiotherapeutisch relevant?

- immunologische Gelenkentzündung mit entsprechenden Entzündungszeichen:
  - Druckschmerz
  - Rötung und Überwärmung
  - Schwellung
  - beeinträchtigte Gelenkfunktion
- Gelenkdestruktion
- extraartikuläre, nekrotisierende Prozesse

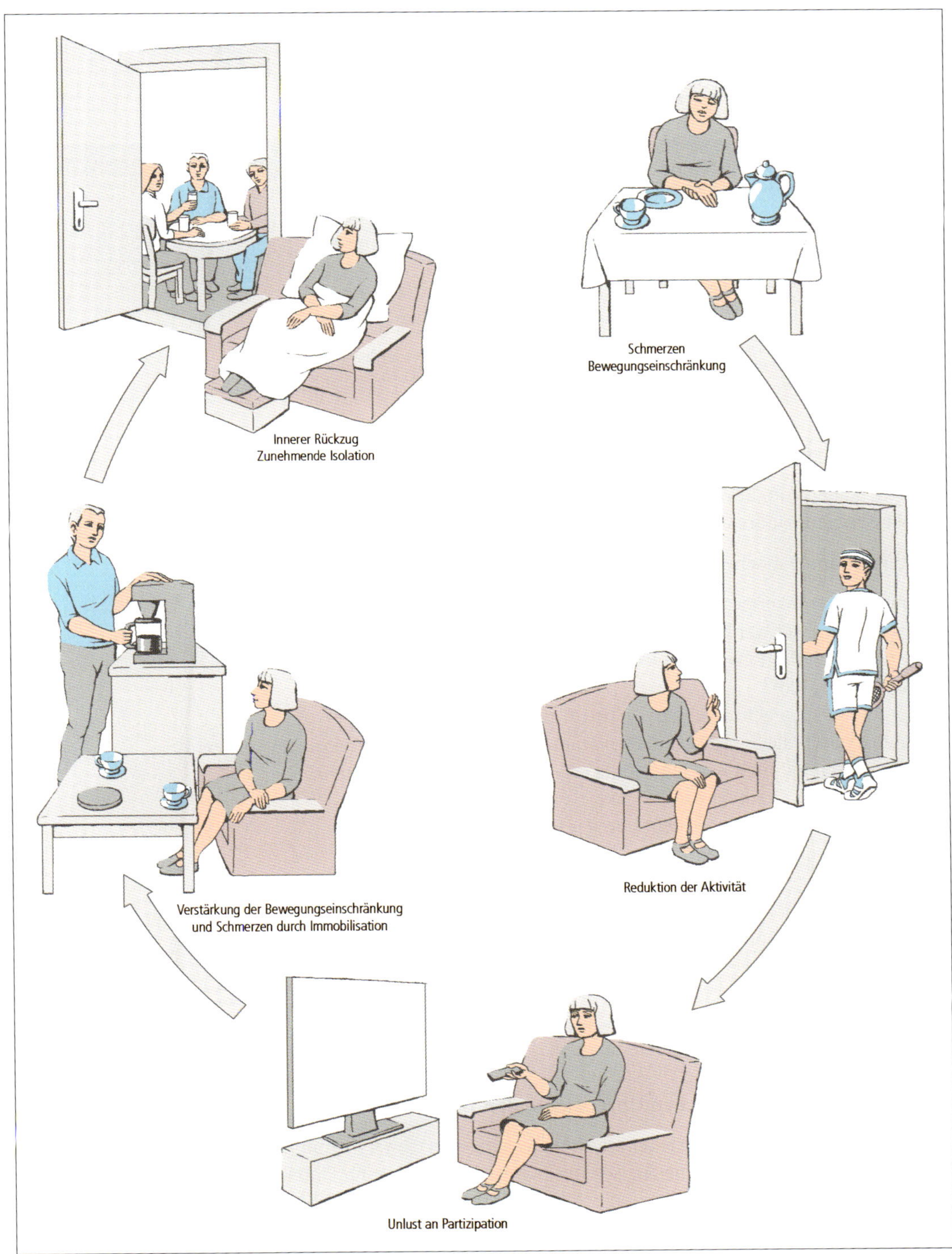

Bild 7: Teufelskreis Immobilität

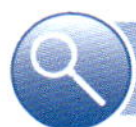

Physiotherapeutische Untersuchung

Welche typischen Antworten erwarten Sie in der Anamnese?

Thema der Frage:	Mögliche Antwort:
Morgensteifigkeit	„Beim Aufwachen bin ich völlig steif – ich fühle mich wie eingerostet."
Gelenkentzündungen	„Plötzlich waren die Finger dick und geschwollen." „Die Schmerzen kamen wie angeflogen."
dauerhafter Schmerz	„Ich beiße die Zähne zusammen und es geht weiter."
Gelenkfunktion	„Das Tennisspielen habe ich aufgegeben." „Das Greifen und Halten von Gegenständen ist unsicher." „Beim Schreiben auf der Tastatur muss ich öfter Pausen machen."

Zum Verhalten und Erleben

Gezielte Fragen zum Bewegungserleben spielen eine sehr große Rolle, um die Freude an der Bewegung im Hinblick auf eine optimale Partizipation nachhaltig zu erhalten.

Weitere anamnestische Fragen:

- Sind Vorerkrankungen bekannt? Gibt es Befunde?
- Gibt es Tagesschwankungen bei den Symptomen?
- Wie hat sich das Bewegungsverhalten in den letzten Jahren verändert?
- Wenn ja, warum?
- Körperliche Beanspruchungen im beruflichen/privaten Kontext?
- Gibt es durch die Symptome Auswirkungen im beruflichen oder sozialen Kontext?
- Welche Maßnahmen wurden bereits ergriffen? Mit welchem Ergebnis?
- Gibt es Unterstützung von der Familie, Freunden oder im Beruf?
- Was verspricht sich der Patient von der Physiotherapie?

Allgemein:

- Betroffen seit wann?
- Operationen wann und welche?

Schmerzanamnese:

- Wo? Wann? Wie? Schmerzskala (VAS)?
- Bei Ruhe, bei Belastung? Tageszeitabhängig?

Welche physiotherapeutischen Untersuchungen führen Sie durch?

Grundsätzlich sollte zu Beginn einer physiotherapeutischen Untersuchung bei Patienten mit einer Erkrankung des rheumatischen Formenkreises mit Skelettbeteiligung eine Einteilung nach Steinbrocker vorgenommen werden. Diese Untersuchungsmethode zeichnet sich also zunächst nicht durch separate Funktionstest einzelner Gelenke, sondern durch die Beurteilung notwendiger Alltags- und Gebrauchsfunktionen für den Alltag aus.

Funktionsprüfungen (Steinbrocker)

I meistert tägliches Leben und Berufstätigkeit ohne Einschränkung

II trotz Schmerzen und Bewegungseinschränkung zu normaler Aktivität fähig, evtl. nur mit kleinen funktionellen Einschränkungen

III bedeutende Schwierigkeiten, im täglichen Leben auf fremde Hilfe beim Ankleiden, bei der Hygiene, beim Essen oder bei Transporten angewiesen, mehr als 50 % bis 100 % arbeitsunfähig

IV vollständig von fremder Hilfe abhängig, ganz oder fast ganz an Rollstuhl oder Bett gebunden, 100 % arbeitsunfähig

Bei der Betrachtung der oberen Extremität sind 2 Bewegungsmuster von Interesse:

1. Bewegungen, die von der Streckung in die Beugung, d. h. zum Körper hin, sind wichtig für Alltagsfunktionen, wie z. B. Essen, Ankleiden, Kämmen, Waschen, tägliche Toilette, Schürzengriff, Nackengriff etc.
2. Bewegungen, die vom Körper weggerichtet sind und somit das maximale Arbeitsfeld der oberen Extremität bestimmen.

Bei der Betrachtung der unteren Extremität sind ebenfalls 2 Bewegungen von Interesse:

1. Bewegungen von der Streckung in die Beugung zur Verrichtung von Alltagsfunktionen, wie z. B. Strümpfe anziehen.
2. Bewegungen von der Beugung in die Streckung zur Fortbewegung, wie z. B. das Aufstehen, Gehen oder Treppensteigen.

Bewegungssystem

Der Patient sollte entsprechend seiner individuellen Bedürfnisse seinen Schwerpunkt in Bezug auf die **Aktivitäten des täglichen Lebens (ADLs)** benennen. Dieses ist dann für die gemeinsame Therapiezielabsprache besonders wichtig, wenn sehr viele Gelenke betroffen sind. Nicht immer ist das Gelenk, das dem Therapeuten am meisten in die Augen fällt, auch für den Patienten das wichtigste. Er sollte Gelegenheit bekommen, seine eigenen Bedürfnisse zu reflektieren und zu äußern. Hierbei steht ihm der Therapeut zur Seite und fragt nach Auffälligkeiten beim Liegen, Drehen, Sitzen, Stehen, Gehen, Laufen, Springen, Hüpfen oder bestimmte Aktivitäten, wie Schreiben, Pullover anziehen, Bluse zuknöpfen etc.

Wichtig ist herauszufinden, was dem Patienten am wichtigsten ist.

Sollten es die Hände sein, wie bei Frau Freytag, so folgt hier eine gezielte Untersuchung mit dem Schwerpunkt auf den Hand- und Fingergelenken. Hier spielen ggf. auch Veränderungen der Haut eine direkte Rolle für die Physiotherapie, da Wunden, Narben, etc. die Bewegung einschränken können oder die Durchblutungsförderung zur Wundheilung auch durch Bewegung induziert sein kann.

Inspektion:

- Hautveränderungen? Z. B. Rötung, Trophik, Narben?
- Schwellungen? Wo?
- Muskelatrophien? Welche?
- Fehlstellungen? Welche?
- andere Auffälligkeiten? Rheumaknoten?
- Orthesenversorgung?

Palpation:

- Hautveränderungen? Z. B. Verschieblichkeit?
- Schwellung? Kapsel derb, Erguss weich, sulzig?
- gestörte Sensibilität? Karpaltunnelsyndrom?
- Druckschmerzpunkte? Gaenslen, Ulnarköpfchen?
- Krepitation? Artikulär, tenosynovitisch?

Gelenkuntersuchung:

- Gelenkbeweglichkeit? Hypomobil, hypermobil?
- Gelenkstabilität? Insuffizient? Z. B. kein transversaler Bogen, typische Deformitäten?
- Bewegungsqualität bei Alltagsbewegungen?
- andere Auffälligkeiten?

Achtung: Rheumatoide Arthritis kann auch zu strukturellen Veränderungen der Bänder führen. Manuelle Tests der Gelenke, insbesondere der oberen HWS, sollen nur vorsichtig eingesetzt werden. Die funktionelle Untersuchung der Gelenke steht im Vordergrund.

Kraft und Geschicklichkeit:

- Hakengriff
- Hammergriff
- Zylindergriff
- Präzisionsgriff
- Schlüsselgriff
- Spitzgriff
- Kraftverlust beim Greifen
- Vergrößerung der Greifkraft durch stabilisierende Orthesen an den MCP-Gelenken
- Manipulatorische Geschicklichkeit: Aus-/Einräumen einer Streichholzschachtel

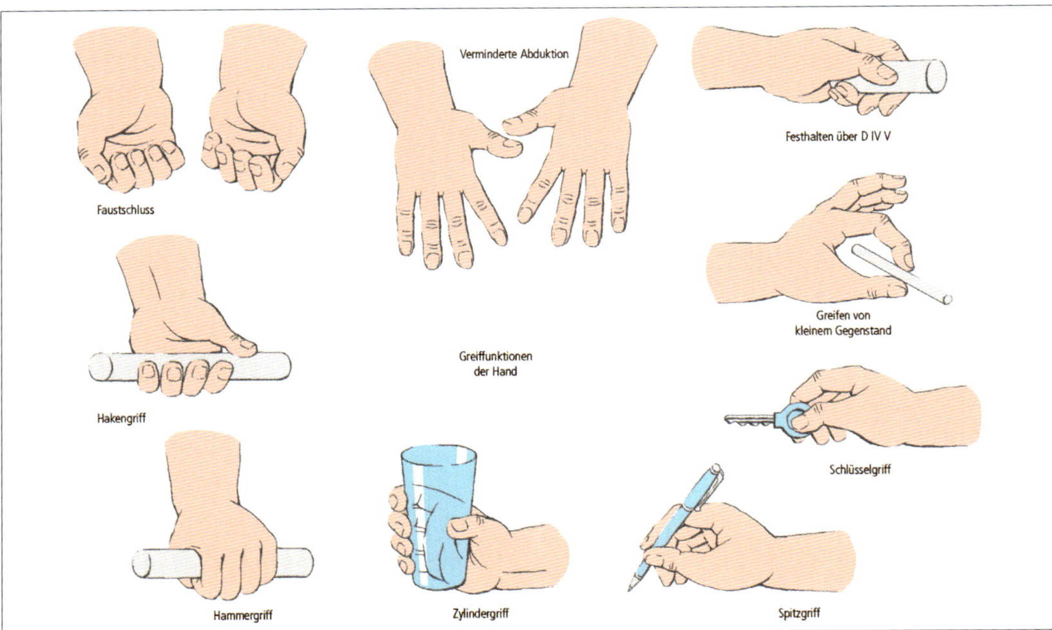

Bild 8: Greiffunktionen der Hand

Innere Organe

Damit der rheumatischen Arthritis sehr häufig eine Beeinträchtigung der Herzfunktion einhergeht, sollte das Herz-Kreislauf-System sowohl beim Befund als auch bei der Behandlung entsprechend berücksichtigt werden, auch wenn der Patient hier keine Beschwerden angibt.

Herz-Kreislauf

- Puls, Blutdruck
- subjektives Belastungsempfinden mit BORG-Skala
- 2-, 6- oder 12-Minuten-Gehtest

Welche Untersuchungen anderer Professionen leiten Sie ein?

Sofern noch keine ärztliche Diagnose und entsprechende Befunde vorliegen:

Einleitung ärztlicher Untersuchungen/Weiterleitung an folgende medizinische Fachrichtungen

- Hausarzt, Rheumatologe, ggf. Kardiologe
- Blutwerte
- Inspektion, Ultraschall, Röntgen, besonders der Hände
- Belastungs-EKG

Einleitung einer Ernährungsberatung

- Überprüfung der Ernährungsgewohnheiten
- ggf. Anpassung der Ernährung zur Unterstützung der entzündungshemmenden Therapie

Einleitung einer medizinischen Fußpflege

- Erhebung eines Hautstatus im Fußbereich

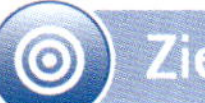

Ziele

Welche PT-Diagnose und Leitsymptome ergeben sich?

Die physiotherapeutischen Diagnosen lauten:

- Morgensteifigkeit bei Verdacht auf eine rheumatoide Arthritis
- Entzündung der Gelenkschleimhaut (Membrana synovialis) an den Fingergrundgelenken und Daumensattelgelenk
- Entzündung der Großzehengrundgelenke
- (reduzierte aerobe) Belastbarkeit

Wie lauten typische Ziele und Arbeitshypothesen?

- Verbesserung und Erhalt der allgemeinen Beweglichkeit in Bezug auf die Partizipation, d. h. Teilnahme am gesellschaftlichen und beruflichen Leben
- Aktivierung des gesamten Körpers in Bezug auf die individuellen Bedürfnisse
- Verbesserung der Beweglichkeit und Erhalt der betroffenen Gelenke inklusive der Nachbargelenke
- Beratung zur funktionellen Gestaltung des alltäglichen Bewegungsverhaltens, z. B. Halten der Tasse mit beiden Händen, evtl. suche nach Sportart, die gelenkschonender ist, z. B. Rückenschwimmen

- Beratung zur Hilfsmittelversorgung, wie beispielsweise Griffverdickungen am Schreibgerät
- Reduktion der Schmerzen
- Verbesserung der Entspannungsfähigkeit
- Verbesserung und Erhalt der aeroben Ausdauer
  - allgemein
  - gezielt in der unteren Extremität
- nachhaltige Beratung zur regelmäßigen Bewegung
- Hinführen und Begleiten bei Eigenübungen
- Hinführen zu Mitgliedschaft im Sportverein, Teilnahme an Selbsthilfegruppen etc.
- Hinführen zur Übernahme von Eigenverantwortung

Therapie – Behandlungsgrundsätze

Wie sieht Ihre Behandlungsstrategie aus?

- früher Beginn der Physiotherapie, um möglichst viel Gelenkfunktion zu erhalten
- Beratung zur regelmäßigen Bewegung der Hände, ggf. Hilfsmittel, Orthesen, Schuhwerk, ggf. Arbeitsplatzgestaltung
- wohldosierte regelmäßige Bewegung
- Einsatz schmerzlindernder Maßnahmen vor der Bewegungstherapie, wie z. B. in Absprache mit dem Arzt zur Einnahme von Schmerztabletten
- Umgang mit Eistherapie bei Entzündungszeichen, wie geschwollenen, geröteten und überwärmten Gelenken oder Wärme bei inaktiven Gelenken, z. B. sogenannten „kalten Knoten", d. h. verdickte Gelenke ohne Rötung und Überwärmung
- gemeinsames Erarbeiten eines Therapieplanes zur Förderung der aeroben Ausdauer und zur Gewichtsreduktion

Welche Behandlungsprinzipien berücksichtigen Sie?

- Optimierung der Partizipation, Einbinden des sozialen Umfeldes
- Erhalt der Vitalität bei einer chronischen und oft progredienten Erkrankung
- bestmöglicher Umgang mit Schmerzen
- Erarbeiten der optimalen Dosierung von Be- und Entlastung
- auf die physiologische Bewegung und Belastung der Gelenke achten, Vermeiden von Schonhaltungen
- individuell abgestimmte Therapiepläne

Welche Kontraindikationen und Limitationen beachten Sie?

- nicht zu viel und nicht zu wenig: Erkenne Deine Grenzen. Erarbeiten eines individuellen Trainingsprogramms mit exakt angepasster Dosierung.
- keine Moralisierungen
- unbedingt immer auf Herzbelastbarkeit achten

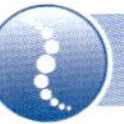

Therapie – Physiotherapeutische Maßnahmen

Welche therapeutischen Maßnahmen leiten Sie ein?

- Information und Beratung
  - Informationen zur rheumatoiden Arthritis
  - Erklärung der physiotherapeutischen Maßnahmen
  - Alltagshilfen: zum Schreiben, z.B. Griffverdickung, zum Essen, z.B. Antirutschunterlage für den Teller, ggf. Griffanpassung am Tennisschläger, Schuhwerk, z.B. druckfreies weiches Leder am Großzehenballen

Merke! Im Sinne einer effektiven physiotherapeutischen Behandlung ist für Patienten mit rheumatoider Arthritis regelmäßiges aerobes Ausdauertraining wichtig. Das Ermuntern zur regelmäßigen möglichst freudvollen Bewegung steht bei Menschen, die rheumatoide Arthritis haben, im Vordergrund. Studien belegen, dass angepasste, regelmäßige Bewegung einen besseren Effekt auf den Krankheitsverlauf haben, als auf Bewegung aufgrund der Schmerzhaftigkeit weitgehend zu verzichten.

- Reduktion der Gelenkentzündung und Schmerzen
  - feuchtes Langzeiteis
  - Heublumenwickel
  - kalte Fangopackung
  - intermittierende Piccolotraktion
  - Elektrotherapie
  - isometrische Spannungsübungen
- Erhalt der Fingergelenksbeweglichkeit und Muskelkraft
  - aktive Hand-Fingerbewegungen
  - Bewegung mit Therapieknete
  - Übungen im warmen Wasser
  - Übungen mit Gummibändern (Erhalt der Streckung!)
  - isometrische Spannungsübungen
- allgemeine Aktivierung
  - aktive Bewegung aller Gelenke einzeln und kombiniert
  - PNF
  - funktionelle Bewegungsübungen
  - Üben von Alltagsfunktionen
  - Haltungsschulung, Gangschule
  - Wassergymnastik
- aerobes Ausdauertraining
  - Fahrradfahren (Fahrrad gelenksschonend einstellen!)
  - Schwimmen
  - Gehen, auch Aquajogging
- psychosoziale Unterstützung
  - Die Freude an der Bewegung sollte durch ressourcenorientierte Beratung, individuell gestaltetes Therapie-/Trainingsprogramm und professionelle Begleitung geweckt und nachhaltig gefördert werden.
  - Erarbeiten eines gemeinsam erarbeiteten, ansprechenden Bewegunsprogramms
  - Herstellen vom Kontakt zu Selbsthilfegruppen

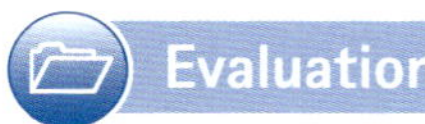

Evaluation

Welche Kriterien evaluieren Sie?

Standardisierte Tests/Evaluationskriterien

- Schmerzen – VASkala
- Schwellung – ggf. Umfangsmessungen mit Maßband
- Überwärmung – Einschätzung über den Handrücken
- Gelenkbeweglichkeit über Funktionstests und ggf. Neutral-Null-Methode

Physiologische Zustände, die es möglichst wieder zu erreichen gilt, sind:

I. Reduktion der Schmerzen

- in Ruhe und bei Belastung
- verbesserter Umgang mit Schmerzen

II. Verbesserung und Erhalt der Gelenksbeweglichkeit

- Aktivitäten des täglichen Lebens, wie das Schreiben bei Frau Freytag
- Hautfarbe: rosig, durch durchblutungsfördernde Maßnahmen
- Trophik: glatt, schrunden- und wundenfrei

III. Verbesserung und Erhalt der allgemeinen aeroben dynamischen Ausdauer

- Nachweis regelmäßigen Trainings, wie Radfahren, Laufen, Schwimmen etc.
- Ermuntern zum bewegungsfreudigen Hobby, wie beispielsweise einen Hund halten.

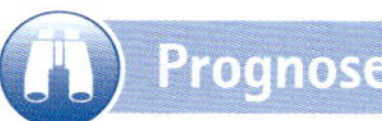

Prognose

In welche Richtung geht Ihre Prognose?

Spätfolgen sind bei einer konsequenten Einhaltung der angepassten ärztlichen Therapie, der diätischen Vereinbarungen, der medizinischen Fußpflege und eines individuellen (physiotherapeutischen) Trainingsplanes größtenteils vermeidbar. Unbehandelt ist bei der Erkrankung nach ca. 10 Jahren mit Spätfolgen zu rechnen: strukturelle Veränderungen an Bändern, Bewegungseinschränkungen, Abbau von Muskulatur, Gelenkdestruktion, Nekrosen.

Zusammenfassung ❮❮

Bei entzündlich rheumatischen Erkrankungen, wie der rheumatoiden Arthritis ist die regelmäßige Physiotherapie wichtiger Bestandteil der Behandlung.

Typische Symptome bei Patienten mit RA sind mehrere geschwollenen Gelenke, Morgensteifigkeit und der Nachweis einer Entzündung im Blutbild. Die Erkrankung verläuft i.d.R. chronisch. Es können sich typische Fehlstellungen der Hände, Finger und Füße bzw. Zehen entwickeln.

Die professionelle Versorgung obliegt einem multidisziplinären Team. Leitsymptome sind immunologisch bedingte Gelenkentzündung mit entsprechenden Zeichen wie Schmerzen, Schwellung, Überwärmung und Funktionsstörungen. Durch den chronischen Krankheitsverlauf können die Veränderungen der Körperfunktion- und Struktur zu erheblichen Einschränkungen von Aktivitäten und der Beeinträchtigung der Partizipation im privaten sowie beruflichen Kontext führen.

Im Vordergrund steht die Partizipation, insbesondere der Erhalt der Arbeitsfähigkeit, um einen gesellschaftlichen Abstieg zu vermeiden.

Schwerpunkt der physiotherapeutischen Untersuchung ist, nach einer ausführlichen Anamnese, das Bewegungssystem. Außerdem werden grundsätzlich die Parameter für die Herz-Kreislauf-Funktion erhoben, um die Therapie entsprechend der individuellen Belastbarkeit zu gestalten.

Folgende therapeutische Strategien und Ziele sind hier üblich:

Beratung zum funktionellen Bewegungsverhalten im Alltag, inklusive der Hilfsmittelversorgung, Reduktion von Schmerz, Verbesserung und Erhalt von Gelenkbeweglichkeit und Kraft sowie Erhalt der aeroben Ausdauer.

Informationen und Beratung soll integrativ während der gesamten Therapie individuell durchgeführt werden. Eine enge interprofessionelle Zusammenarbeit gehört zum Selbstverständnis einer gelingenden Therapie rheumatischer Patienten.

Zum Nachweis der Wirksamkeit der Physiotherapie werden, je nach Symptomatik des Patienten, 2–3 standardisierte Test ausgewählt und zur Verlaufskontrolle eingesetzt.

Gut angepasste ärztliche Behandlung, regelmäßige Physiotherapie und konsequente Eigenbehandlung können die Prognose der rheumatoiden Arthritis positiv beeinflussen.

Quellen:

Literatur:

Aletaha D et al. 2010 Rheumatoid Arthritis Classification Criteria, Arthritis & Rheumatism, Vol. 62, No. 9, September 2010, pp 2569–2581.

Gruber, A. & Donhauser-Gruber, U. (2013): Rheuma: Untersuchen und Behandeln entzündlich-rheumatischer Erkrankungen. 1. Aufl. Thieme, Stuttgart.

Hüter-Becker, A. & Dölken, M. (2015): Physiotherapie in der Orthopädie. 3. Auflage. Thieme, Stuttgart.

Internet:

Deutsche Rheuma-Liga Bundesverband e.V. (2018): Rheumatoide Arthritis – Therapie und Lebensperspektiven: Ein Ratgeber für Betroffene. 9. Aufl. Bonn: Deutsche Rheuma-Liga Bundesverband e.V., 2018. In: URL: https://www.rheuma-liga.de (aufgerufen am 26.09.2022).

Fiehn, C. et al. (2018): Therapie der rheumatoiden Arthritis mit krankheitsmodifizierenden Medikamenten. S2e-Leitline. In: URL: https://www.awmf.org (aufgerufen am 26.09.2022).

Patermann, J. et al. (2015): EULAR-Empfehlungen für die Schulung von Patienten mit entzündlich-rheumatischen Gelenkerkrankungen. In: Zeitschrift für Rheumatologie. Springer, Berlin, Heidelberg. https://dgrh.de/dam/jcr:189e5374-6ba1-46c0-89c4-6e8489b52b82/eular_empfehlung.pdf (aufgerufen am 26.09.2022)

Ramiro, S. et al (2011): Combination therapy for pain management in inflammatory arthritis (rheumatoid arthritis, ankylosing spondylitis, psoriatic arthritis, other spondyloarthritis). The Cochrane Collaboration. Published by John Wiley & Sons, Ltd. online 05. Oktober 2011: In: URL: https://pubmed.ncbi.nlm.nih.gov/21975788/ (aufgerufen am 26.09.2022).

9 Leukämie/Onkologie – Herr Krebs will leben

Schwerpunkt: Therapie von Patienten mit onkologischen Erkrankungen

Bei der Behandlung von Menschen, die an lebensbedrohlichen Erkrankungen, wie zum Beispiel Leukämie, erkrankt sind, steht die interdisziplinäre Ausrichtung der Therapie im Vordergrund. Hierbei müssen nicht nur die somatischen, sondern auch die psychosozialen Aspekte der Erkrankung berücksichtigt werden, was idealerweise eine Kooperation von Ärzten, Physio-, Ergo- und Psychotherapeuten beinhaltet. Um den Menschen ein weitgehend selbstständiges Leben zu ermöglichen, ist es zudem von besonderer Bedeutung, ihre Bewegungsfähigkeit, zum Beispiel durch die Verbesserung der aerobben Ausdauer, zu fördern. Somit kann die Physiotherapie dazu beitragen, die direkten und indirekten Folgen von Krebs und der Krebstherapie (Chemotherapie und Bestrahlung) zu lindern bzw. den Umgang mit der Krankheit zu erleichtern/zu unterstützen. Aufgrund der existenziell bedrohlichen Situation ist es hier besonders wichtig, den individuellen Bedürfnissen und Wünschen der Patienten gerecht zu werden. Ein ganzheitlicher Ansatz berücksichtigt somit die Lebensbereiche Familie, Arbeit und soziales Umfeld.

›› Fallbeispiel

Herr Krebs, 28 Jahre alt, fühlt sich schon seit dem Umzug vor einem Monat in das selbstgebaute Haus immer wieder sehr abgeschlagen. Die Grippe, die ihm nun schon seit 6–8 Wochen zusetzt, scheint auch nicht abklingen zu wollen. Schon länger sieht er morgens im Spiegel aus wie ein Gespenst: Das Gesicht wird immer blasser. „Was hast Du für komische rote Punkte am Körper?", fragte ihn kürzlich seine Frau. Dann musste er schließlich vorletzte Woche zum ersten Mal in seinem Leben sein geliebtes Kampfsporttraining abbrechen, weil ihm schwarz vor Augen wurde. Daraufhin ging er endlich zum Arzt. Nach der Auswertung des Blutbildes schickte ihn dieser sofort in die Klinik. Der Oberarzt sagte etwas von hämatopoetischer Insuffizienz und Leukozytose. Es wurde gleich mit einer Chemotherapie begonnen.

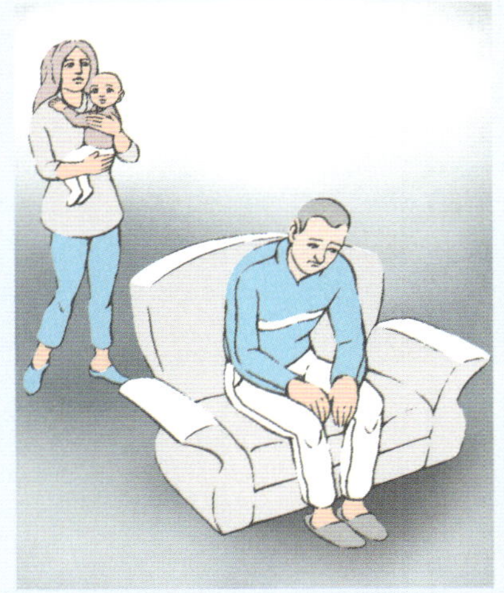

Bild 1: Herr Krebs fühlt sich schlapp

Zum Glück ist die Computerfirma, die er vor einem Jahr mit einem Freund gegründet hat, sehr gut angelaufen und sein Freund führt das Geschäft weiter. Seine Frau wird seit einer Woche von seiner Mutter bei der Versorgung seines sehr unruhigen, 6 Monate alten Sohnes unterstützt. Doch seine Sorgen über die Zukunft behält er für sich, da er niemanden mit seinen Gedanken belasten möchte. „Hab keine Angst, ich werde bestimmt wieder gesund", beruhigt er seine Frau. „Der Arzt sagt, dass die Chemotherapie gut anschlägt." Er verschweigt, dass er nachts kaum geschlafen hat, weil ihm ständig übel ist und er sich sehr elend fühlt.

Auf die Physiotherapie freut er sich schon, obwohl ihm nicht ganz klar ist, was hier gemacht wird, denn er hat doch nichts an den Gelenken.

Hauptindizien

Indizien	Hinweis auf	Klinische Kriterien
28 Jahre	junger Familienvater	
Kampfsport	regelmäßiges Training: Kampfsport erfordert Beweglichkeit, Koordination, Reaktionsfähigkeit, Konzentrationsfähigkeit und das Erlernen von Atemtechniken	
Herr Krebs fühlt sich schon seit dem Umzug in das selbstgebaute Haus immer wieder abgeschlagen.	Abgeschlagenheit nach körperlicher Belastung	körperliche Erschöpfung
nicht abklingen wollende Grippesymptome seit 6–8 Wochen	allgemeine Erschöpfungsanzeichen	V. a. Abwehrschwäche
Sein Gesicht wird immer blasser.	Blutarmut, wenig Durchblutung	V. a. Anämie
rote Punkte am Körper	minimale Einblutungen	Petechien (nicht erhabene, rote Punkte auf der Haut infolge von Blutungen aus den Kapillaren in Haut oder Schleimhäute)
schwarz vor Augen	Unterversorgung der Durchblutung im Gehirn	V. a. Kreislaufschwäche, Hypotonie
Verdachtsdiagnose: hämatopoetische Insuffizienz und Leukozytose		V. a. Leukämie
Chemotherapie	Krebserkrankung/medikamentös bedingte Autoimmunerkrankung	
Sorgen über die Zukunft	Bewusstsein, länger krank zu sein	
Übelkeit, fühlt sich elend nach der Chemotherapie	Nebenwirkungen der Chemotherapie	V. a. Reaktion der Magenschleimhaut auf Chemotherapie

Lösungsweg

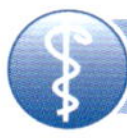

Untersuchungshypothese, Diagnose, Differenzialdiagnose

Wie lautet die Untersuchungshypothese bzw. Verdachtsdiagnose?

Die Verdachtsdiagnose beruht primär auf dem klinischen Erscheinungsbild der durch ärztliche Untersuchungen festgestellten hämatopoetischen Insuffizienz mit einer Leukozytose. Dadurch lassen sich die unspezifischen Symptome wie Abgeschlagenheit oder Blässe einer Anämie, die Infektion (Grippe), der Neutropenie bzw. Leukopenie und die Petechien der Thrombopenie zuordnen. Aufgrund der ärztlichen Untersuchungen, wie beispielsweise dem Blutbild und vor allem dem Differenzialblutbild sowie der Knochemarkzytologie und -zytochemie der Knochenmarksbiopsie, Immunphänotypisierung, der Zytogenetik und der Molekulargenetik, zeigte sich bei Herrn Krebs die hämatopoetische Insuffizienz mit Leukozytose und hier das Bild einer akuten lymphatische Leukämie (ALL).

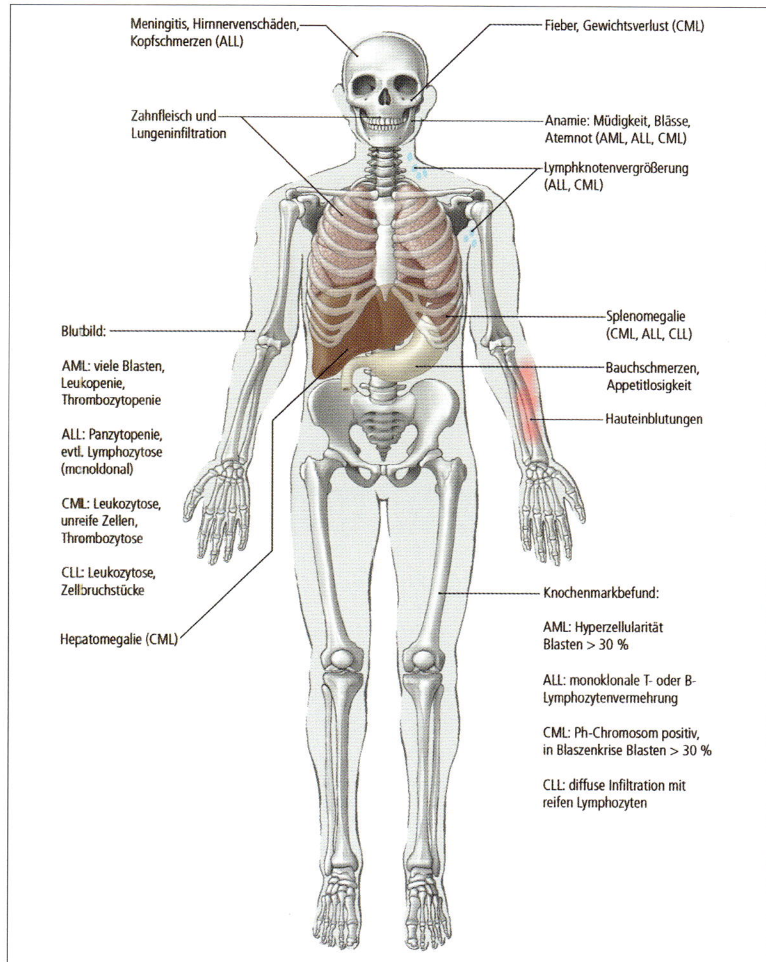

Bild 2: Manifestation von Leukämie im Körper

Die physiotherapeutische relevanten Leitsymptome sind die Abgeschlagenheit mit Blässe, die hier mit einer Kreislaufinstabilität einhergeht, die innere Unsicherheit durch eine lebensbedrohliche Erkrankung und das Vermeiden/Behandeln der Folgen einer Chemotherapie.

Welche Differenzialdiagnosen liegen nahe?

Von ärztlicher Seite wird differenzialdiagnostisch im ersten Schritt eine Virusinfektion ausgeschlossen. Das genaue Abgrenzen durch die ärztlichen Untersuchungen bezüglich einer onkologischen Behandlung hat deutliche Auswirkungen auf die Schwerpunktsetzung der physiotherapeutischen Therapie. Aus ärztlicher Sicht ist es weiterhin wichtig, eine akute lymphatische Leukämie klar abzugrenzen, beispielsweise gegenüber dem Myelodysplastischen Syndroms (MDS) und auch die exakte Form der akuten Leukämie zu bestimmen. In Bezug auf die Physiotherapie ändert sich hier vom Behandlungsansatz grundsätzlich wenig.

Differenzialdiagnose	Merkmal
Virusinfektion	• Virusnachweis (PCR, Ag oder serologisch) • ggf. CRP-Erhöhung • fehlender Nachweis von Blasten im PB oder KM-Immunophänotypisierung • Keine Petechien
Eisenmangelanämie	• Anamnese • Labor (Hämoglobin, Erythrozyten, Eisen, Ferritin etc.)
megaloblastäre Anämie	• Anamnese • Vitamin B12- und Folsäurespiegel • KM-Morphologie (Megaloblasten)
Myelodysplastisches Syndrom	• < 20 % Blasten im Knochenmark und Blut • Ringsideroblasten
andere Leukämieformen	• Knochenmarkszytochemie • Immunphänotypisierung • Zyto- und Molekulargenetik

Hintergrund

Wie sieht die Ätiologie und Pathogenese der Grunderkrankung aus?

Die akute lymphatische Leukämie (ALL) ist – unbehandelt – eine lebensbedrohliche maligne (bösartige) Erkrankung des Blutes bzw. bestimmter Zellen im Blut (Leukozyten = weiße Blutkörperchen, Leukämie = weißes Blut). „Akut" bezieht sich hierbei auf den Verlauf, also auf einen akuten Schub der unreifen Zellproduktion. Sie ist gekennzeichnet durch eine Proliferation (Wucherung) und Akkumulation (Anhäufung) maligner entarteter, unreifer Zellen der Hämatopoese, sogenannte Blasten, in Knochenmark und Blut. Auf der anderen Seite entsteht aber ein Mangel an anderen funktionstüchtigen Blutzellen und damit verbunden eine spezielle Symptomatik (s. Tabelle). Die Folge ist eine Raumforderung im Knochenmark, sodass die leukämischen Blasten die normalen blutbildenden Zellen verdrängen. Als Folge entstehen Zytopenien (also übersetzt ein „Zellmangel") aller 3 Zellreihen: Anämie (Mangel an Erythrozyten), Thrombozytopenie (Mangel an Thrombozyten, also Blutplättchen), Granulozytopenie (Mangel an Leukozyten, den weißen Blutzellen, s. Tabelle).

Zelltyp	Zytopenie/Aplasie	Symptome
Erythrozyten (rote Blutzellen)	Anämie	blasse Haut und Schleimhäute (häufig gut sichtbar an den Konjunktiven), Tachykardie, Dyspnoe, Schwindel, Leistungsminderung
Thrombozyten (Blutplättchen)	Thrombopenie	Blutungsneigung, Hämatomneigung, Petechien
Leukozyten (weiße Blutzellen)	Granulozytopenie	bei Hypoleukozytose oder Hyperleukozytose Fieber, Infektneigung

Es können auch alle anderen lymphatischen Organe (z. B. Lymphknoten, Milz) und nicht lymphatischen Organe (z. B. Leber, ZNS, Hoden, Haut, Knochen etc.) befallen sein, wobei Organe außerhalb des Lymphsystems meist erst im späten Stadium betroffen sind.

Die pathogenetischen Ursachen sind bis heute nicht klar. Als Risikofaktoren gelten endogene Dispositionen wie kongenitale Defekte von DNA-Reparaturmechanismen. Auch bei Trisomie 21 oder dem Klinefelter-Syndrom ist ein erhöhtes Risiko einer akuten Leukämie nachweisbar.

Exogene Noxen, beispielsweise radioaktive Strahlung oder auch myelotoxische Chemikalien (z. B. Benzol oder Chloramphenicol) können zu Chromosomenschäden führen und die Entwicklung akuter Leukämien begünstigen. Auch nach manchen Formen der Chemotherapie treten akute Leukämien (insbesondere AML) als Sekundärneoplasien (Zellneubildungen als Folge der Chemotherapie) auf. Auch Viren werden als Auslöser einer AML diskutiert.

Der Mangel an ausgereiften Leukozyten (weiße Blutzellen) führt zur erhöhten Infektanfälligkeit. Eine ungenügende Anzahl von funktionstüchtigen Erythrozyten (rote Blutzellen) wird als Anämie bezeichnet und führt zur Abgeschlagenheit und Müdigkeit. Die Folge einer reduzierten Anzahl der Thrombozyten (Blutplättchen) ist eine erhöhte Neigung zur Blutung, häufig sichtbar als Petechien (nicht erhabene, rote Punkte auf der Haut, die infolge von Blutungen aus den Kapillaren in die Haut oder Schleimhaut entstehen).

In der Physiotherapie ist es bereits im Aufnahmegespräch notwendig, die Situation der Patienten zu erfassen, ihr Schicksal zu begreifen, die medizinischen Behandlungsfolge nachzuvollziehen und grundsätzlich den Körper für weitere extreme Belastungen (die mögliche Fortdauer der Erkrankung, oder auch stark körperlich belastende Therapien) zu stärken. Auf der Basis des Hintergrundwissens kann der Physiotherapeut dem Patienten die Ziele und Übungen gut erklären, sodass er sich kompetent betreut fühlt und ggf. im weiteren Verlauf auch selbst sein eigenes Übungsprogramm zusammenstellen kann.

Übersicht Blutwerte

Referenzbereiche			
Wert	**Frau**	**Mann**	**Einheit**
Leukozytenzahl	4,4–11,3	3,9–9,8	Tsd./mikrol
Erythrozytenzahl	4,1–5,4	4,5–6,0	Mio./mikol
Hämoglobin	11,5–16,5	13,5–18,0	g/dl
Thrombozytenzahl	150–300	146–328	Tsd./mikrol

Hinweis: Die Normwerte des Blutes für Säuglinge sind je nach Lebensalter unterschiedlich und müssen indiduell nach Lebensmonat ermittelt werden.

Grundsätzlich wird zur Einteilung von Tumoren die sogenannte TNM-Klassifikation eingesetzt (s. u.).

Die genaue Differenzierung der Unterformen der ALL spielt für die Physiotherapie eine untergeordnete Rolle. Umso wichtiger ist die allgemeine Klassifikation bei onkologischen Erkrankungen, die TNM-Klassifikation, weil sich hieraus die Schwere der Erkrankung und die Prognose ableiten lassen. Da die psychische Verarbeitung einer malignen Erkrankung mit ungewisser Heilungsaussicht von Patient zu Patient sehr unterschiedlich ausfallen kann, ist es vonseiten der Physiotherapie notwendig, die individuelle mentale Stabilität zu erfassen und fördernde Faktoren in die physiotherapeutische Planung miteinzubeziehen. Das therapeutische Spektrum umfasst hierbei ein freudvolles, gemeinsam entwickeltes Aufbau-Ausdauerprogramm und geht bis hin zu einer stabilisierenden, palliativtherapeutischen Bewegungsförderung zum Erhalt der bestmöglichen Selbstständigkeit.

Im Zuge der Physiotherapie besteht zudem die Möglichkeit, auf interdisziplinäre Unterstützung hinzuweisen, z. B. auf Psychotherapie. Dies sollte stets mit dem behandelnden Arzt abgestimmt werden. Auch für Therapeutinnen und Therapeuten kann eine Behandlung schwer Erkrankter eine Herausforderung darstellen. Um einer möglichen Überforderung zu begegnen, ist eine Reflexion, z. B. durch Supervisionen oder Balintgruppen hilfreich.

Die TNM-Klassifikation definiert den Ort und die Größe von Tumoren (T), das Fehlen oder Vorhandensein von Lymphknotenmetastasen (N) und von Fernmetastasen (M):

TNM-Klassifikation von Tumoren

T (= Tumor): Ausdehnung (Ort und Größe) des Primärtumors; Einteilung: T0 bis T4

N (= Node): Fehlen oder Vorhandensein von örtlich oder benachbarten (regionären) Lymphknotenmetastasen (engl. „node": Knoten); Einteilung N0–N3

M (= Metastasis): Fehlen oder Vorhandensein von Fernmetastasen; Einteilung: M0 (keine Metastasen vorhanden) und M1 (Metastasen vorhanden)

Die Angaben T1 bis T4 beziehen sich auf die zunehmende Größe und Ausbreitung des Primärtumors.

Das sogenannte Stadium Tis (für das lateinische „Tumor in situ" – „Tumor an Ort und Stelle") bezeichnet eine nicht invasive Frühform, bei der die Krebszellen noch nicht die Gewebsgrenzen durchdrungen haben und in das begrenzende Gewebe eingewandert sind. Man spricht hier auch von einer Präkanzerose (also einer Vorstufe von Krebs).

Wenn ein Tumor bei nachgewiesenen Metastasen nicht geortet werden kann, so wird er als T0 bezeichnet.

In Bezug auf die Zahl und Lage der regionären Lymphknoten im Lymphabflussgebiet des befallenen Organs dient die Einteilung N0 bis N3 zur Spezifizierung.

Die Bezeichnung für die Fernmetastasen (M) wird nur in 2 Dignitäten unterteilt. M0 bei nicht nachgewiesenen Fernmetastasen und M1 beim Nachweis von Fernmetastasen, inklusive nicht-regionärer Lymphknotenmetastasen. Die Lokalisierung der Metastasen kann über bestimmte Abkürzungen, wie beispielsweise PUL = Pulmo (Lunge), OSS = Ossa (Knochen) oder HEP = Hepar (Leber), erfolgen. Hieraus lassen sich in der physiotherapeutischen Diagnose Untersuchungsschwerpunkte ableiten. Ist die Lunge betroffen, muss bei der Befundung und Behandlung explizit ein Schwerpunkt auf der Atmung liegen. Ist die Leber betroffen, so muss z. B. der Blutdruck genau beachtet werden.

Für die Physiotherapie heißt das, dass bei einer Blutdruckerhöhung bei z. B. 140-160/90RR in Ruhe keine blutdrucksteigernden Maßnahmen, wie z. B. anstrengendere Übungen, indiziert sind. Bei Knochenmetastasen ist zwingend vor der Therapie vom Arzt zu erfragen, ob die betroffene Knochenregion übungs- und belastungsstabil ist. Gelegentlich gibt es in der Wirbelsäule auch (corticoid-induzierte) Kompressionsfrakturen durch Osteopenie, bei denen z.B auch Wirbelkörper in sich zusammenfallen können. Zur Vermeidung von Schmerzen oder Nervenausfällen ist es demnach wichtig, die Muskulatur der Knochenregionen, die von Karzinomen oder Metastasen umgeben sind, im Sinne der Stabilisierung zu trainieren.

Welche Komplikationen sind bei dieser Erkrankung möglich?

Die direkten Komplikationen ergeben sich aus den Zytopenien der 3 Zellreihen: Erythrozyten, Blutplättchen und Leukozyten (s. Tabelle).

Zytopenie/Aplasie	Symptome	Kontraindikationen/ vermeiden von:	Hauptgefahr
Anämie (Erythrozyten – rote Blutzellen)	blasse Haut und Schleimhäute, Tachykardie, Dyspnoe, Schwindel, Leistungsminderung	große körperliche Belastungen, Überanstrengung	Erschöpfung, Motivationsverlust
Thrombopenie (Thrombozyten – Blutplättchen)	Blutungsneigung, Hämatomneigung, Petechien	ruckartige Bewegungen, starke plötzliche Oberkörperrotationen (plötzliche Dehnung der Gefäße und Organe und dadurch ggf. Gefahr einer inneren Blutung), Druck auf die Haut	Blutungen der inneren Organe
Granulozytopenie bei Hypo- oder Hyperleukozytose (Leukozyten – weiße Blutzellen)	Fieber, Infektneigung	Infektionsquellen wie unsterile Arbeitsmaterialien, Arbeiten ohne Mundschutz, Arbeiten mit nicht desinfizierten Händen, Arbeiten ohne Schutzkittel, mangelnde Raumdurchlüftung meiden; Übungsmaterialien sollten vor der Chemotherapie zum Patienten gebracht werden, damit er nach der Therapie damit arbeiten kann, da nachträglich nichts von außen mitgebracht werden darf. Bei Therapie bitte Tagesform des Patienten berücksichtigen.	Infektionen, besonders der Lunge: Pneumonie

Eine Anämie mit einer einhergehenden Abgeschlagenheit bis hin zum Fatigue-Syndrom kann längerfristig zu Muskelatrophien und Kraftlosigkeit führen.

ACHTUNG: Eine Abgeschlagenheit ist ein vorübergehender Zustand, der sich häufig nach dem Ende einer Erkrankung wieder bessert. Das sogenannte Fatigue-Syndrom ist hiervon klar abgegrenzt, da es dauerhaft besteht und als nur schwer therapierbar gilt.

Die Diagnose erfolgt durch den behandelnden Arzt. Eine physiotherapeutische Behandlung ist unter diesen Umständen nur eingeschränkt möglich, wichtig scheint jedoch, im Kontakt zu bleiben, zu ermuntern und ggf. passiv zu mobilisieren, damit bei einer Besserung des Befindens die physiotherapeutische Behandlung direkt fortgesetzt werden kann.

Eine gefürchtete und lebensbedrohliche Komplikation durch die verminderte Abwehr ist die Pneumonie. Diese kann nicht nur durch Viren oder Bakterien ausgelöst werden, sondern bei einer deutlichen Abwehrschwäche auch durch Pilze. Die Atemtherapie zielt in diesem Fall auf die Stärkung der Atemhilfsmuskulatur, unterstützt die Belüftung der Lunge und fördert das Abhusten von Sekret.

Ein Befall anderer Organe durch Pilze, wie bei den Mykosen der Mundschleimhaut, ist zwar äußerst unangenehm für den Betroffenen, jedoch nicht gefährlich und hat nur geringen Einfluss auf seine Therapierbarkeit. Dennoch muß auch hier das allgemeine Krankheitsgefühl und die eingeschränkte Aufnahme von Mahlzeiten und Getränken geachtet werden.

Komplikationen durch eine Thrombopenie können auch lebensbedrohlich sein, besonders wenn es zu inneren Blutungen kommt (vgl. hierzu die in der Tabelle auf S. 155 erwähnten Maßnahmen).

Unausgereifte Thrombozyten können zudem aufgrund ihrer veränderten Oberflächenstruktur eine verstärkte Adhäsionskraft (Anheftungsneigung an die Blutgefäße) aufweisen und so zu einer erhöhten Thrombosegefahr führen. Hinweise darauf finden sich durch druckschmerzhafte Stellen, Rötungen und Schmerzen. Als Konsequenz darauf sollten Sie bei der Behandlung immer Übungen zur Vermeidung einer Thrombose, wie z. B. die sogenannten Fußtretübungen oder das gezielte Abrollen bei Gehen, Ergometerfahren etc., mit einbeziehen.

Die Diagnose einer Erkrankung mit lebensbedrohlichen Folgen ist für jeden Menschen eine belastende Situation, die nicht nur die eigene Endlichkeit vor Augen führt, sondern auch eine starke Einschränkung der Lebensplanung zur Folge haben kann (z. B. eine Unfruchtbarkeit durch die Chemotherapie). Manchmal gelingt die psychische Verarbeitung nicht ausreichend und es kommt zu sogenannten posttraumatischen Belastungsstörungen (PTBS – eine infolge des traumatischen Ereignisses entstehende psychische Anpassungsstörung). Menschen mit depressiven Vorerkrankungen können durch die Diagnosestellung psychisch weiter instabil werden. Hierbei kann (neben einer dann zwingend erforderlichen psychologischen Betreuung) die Physiotherapie stützend wirken, da sie beispielsweise über taktile Reize und die Förderung einer positiveren Körperwahrnehmung zumindest punktuell etwas Linderung auch im psychosozialen Spektrum verschaffen kann.

Unter Infektionen und Blutungen leiden ein Drittel der erkrankten Personen. Lymphknotenvergrößerungen oder eine Splenomegalie (Vergrößerung der Milz) haben ca. 60 % der Patienten. Ein Mediastinaltumor zeigt sich bei 14 % der Betroffenen. Das ZNS ist in 7 % initial betroffen. Es können Symptome wie Kopfschmerzen, Erbrechen, Lethargie, Nackensteifigkeit über Nervenausfälle (insbesondere Hirnnerven) und beim Befall des Rückenmarks bis hin zu Querschnittsymptomen auftreten. Ein extramedullärer Organbefall zeigt sich bei 9 % und eine Leukozytose 60 % der Patienten mit einer ALL.

Eine gravierende Nebenwirkung von Chemotherapien ist, dass sie nicht nur die Zellteilung von Krebszellen unterbinden, sondern auch die von gesunden Zellen beeinträchtigen. So sind intermittierende oder dauerhafte Schäden an Geweben und Organen häufig, typischerweise an Zellen, die sich schnell teilen, wie Schleimhautzellen (Magen- und Darmschleimhaut) oder Haarwurzelzellen. Durch die Schädigung der enteralen Zellen kommt es häufig zu Appetitlosigkeit, Übelkeit, Erbrechen und Durchfall. In der Physiotherapie kann dieser Problematik durch Ermuntern, Zuhören und auf die Situation abgestimmte Übungsauswahl, z. B. auch mit Entspannungsübungen, Ausstreichungen oder wohldosiertem angepasstem Ausdauertraining begegnet werden. Der Haarausfall ist am Kopf besonders belastend. Hier sind von den Behandelnden ein empathischer Umgang und kommunikatives Geschick gefragt. Neurologische Folgen der Chemotherapie können Zittern, Sensibilitätsstörungen oder auch leichte bis extreme Schmerzen und Paresen sein. Hier ist es wichtig, den Patienten die Notwendigkeit konsequenten Übens zu erklären, denn nur durch regelmäßiges Training können Nervenbahnen reaktiviert und Teilfunktionen taktiler und sensorischer Systeme wieder in Gang gesetzt werden.

Auch über Bindegewebsmassage können Organe positiv beeinflusst werden. Jedoch ist auch hier die individuelle Tagesform und Schmerzempfindlichkeit der Patienten zu beachten.

Welche Interventionen sind in der multidisziplinären Behandlung üblich?

In der Onkologie ist die Zusammenarbeit in einem multidisziplinären Team aus Medizinern, Psychologen oder Seelsorgern, Sozialarbeitern, Diätassistenten (Stärkung der Abwehr durch vitaminreiche Kost, weiche und säurearme Kost bei Mykosen der Mundschleimhaut), Therapeuten aus den Bereichen der Physiotherapie oder auch Sport, Musik und Kunst eine wichtige Voraussetzung für eine gelingende, patientenorientierte Therapie.

Welche Pathomechanismen oder Teufelskreise und Leitsymptome sind physiotherapeutisch relevant?

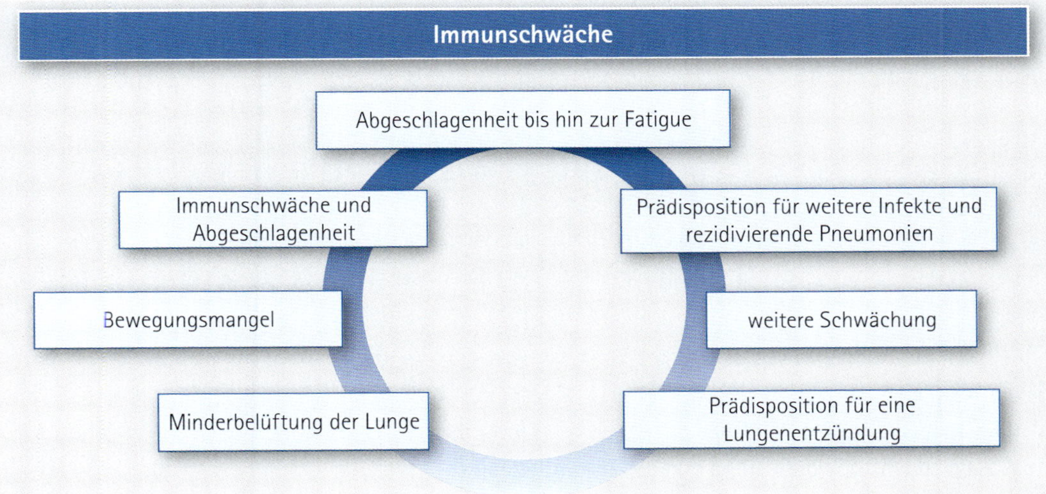

Bild 3: Teufelskreis der Immunschwäche

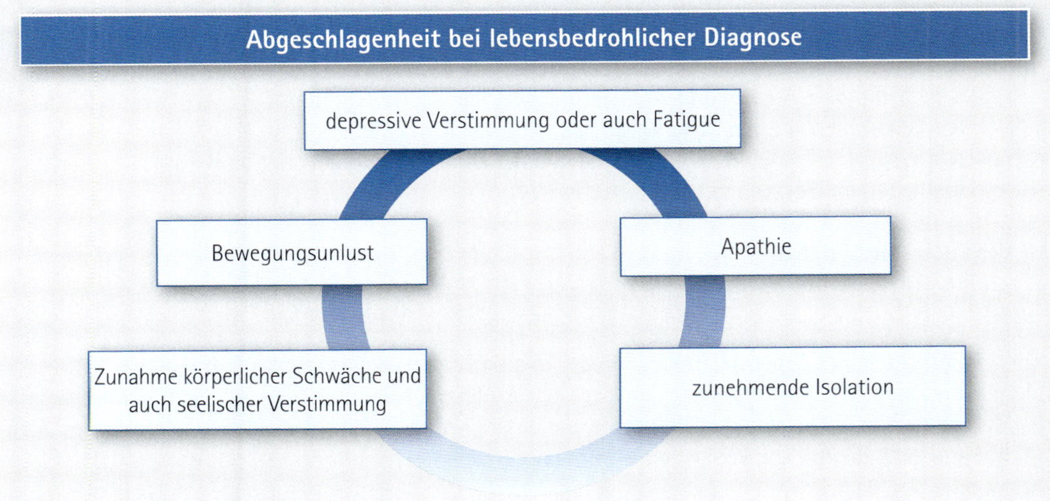

Bild 4: Teufelskreis der Abgeschlagenheit

Physiotherapeutische Untersuchung

Welche typischen Antworten erwarten Sie in der Anamnese?

Thema der Frage:	Mögliche Antwort:
Abgeschlagenheit, allgemeine Schwäche	„Ich bin so schlapp. Selbst der Gang zur Toilette fällt mir schwer."
Fieber	„Nachts habe ich immer wieder hohes Fieber. Das geht dann tagsüber auch wieder runter." „Ich schwitze nachts ganz fürchterlich."
Atmung	„Ich kann gut atmen. Nur nach dem Treppensteigen, teilweise auch schon nach kleineren Anstrengungen, bekomme ich keine Luft."
Petechien	„Überall am Körper und den Beinen sind so kleine rote Punkte. Und ich habe stellenweise blaue Flecken, obwohl ich mich nicht daran erinnern kann, mich gestoßen zu haben."
seelische Verfassung	„Heute möchte ich gar nicht. Ich bin so richtig lustlos." „Ich habe Angst."

Anamnese:

Allgemein:

- Betroffen seit wann?
- Was verspricht sich der Patient von der Physiotherapie?
- Ziele des Patienten?
- Welche körperlichen Beanspruchungen sind im beruflichen oder privaten Alltag erforderlich?
- Sind Vorerkrankungen bekannt? Gibt es Befunde dazu?
- Gibt es Tagesschwankungen bei den Symptomen?
- Wie hat sich das Bewegungsverhalten seit den ersten Symptomen verändert?
- Genaue Angaben der Bewegungseinschränkungen: Wo? Wann? Wie?
- Haben die Symptome Auswirkungen im beruflichen oder sozialen Kontext?
- Welche Maßnahmen wurden bereits ergriffen? Mit welchem Ergebnis?
- Inwiefern erfährt der Patient Unterstützung von der Familie, Freunden oder im Beruf?
- Besonderheiten im Umgang mit den Symptomen?

Zu Verhalten und Erleben

Die Diagnose Leukämie ist als lebensbedrohliche Erkrankung für jeden Betroffenen eine Herausforderung. Die Erkrankung tangiert alle Bereiche des täglichen Lebens, daher muss auch die Behandlung den Menschen innerhalb seines Lebenskontextes in den Fokus nehmen. Bewegungsabläufe werden bei diesem Erkrankungskomplex durch körperliche und seelische Faktoren beeinflusst. Somit ist nicht nur die Auswahl der Maßnahmen entsprechend der Symptome und des individuellen Hintergrundes des Betroffenen wichtig, sondern auch die Art und Weise der Anwendung.

Merke: Statische Therapiepläne sind bei lebensbedrohlich Erkrankten wenig hilfreich. Wenn existenzielle Fragen im Raum stehen, ist eher der Blick auf den direkten Moment gegeben. Therapeutisch kann es hilfreich sein, die Therapie als einen positiven Stimulus zu begreifen, der Lebensfreude stiftet und damit zur Genesung beiträgt. Warum nicht das übliche Trainingsprogramm durch das Backen eines Kuchens ersetzen, wenn dies der Wunsch des Patienten ist? Das Kneten des Teiges trainiert sanft und schafft positive Gefühle. Vielleicht kann auch die Atmung mit einbezogen werden? Gemeinsam zu singen, zu tanzen oder zu lachen kann einen ähnlichen Effekt haben und sich entlastend auf Patienten und Therapeuten auswirken. Der kreativen Therapiegestaltung sind an dieser Stelle keine Grenzen gesetzt!

Welche physiotherapeutischen Untersuchungen führen Sie durch?

Allgemein

Beurteilung des Allgemeinzustandes

Inspektion:

- Gesichtsfarbe? Z. B. Blässe?
- Mimik? Z. B. amimisch (ohne Mimik – ausdrucksloses Gesicht)?
- Hautveränderungen? Z. B. Petechien, Trophik, Narben?
- Schwellungen? Wo?
- Muskelatrophien? Welche?
- ausfallende Haare?
- andere Auffälligkeiten?

Palpation:

- Hautveränderungen? Z. B. Verschieblichkeit? Stehende Hautfalten?
- Schwellung, Ödeme?
- gestörte Sensibilität? Parästhesien?
- Druckschmerzpunkte?
- Thrombosedruckpunkte? (siehe Fallbeispiel 3 Vari-Kosis, S. 43)
- andere Auffälligkeiten?

Innere Organe, Herz-, Kreislauf und Atemsystem

Da viele Patienten über Abgeschlagenheit klagen, sind im Rahmen der physiotherapeutischen Behandlung Tests zur Belastungsfähigkeit mit dem Schwerpunkt auf Ausdauer vor Beginn der Therapie sinnvoll. Eine gute (aufrecht erhaltbare) Ausdauer stabilisiert die Organleistung und wirkt günstig auf das seelische Gleichgewicht und das Gefühl der Selbstwirksamkeit. Zudem ist davon auszugehen, dass eine gute Ausdauerfähigkeit positive Effekte auf die Therapietoleranz entfaltet.

Tests zur Ausdauer des Herz-Kreislauf-Systems (siehe S. 20/21) sollen sowohl beim Befund als auch bei der Behandlung entsprechend berücksichtigt werden, auch wenn der Patient beispielsweise im Vorfeld einer Chemotherapie keine Beschwerden äußert. In diesem Kontext ist auch die Entspannungsfähigkeit, z. B. über die Lagerungsproben, einzuschätzen und zu testen.[1]

1 Vgl. hierzu: Lemanne D, Cassileth B, Gubili J. The role of physical activity in cancer prevention, treatment, recovery, and survivorship. Oncology. 2013 Jun;27(6):580-5

Entsprechend können folgende Befunde erhoben werden:

- Atemfrequenz
- Atemrichtung
- Ökonomie und Rhythmus: Einklang von Bewegung und Atmung
- Puls, Blutdruck
- subjektives Belastungsempfinden mit BORG-Skala
- 2-, 6- oder 12-Minuten-Gehtest
- Entspannungsfähigkeit

Um eine Überforderung des Patienten zu vermeiden, sollte ein optimaler, individueller Trainingspuls ermittelt und dokumentiert werden.

Hier eignet sich die Lagerström-Formel:

Individueller Trainingspuls = RP + (220 – 2/3 LA – RP) x FK

RP = Ruhepuls.

LA = Lebensalter

FK = Fitnesskategorie

Fitnesskategorien:

1. inaktiv = Faktor 0,55
2. unregelmäßiges Training = Faktor 0,6
3. 2 × die Woche Ausdauertraining= Faktor 0,65
4. 4 × die Woche systematisches Training = Faktor 0,7
5. Hochleistungstraining = Faktor 0,75

Herr Krebs betrieb bis vor 2 Wochen Kraftsporttraining, er kann in die Fitnesskategorie 3 mit dem Faktor 0,65 eingeteilt werden.

Beispiel: Er hat einen Ruhepuls von 60 und ist 28 Jahre alt (jeweils gerundet):

60 + ([220 –1 9] – 60) × 0,65092 = 150 (abgerundet)

Wenn Herr Krebs also 2 Wochen völlig inaktiv war, z. B. durch die Chemotherapie, dann gilt ein Trainingspuls von ca. 120 als angemessen (niedrigschwelliger Beginn). Ist sein Training in den letzten 2 Wochen deutlich eingeschränkt, so sollte vorerst bis zu einem Puls von maximal 100 trainiert werden. Kann er trotz Chemotherapie weiterhin normal 2-mal die Woche trainieren, so kann ein Training bis zu einem Puls von 145 Schlägen/min erprobt werden.

> **Merke:** Jede Form von Muskelkater ist zu vermeiden, da der Körper dann im anaeroben Bereich arbeitet, was aber nicht den therapeutischen Zielen entspricht. Patienten mit einer Chemotherapie beschreiben häufig bereits bei leichten Belastungen stärkste Muskelschmerzen, wenn Vorgaben nicht beachtet wurden.

Bewegungssystem

Die Verbesserung, der bestmögliche Erhalt der Selbstständigkeit und die individuelle Gestaltung des Alltags stehen bei der Ausarbeitung eins Therapieplans im Vordergrund. Der oftmals reduzierte Allgemeinzustand von Leukämiepatienten beeinflusst deren Bewegungsverhalten negativ.

- Inspektion von Aktivitäten wie: Gehen, Stehen, Sitzen und Bücken
- Analyse der Aktivitäten und Bewegungen, die Herr Krebs in der Anamnese als schwierig angegeben hat.
- Wie gut kann Herr Krebs an den Aktivitäten des täglichen Lebens (ATL oder ADL) teilnehmen?
- Je nach Befund der Aktivitäten können weitere differenzierte Untersuchungen am Bewegungssystem durchgeführt werden:
  - Gelenkbeweglichkeit
  - Kraft: Einschränkung der Kraftentfaltung durch z.B. Anämie
  - Koordination

Welche Untersuchungen anderer Professionen leiten Sie ein?

Sollten Sie in der physiotherapeutischen Praxis bei einem Patienten aufgrund der genannten Symptome wie Abgeschlagenheit, Hämatomneigung, Infekthäufung und Schmerzen im Bewegungsapparat den Verdacht einer Krebserkrankung haben, so teilen Sie Ihre Beobachtungen umgehend dem Arzt mit, der die Verordnung ausstellte. Bei einem Erstkontakt ohne Verordnung sind dem Hausarzt des Patienten die Symptome zu schildern. Es bietet sich das direkte mündliche Gespräch an, sofern der Patient Ihnen schriftlich bestätigt hat, dass es einen Austausch über Befunde zwischen seinem Arzt und Ihnen geben darf (DSGVO). Möglichst sollte die mündliche Mitteilung für die Dokumentation auf beiden Seiten auch kurz schriftlich festgehalten und an die Praxis übermittelt werden.

Ggf. kann es auch sinnvoll sein, den Patienten mit diesem Symptomkomplex zu ermuntern, seinen Arzt aufzusuchen, um eine ernstere Erkrankung auszuschließen. Gehen Sie dabei behutsam vor und erwähnen Sie keinesfalls eine Verdachtsdiagnose, um nicht vorzeitig Ängste zu schüren!

In der Klinik werden Krebspatienten i.d.R. im multidisziplinären Team behandelt, das aus Onkologen, Pflegern, Psychologen, Physiotherapeuten, Diätassistenten, Sozialarbeitern oder auch anderen, wie Kunst- oder Musiktherapeuten, besteht.

Grundsätzlich ist davon auszugehen, dass eine Krebserkrankung heilbar ist. Dementsprechend sollte der Umgang mit Krebspatienten sein. Die Aufgaben von Physiotherapeuten ist es, den momentanen physischen und psychischen Zustand des Patienten zu berücksichtigen und je nach Leistungsvermögen zu therapieren. Die Prognose entfaltet nur dann Relevanz, wenn Gesprächsbedarf seitens des Patienten besteht.

Der intensive Zugang zum Menschen in der Therapiesituation ermöglicht häufig einen tiefen Einblick in dessen Lebenskontext. In Gesprächen und Besprechungen im interdisziplinären Team können daher durch die behandelnden Physiotherapeuten wichtige Hinweise oder Anregungen gegeben werden. Der behandelnde Onkologe ist als Koordinator und erster Ansprechpartner in die Ergebnisse oder Erkenntnisse einzubeziehen.

Einleitung ärztlicher Untersuchungen/Maßnahmen

- Hausarzt, Onkologe:
  - Blutwerte
  - Inspektion, Ultraschall, Röntgen, Belastungs-EKG

- Einleitung von Pflegemaßnahmen:
  - onkologische Pflege
  - Sicherstellen der Grundpflege
  - ggf. Case-Management, d.h. Einbindung unterschiedlicher Professionen
- Einleitung einer Ernährungsberatung:
  - ggf. Umstellen der Ernährung auf ausgewogene Kost
  - vitaminreiche Ernährung, um die Abwehrkräfte zu mobilisieren
- Einleitung einer psychologischen Begleitung:
  - Umgang mit einer lebensbedrohlichen Erkrankung
  - Verarbeiten der Gesamtsituation
- Einleitung einer sozialtherapeutischen Unterstützung durch eine Sozialarbeiterin:
  - Klären von beruflichen Veränderungen, z.B. reduzierte Arbeitszeit
  - Klären von häuslichen Umbaumaßnahmen während und direkt nach den Chemotherapien (Treppen, Dusche etc.)
- Einleitung einer palliativen Behandlung:
  - Klärung der Kostenübernahme
- Möglicherweise Einleitung einer Versorgung im Hospiz

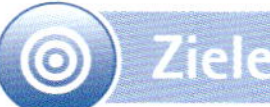

Ziele

Wie lautet die PT-Diagnose und welche Leitsymptome ergeben sich?

Die physiotherapeutischen Diagnosen lauten:

- erhöhte Infektanfälligkeit bei Zytopenie oder Chemotherapie
- reduzierte Belastbarkeit bei Anämie
- reduzierte allgemeine aerobe Ausdauer
- Disstress durch lebensbedrohliche Situation

Wie lauten typische Ziele und Arbeitshypothesen?

- Lindern der Folgen der Zytopenie oder Chemotherapie
- bestmöglicher Erhalt der Selbstständigkeit
- Verbesserung und Erhalt der aeroben Ausdauer
- Verbesserung der Entspannungsfähigkeit
- Hilfe bei der Übernahme von Eigenverantwortung
- Hinführen und Begleiten bei Eigenübungen
- Aktivierung des gesamten Körpers in Bezug auf individuelle Bedürfnisse
- nachhaltige Beratung zur regelmäßigen, freudigen Bewegung
- Hinführen zu Mitgliedschaft im Sport- oder Tanzverein etc.
- Information über Selbsthilfegruppen (Deutsche Krebshilfe oder Leukämieliga etc.)

Grundsätzliche Ziele und Arbeitshypothesen bei Patienten mit Leukämie können folgendermaßen zusammengefasst werden:

I. Vermeiden von Folgen der Zytopenien oder Aplasie

- Vermeiden einer Pneumonie
- Vermeiden einer Thrombose
- Vermeiden von Atrophien oder Kontrakturen
- Vermeiden von Dekubiti

II. Verbesserung und Erhalt der allgemeinen aeroben dynamischen Ausdauer

- Hinführung zum regelmäßigen Training, wie Radfahren, Laufen, Schwimmen etc.

III. Eigenständiges Durchführen angemessener Übungen und Trainingseinheiten

- Verbessern der aeroben Ausdauer
- Optimieren der Entspannungsfähigkeit
- Vermeiden von Folgen verminderter Abwehr oder Immobilität

IV. Nachhaltige Beratung zur regelmäßigen freudigen Bewegung

- Hinführen zu Mitgliedschaft im Sport- oder Tanzverein etc.
- Information über Selbsthilfegruppen etc.

Individuelle Symptome wie Schmerzen, Muskelkrämpfe oder frakturgefährdete Knochen sind entsprechend zu berücksichtigen.

Therapie – Behandlungsgrundsätze

Wie sieht Ihre Behandlungsstrategie aus?

- Begleitung und Unterstützung (Hinführung) bei einem gesundheitsförderlichen Bewegungsprogramm
- Vermeiden von äußeren und inneren Blutungen durch umsichtige Berührungen, Vermeiden von Traumata ...
- bestmöglicher Erhalt der Selbstständigkeit (bei Erschöpfung, Fieber, Fatigue)
- Motivation in Phasen der Verarbeitung oder auch Antriebslosigkeit
- Beitrag zur Verbesserung der Entspannungsfähigkeit
- Beitrag zur Bewältigung von Grenzsituationen durch Förderung von neuem Vertrauen auf den eigenen Körper
- Schmerzvermeidung durch Ermunterung zur Einnahme der verordneten Bedarfsmedikation, um die Übungsphase schmerzfrei/schmerzarm zu gestalten.

Welche Behandlungsprinzipien berücksichtigen Sie?

Bei einer lebensbedrohlichen Erkrankung wie der Leukämie ist die besondere Berücksichtigung von Verhalten und Erleben zentral, um den Patienten optimal zu unterstützen und zu fördern, da er sich angesichts der existenziellen Bedrohung durch seine Erkrankung in einer psychosozial schwierigen Lage befindet. Eine ganzheitliche Behandlung unter Berücksichtigung der somatischen und psychischen Gesamtsituation ist eine wichtige therapeutische Facette. Die Verbindung zwischen Zuversicht und körperlichen Wohlbefinden, seelischem und körperlichen Gleichgewicht sowie dem Vertrauen, durch körperliche Funktionsfähigkeit die Selbstständigkeit im täglichen Leben behalten zu können, sollte immer in die Therapie einbezogen werden. Extreme Tagesschwankungen des körperlichen Zustands und der entsprechenden seelischen Verfassung erfordern eine solide Vorbereitung auf ein individuelles Eigenübungsprogramm. In schwierigen Phasen ist es auch die Aufgabe der Physiotherapie, den Patienten beispielsweise während der Aplasie (mit Ausprägung als Blutungsneigung, Haarausfall, Übelkeit, Infektanfälligkeit, Müdigkeit, Abgeschlagenheit, neuronalen Ausfälle) die individuelle Unterstützung zuzusichern, die notwendig erscheint. Hier kann es beispielsweise wichtig sein, dem Patienten mit leichten therapeutischen Ausstreichungen das Erleben eines „wohlen" Körpers zu vermitteln.

Bei allen onkologisch betroffenen Menschen gilt es, über Bewegung die körpereigenen Genesungskräfte zu mobilisieren. Die Motivation, sich möglichst aktiv am Heilungsprozess zu beteiligen, bezieht sich zwar überwiegend auf die körperliche Bewegung, impliziert jedoch auch die geistig-seelische Ebene. Hier ist die Therapie so zu gestalten, dass über den bestmöglichen Erhalt oder das Wieder-Hinführen zur größtmöglichen Selbstständigkeit und Partizipation das Selbstwertgefühl in einer verunsicherten und lebensbedrohlichen Lage aufrechterhalten werden soll.

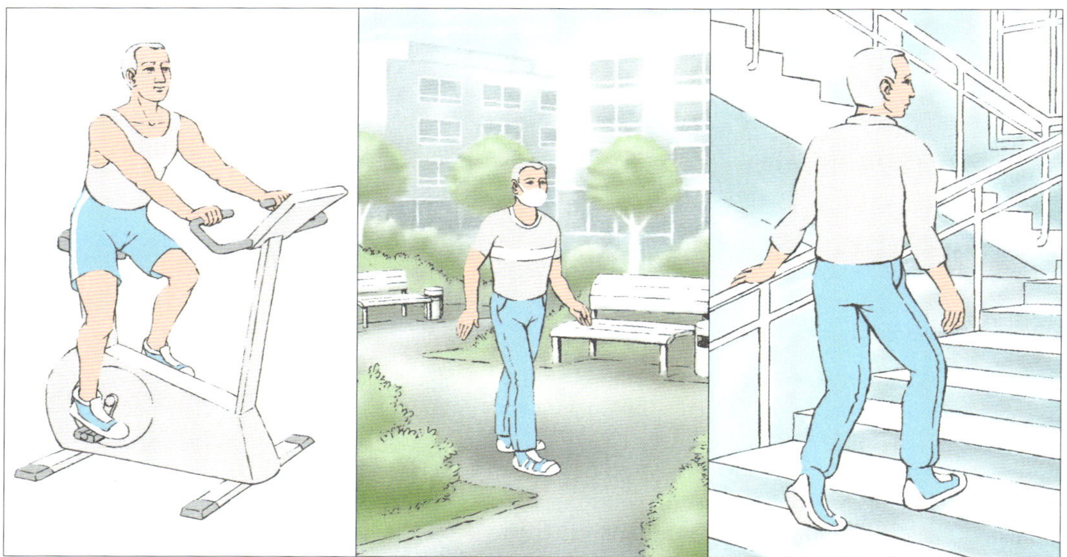

Bild 5: Ausdauertraining, Gehtraining, Treppensteigen

Schwerpunkte in der physiotherapeutischen Behandlung sind:

- gemeinsames Erarbeiten eines Eigenübungsprogramms, das auch bei extremen Tagesschwankungen der körperlichen Verfassung eingesetzt werden kann
- Gleichgewicht bei der Übungsauswahl zwischen prophylaktischen Maßnahmen (insbesondere Pneumonieprophylaxe), aerober Ausdauer und Entspannung
- Begleitung und Unterstützung, besonders in Phasen von Abgeschlagenheit oder bei einer Faltigue
- Angebot unterschiedlicher Entspannungstechniken, wie Muskelrelaxation nach Jacobson, Fantasiereisen, schnelles Lagern, o. Ä., damit der Patient die für ihn geeignete Methode auswählen kann – optimal ist auch das sogenannte „Ankern" von Entspannungsmomenten.
- Freude bei Bewegung: individuelle Bewegungsanreize schaffen
- Zutrauen auch zur höheren körperlichen Belastung (Lagerström-Formel)

- Austesten aktiver Bewegungsangebote, wie Fahrradergometer, Treppensteigen, Laufen etc., um das für den Betroffenen Optimale zum langfristigen Erhalt oder Verbesserung der aeroben Ausdauer zu finden und im Sinne des Eigentrainings anzubahnen.

Welche Kontraindikationen und Limitationen beachten Sie?

Blutwerte berücksichtigen:

Leukozytopenie – Granulozytopenie (Mangel an funktionstüchtigen weißen Blutkörperchen) mit

- Fieber
- Soor, eine besondere Art von Pilzinfektion z. B. in der Mundhöhle
- pyogene (eitrige) Hautinfektionen
- seltener: Pneumonie (Lungenentzündung), Meningitis (Hirnhautentzündung), Pyelonephritis (Nierenbeckenentzündung) Neben der Knochenmarksinfiltration können Leukämiezellen auch andere Organe infiltrieren und zwar mit an roten Blutkörperchen): Blässe
- Müdigkeit
- Tachykardie (erhöhte Herzfrequenz)
- Leistungsschwäche und Dyspnoe (Luftnotgefühl) bei Belastung (Mangel an Blutplättchen) mit
  - Petechien (punktförmige Einblutungen in die Haut ohne äußere Ursache)
  - Nasenbluten
  - Hämatome (Blutergüsse) nach Bagatelltraumen (minimale Verletzungen)
  - Zahnfleischbluten
  - seltener: Magen-Darm-Blutungen, Hämoptysen (Bluthusten), zerebrale (Hirn-)Blutung

Als vorsichtige Orientierung können folgende Werte bei einer Thrombozytopenie dienen. Das individuelle Empfinden ist jedoch unbedingt zu berücksichtigen; im Zweifelsfall hilft eine Absprache mit dem behandelnden Arzt.

Behandlung abhängig von Thrombozytenzahl	
> 30 000/ml³ Thrombozyten	befundspezifisch alle Behandlungstechniken möglich
< 30 000ml³ Thrombozyten	**Merke:** Keine Widerstände setzen!! • keine Klopfungen – keine Blasflasche – keine anstrengenden Bewegungen – Keine Dehnlagen – Keine passiven Maßnahmen – Übungen besonders in SL bds. und Rückenlage, evtl. im Sitz • Erlaubt: Atemwahrnehmung/aktive Ein- und Ausatemtechniken (Erlernen der costo-abdominalen Atmung besonders nach lateral und dorsal) – Leichte Vibrationen (nur bei Sekret) – Übungen besonders in SL bds. und Rückenlage – Aufstehen nach Absprache mit dem Arzt
Zwischen 10 000 und 20 000/ml³ Thrombozyten	Aufstehen abhängig von Arztanweisung – Leichte Bewegungsübungen assistiv-aktiv für die obere und untere Extremität wichtig – Atemwahrnehmung/aktive Ein- und Ausatemtechniken (Erlernen der costo-abdominalen Atmung besonders nach lateral und dorsal) – Leichte Vibrationen (nur bei Sekret) – Übungen besonders in SL bds. und Rückenlage – Aufstehen nach Absprache mit dem Arzt

→

Behandlung abhängig von Thrombozytenzahl	
unter 10 000/ml³ Thrombozyten	Atemwahrnehmung/Atemlenkung durch den Patienten (Erlernen der costoabdominalen Atmung besonders nach lateral und dorsal) – Leichte Vibrationen (nur bei Sekret) – Übungen besonders in SL bds. und Rückenlage – Aufstehen nach Absprache mit dem Arzt
unter 500/ml³ Thrombozyten	**Merke:** Keine Techniken mehr mit therapeutischen Berührungskontakt! Keine anstrengenden Techniken, nur prophylaktisch arbeiten!!

- Vorsicht ist geboten bei der Substitution von Thrombozyten etc. – hier sind die Zellwerte vor der Substitution als Orientierung sinnvoll)

Generell git:
- Vermeiden von Überlastung, z. B. durch Muskelkater – d. h. aerobes Training
- Vermeiden von Unmut beim Üben
  - Vermeiden von Situationen, die verunsichern oder das Selbstwertgefühl mindern

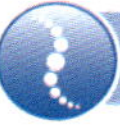

Therapie – Physiotherapeutische Maßnahmen

Welche therapeutischen Maßnahmen leiten Sie ein?

- Beratung und Sicherstellen der Kenntnis von Möglichkeiten und Wirkweisen des Ausdauertrainings, Entspannungstechniken und auch Techniken bezüglich der Prophylaxen zur Vermeidung beispielsweise einer Pneumonie
- gemeinsames Erarbeiten eines individuellen Eigenübungsprogrammes
- Erarbeiten eines Ausdauertrainings, beispielsweise auf dem Fahrradergometer – ggf. mit einem Bettfahrrad und Pulsuhr (siehe Übersicht mit Grundprinzipien des Trainings für onkologische Patienten)
- Gehtraining auf der Ebenen oder an der Treppe ist gerade in der Akutklinik auch eine Möglichkeit. In der nichtakuten Phase eignet sich z. B. auch Tanzen (es gibt auch Tänze, die ohne Partner durchgeführt werden können!)
- Begleitung beim Herausfinden von Bewegungen, die Freude bereiten; Herstellen von Kontakt zu Selbsthilfegruppen etc.

Merke: Bei Patienten mit stark eingeschränkter Bewegungsfähigkeit, z. B. durch eine generalisierte Schwäche als Folge der Chemotherapie oder durch eine psychische Beeinträchtigung infolge der Diagnose, ist jede Form der Mobilisierung wichtig. Je nach individuellem Vermögen reicht hier die Bandbreite von Anregung zu sportlicher Eigeninitiative bis hin zu Entspannungstraining (autogenes Training) oder Yoga. Auch Gesprächsangebote, in denen der Therapeut primär zuhört, können sich entlastend auf die Situation auswirken.

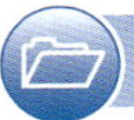

Evaluation

Welche Kriterien evaluieren Sie?

- Ausdauer: Pulswerte, Atemfrequenz, ggf. RR-Werte, BORG-Skala: in Ruhe, bei Belastung, nach 1 Minute und ggf. nach 2, 3, 4 oder auch 5 Minuten.
- Veränderung des individuellen Trainingspulses nach der Langströmformel (siehe physiotherapeutische Untersuchung S. 160)
- Entspannungsfähigkeit: Pulswerte, Atemfrequenz, ggf. RR-Werte, BORG-Skala: in Ruhe, bei Entspannung, nach 1 Minute und ggf. nach 2, 3, 4 oder auch 5 Minuten.
- selbstständiges Durchführen eines Übungs-/Trainingsprogamms: Patient zeigt und erklärt eigenständig, warum er was wann wie übt. Kriterium: Selbstständigkeit, akkurate Durchführung. Optimum: Patient kreiert selbstständig seine Übung.

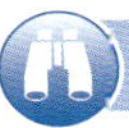

Prognose

In welche Richtung geht Ihre Prognose?

Die Prognose für Herrn Krebs, der an einer ALL erkrankte, liegt heute bei einer Überlebensrate von 20-40 %.

Die Physiotherapie kann hier begleitend zur ärztlichen Therapie Symptome lindern und dazu beitragen, möglichen unerwünschten Folgen entgegenzuwirken. Zudem kann ein ausgewogenes Bewegungsprogramm zur Stärkung des Selbstvertrauens beitragen und das Allgemeinbefinden positiv beeinflussen. Regelmäßige Bewegung fördert das Vertrauen der Patienten in ihre körperliche Leistungsfähigkeit und lässt sie damit auch die Strapazen von Chemotherapien oder Bestrahlungen leichter ertragen.

Zusammenfassung «

In der Onkologie steht die ärztliche Behandlung im Vordergrund, die Physiotherapie ist eine von mehreren begleitenden Therapieverfahren.

Bei Herrn Krebs steht neben den körperlichen Symptomen in erster Linie auch der Verarbeitungsprozess einer lebensbedrohlichen Erkrankung im Vordergrund. Durch die schnell wechselnde Befindlichkeit und Leistungsfähigkeit von Krebspatienten ist es wichtig, das Therapieprogramm flexibel auf die Situation einzustellen.

Physiologisch betrachtet kommen Leukämiepatienten oft „mitten aus dem Leben" und waren zuvor kerngesund. Die Diagnosestellung versetzt die Betroffenen und Angehörigen in der Regel in einen Schockzustand. Der Physiotherapeut sollte hier über unterschiedliche Entspannungstechniken verfügen, wie Fantasiereisen, schnelles Lagern, Muskelrelaxation nach Jacobson, Yoga o. Ä. Der positive Umgang mit Stress ist auch ein wichtiger Teil im Heilungsprozess.

Typische körperliche Anzeichen ergeben sich aus der Ursache:

Eine geringe Anzahl funktionstüchtiger Leukozyten führen zu einer Abwehrschwäche, die sich in Form von Infektanfälligkeit zeigt. Ist auch – durch die Raumforderung im Knochenmark – die Anzahl der funktionierenden Thrombozyten reduziert, so kann es zu kleinen Einblutungen in die Haut kommen (Petechien). Fehlgebildete Thrombozyten können zu einer erhöhten Thromboseneigung führen. Sind die Erythrozyten in ihrer Bildung beeinträchtigt, so zeigt sich dieses z. B. durch Müdigkeit, Abgeschlagenheit oder Konzentrationsschwäche durch den reduzierten Sauerstofftransport. Aus physiotherapeutischer Sicht steht grundsätzlich der Erhalt und die Verbesserung der aeroben Ausdauer im Vordergrund, da hierdurch alle Symptome und Folgen der ärztlichen Therapie positiv beeinflusst werden. Zudem stellt die Vermeidung von Pneumonien und Thrombosen ein grundlegendes Behandlungsziel dar.

Gespräche mit dem Patienten dienen der Erhebung einer Anamnese, gleichzeitig ist es eine gute Möglichkeit, geeigneten Kontakt aufzubauen und ein Bild über seine seelische Verfassung zu erhalten. Wichtig hierbei ist auch der multidisziplinäre Austausch, um dem Patienten ein sicheres Gefühl zu geben und ihn nicht unnötig lange zu befragen.

Auf Grundlage der ärztlichen Befunde führen Physiotherapeuten weitere Untersuchungen durch. Atembefund, Ermittlung der aeroben Ausdauer, Beurteilung der Entspannungsfähigkeit und Test des Bewegungssystems sind wichtige Teile der Untersuchung.

Schwerpunkte der Physiotherapie sind:

- Vermeiden von Pneumonie, Thrombose, Dekubitus, Kontrakturen und Muskelatrophie
- Verbesserung und Erhalt der allgemeinen, aeroben, dynamischen Ausdauer
- Erarbeitung und Durchführung individuell angepasster Trainingseinheiten
- Verbesserung der psychischen Situation durch körperliche Bewegung

Für die Therapie soll eine kreative Auswahl an Maßnahmen gefunden werden, deren Durchführung und Anwendung dem Patienten Freude bereitet und seine Lebensqualität verbessert.

Die Prognose einer Leukämie hängt von vielen Faktoren ab. Verläufe mit vollständiger Heilung aber auch letalem Ausgang sind möglich. Physiotherapeuten sollten dem Patienten professionell und mit realistischem Optimismus begegnen. Wichtig in der Zusammenarbeit mit Krebspatienten ist auch die verantwortungsvolle Pflege der eigenen Psyche. Hier können ein regelmäßiger Austausch mit Klinikseelsorgern, dem psychosozialen Dienst oder auch die Teilnahme an Balintgruppen/Supervision für den nötigen Ausgleich durch Experten sorgen.

Quellen:

Literatur:

Göhring, H. (2009): Physiotherapie in der Inneren Medizin. 2. Auflage. Thieme, Stuttgart.

Hüter-Becker, A. & Dölken, M. (2017): Physiotherapie in der Inneren Medizin. 3. unveränderte Auflage. Thieme, Stuttgart.

Netter, F. H. (2013): Netters Innere Medizin. Thieme, Stuttgart.

Graf, C. (2018): Sport- und Bewegungstherapie bei Inneren Krankheiten: Lehrbuch für Sportlehrer, Übungsleiter, Physiotherapeuten und Sportmediziner. 4., vollständ. überarb. Aufl. Deutscher Ärzte-Verlag, Köln.

Steffers, G. & Credner, S. (2006): Allgemeine Krankheitslehre und Innere Medizin für Physiotherapeuten. 3. Aufl. Thieme, Stuttgart, New York.

Internet:

Bauer, J. (2021): Seelische Gesundheit und Krebs. In URL: http://www.psychotherapie-prof-bauer.de/index.html (abgerufen am 26.09.2022).

Ringe, J. D. et al. (2004): Glucocorticoid-induzierte Osteoporose. In:URL: https://www.arzneimitteltherapie.de/heftarchiv/2004/01/glucocorticoid-induzierte-osteoporose-eine-therapierbare-erkrankung-mit-hohem-frakturrisiko.html#:~:text=Die%20Glucocorticoid%2Dinduzierte%20Osteoporose%20(GIOP,einer%20schnellen%20Zunahme%20des%20Frakturrisikos (abgerufen am 26.09.2022).

Glossar

2-, 6- oder 12-Minuten-Gehtest

Der 12-Minuten Gehtest wurde 1976 von McCain et al. entwickelt, um die Leistungsfähigkeit von Patienten mit chronischer Bronchitis zu testen: 12-minütiges Gehen – so weit wie möglich. Die zurückgelegte Distanz korrelliert mit der Fähigkeit zur maximal aufnehmbaren Sauerstoffmenge (VO2max). Als fast ebenso aussagekräftig hat sich inzwischen der 6-Minuten-Gehtest gezeigt, der auch für Patienten mit chronischer Herzinsuffizienz angewandt wird und u. U. auch auf 2 Minuten reduziert werden kann.

aerob; anaerob

Der Begriff aerob bedeutet bezogen auf Bakterien, dass sie für ihren Metabolismus Sauerstoff benötigen. Anaerobe Bakterien hingegen sind sauerstoffunabhängig.

Angina abdominalis

Angina abdominalis bezeichnet eine Durchblutungsstörungen der großen viszeralen (die Bauchorgane versorgenden) Abgänge der Bauchaorta. Die Ursache liegt fast ausschließlich in arteriosklerotisch veränderten Gefäßen. Symptomatisch setzen dumpfe, krampfartige Bauchschmerzen nach Nahrungsaufnahme ein. Die Diagnose erfolgt mittels bildgebender Verfahren.

Angina pectoris

Angina pectoris, gelgentlich auch „Brustenge" oder „Stenocardie" genannt, zeigt sich als anfallsartiger Schmerz im oberen Thoraxbereich, der bis in den linken Arm ausstrahlen kann. Ursache ist eine vorübergehende Durchblutungsstörung des Herzens, typischerweise bei einer koronaren Herzkrankheit (KHK). Die Engstelle eines oder mehrerer Herzkranzgefäße kann dann z. B. bei einer Vasokonstriktion durch Stress, plötzliche Kälte etc. zu den typischen Beschwerden führen. Diese Schmerzen können auch mit Todesängsten einhergehen und sind auf den ersten Blick nicht von einem Herzinfarkt (Gefäßverschluss mit Gewebsuntergang) zu unterscheiden. Ein Patient mit diesen Symptomen benötigt sofort eine notfallmedizinische Versorgung, sofern er nicht im Vorfeld von seinem behandelndn Arzt mit Notfallmedikation ausgestattet wurde und diese selbstständig einnehmen kann (i. d. R. Nitroglycerin in Sprayform).

Angiografie

Die Angiografie ist ein bildgebendes Verfahren zur Darstellung von Gefäßen wie MRT, CT oder Röntgen (mit Kontrastmittel). Der Arzt nutzt diese Verfahren, um Gefäßerkrankungen zu diagnostizieren und zu beurteilen.

Angiologe

Ein Angiologe hat sich auf ein Teilgebiet der inneren Medizin spezialisiert und befasst sich insbesondere mit den Blut- und Lymphgefäßen und ihren Erkrankungen.

Arteriosklerose

Die Arteriosklerose (aus dem Griechischen arterio = Gefäß, skleros = hart) ist eine pathologische Veränderung der Arterien des Körpers. Sie ist im Volksmund unter „Arterienverkalkung" bekannt. Eine Arteriosklerose (die auch als Atherosklerose, also als Gefäßdegeneration, auftreten kann) ist eine allgemeine Erkrankung des Arteriensystems. Sie kann verschiedene Gefäßbezirke (Herz, Gehirn, Beine, Nierengefäße) betreffen, wobei sich die Ausprägung in den einzelnen Körperregionen oft sehr unterscheidet. Folgeerkrankungen einer Arteriosklerose können Herzinfarkte, Schlaganfälle, reduzierte Merkfähigkeit sowie auch das sogenannte „Raucherbein" sein. Die Arteriosklerose stellt die Ursache für die Mehrzahl der Todesfälle in der westlichen Welt dar.

ASTEN

Steht für „Ausgangsstellung" und „Endstellung" und ist typisch zur Beschreibung der Körperposition zu Beginn und Ende einer Massnahme.

autogenes Training

Autogenes Training ist eine Entspannungsmethode, bei der eine Form der inneren Ansprache angewandt wird.

Baker-Zyste

Flüssigkeitsansammlung im Bereich der Kniehöhle, aus der sich später ein degeneratives Geschehen mit Ergussbildung bildet.

Balintgruppen

Gesprächsgruppe für medizinisches Personal, die von einem Psychotherapeuten geleitet wird. Es werden herausfordernde Fälle aus der Praxis besprochen, die im Nachgang die Kommunikation mit den Patienten verbessern und damit die Behandlung optimieren soll.

BASDAI

Der BASDAI ist die Abkürzung für Bath Ankylosing Spondylitis Disease Activity Index. Dieser Index dient der validen Diagnostik zur Erfassung der Krankheitsaktivität bei Ankylosans Spondylitis (Morbus Bechterew).

Belastungsischämie „Claudicatio intermittens"

Als „Claudicatio intermittens" wird ein temporärer, krampfartiger Schmerz der Waden bezeichnet. Dieser Schmerz tritt typischerweise nach kurzer körperlicher Belastung in einer unteren Extremität auf, welcher auf Durchblutungsstörungen arteriosklerotisch veränderter Bein- bzw. Beckenarterien zurückzuführen ist. Wenn die betroffenen Patienten intermittierend stehenbleiben z. B. vor Schaufenstern, dann klingt der Schmerz nach kurzer Zeit wieder ab und ein Weitergehen wird bis zum nächsten Schmerz (zum nächsten Schaufenster) gut möglich. Dadurch hat sich die landläufige Bezeichnung als „Schaufensterkrankheit" verbreitet. Die „Claudicatio intermittens" gilt als Leitsymptom der pAVK.

Bindegewebsmassage

Die Bindegewebsmassage (auch subkutane Reflextherapie (SRT) genannt) ist eine physiotherapeutische Therapie, die als Neuraltherapie auf dem Konzept der Head'schen Zonen basiert. In dieser Form der Massagetherapie werden Haut-, Unterhaut und Faszientechniken in den Bindegewebszonen eingesetzt. Über den kuti-viszeralen Reflexbogen wird dabei eine nervös-reflektorische Reaktion auf innere Organe, den Bewegungsapparat und die Haut ausgelöst. Der kuti-viszerale Reflexbogen bezeichnet hierbei eine neuronale Reaktion innerer Organe (Mehrdurchblutung, Spasmolyse) auf eine kutane Stimulation. Sie wurde 1929 von Elisabeth Dicke begründet und von Wolfgang Kohlrausch und Hede Teirich-Leube zu der heutigen Form weiterentwickelt.

BORG-Skala zur subjektiven Einschätzung der Belastungsfähigkeit

Die „Rating of perceived exertion (RPE)" – Borg-Skala (Copyright by Gunnar Borg) ist ein Verfahren zur subjektiven Einschätzung des Belastungsempfinden. Das Messen des subjektiven Anstrengungsempfindens über diese Skala ist bei Gesunden, Trainierten und Patienten als Ergänzung zu physiologischen Messkriterien geeignet. Die Punktwerte 6-20 der BORG-Skala korrelieren mit dem Puls: Skalenwert × 10 = Herzfrequenz. (Achtung: Diese Korrelation mit dem Puls funktioniert nicht, wenn Patienten Medikamente nehmen, die die Herzfrequenz beeinflussen, wie z. B. Beta-Blocker.)

BORG-Skala zur subjektiven Einschätzung von Dyspnoe (Atmennot)

Die BORG-Skala zur subjektiven Einschätzung von Luftnot unterscheidet sich durch die Punktwerte von der RPE-Skala: Hier wird eine Einteilung 1–10 gewählt. Diese dienen der subjektiven Bewertung des Schweregrades von Dyspnoe. Dabei gibt der Patient rückwirkend seine subjektive Einschätzung zur Luftnot in den vergangenen 24 Stunden an. Die Skala nimmt dabei Werte zwischen 0 und 10 ein, wobei 0 keine Atemnot und 10 maximale Atemnot darstellt.

Cerebrum

Das Cerebrum ist der lateinische Ausdruck für Gehirn.

CK

Die Kreatinkinase, ist ein Enzym des Herzmuskels (Myocard); CK-MB („Muscle-Brain-Type") ist ein Isoenzym der Kreatinkinase. Die CK-MB ist ein sehr sensitiver Parameter, der bei akuten Schädigungen des Myokards noch vor dem Troponin ansteigt und daher labordiagnostisch zum Nachweis eines akuten Myokardinfarkts genutzt wird.

Cochrane

Die Cochrane Library ist ein internationales Forschungsnetzwerk, das insbesondere durch systematische Reviews (Übersichtsarbeiten) solide Grundlagen für die evidenzbasierte Patientenbehandlung schafft.

Copingstrategien

Als Copingstrategie oder Coping (aus dem Englischen: to cope with, „bewältigen, überwinden") werden Bewältigungsstrategien bezeichnet, die Menschen in herausfordernden Lebenssituationen oder Lebensphasen nutzen.

Cor pulmonale

Vergrößerung (Hypertrophie im Sinne einer Wandverdickung) bzw. Erweiterung (Dilatation) des rechten Ventrikels als Konsequenz einer Lungenerkrankung mit Druckerhöhung im Lungenkreislauf (pulmonalen Hypertonie).

CRP

Auch C-reaktives Protein, ist ein Protein des Blutplasmas, das in der Leber gebildet wird und auf entzündliche Prozesse, insbesondere bei bakteriellen Infektionen, hinweist (und somit zu den Entzündungsparametern gezählt wird).

Darmzone

Als Darmzone wird die Haed-Zone (Einschreibung organischer Funktionen im Bereich des Gesichts) des Darmes bezeichnet. Dabei handelt es sich um das Dermatom (Hautabschnitt), das eine nervale Beziehung zum Darm besitzt. Eine Erkrankung des Darms führt zu Auffälligkeiten, wie Quellungen oder Einziehungen der Haut oder auch Schmerzen im korrespondierenden Hautgebiet. Head-Zonen gibt es zu allen inneren Organen. Die jeweiligen Dermatome gelten als Bereiche des sogenannten „übertragenen Schmerzes". Diese Wechselwirkung wird in der „Bindegewebsmassage" sowohl für die visuelle und taktile Diagnostik genutzt, als auch für die daraus resultierende Therapie durch die Bindegewebsmassage oder auch der Therapie mit der „heißen Rolle".

dilatative Kardiomyopathie (DCM)

Die dilatative Kardiomyopathie (DCM) bezeichnet eine Herzmuskelerkrankung mit einer Dilatation (Erweiterung) der Herzkammern (Ventrikel). Häufig ist besonders der linke Ventrikel betroffen. Der dadurch entstehende systolischen Pumpfehler führt zu einem progredienten (fortschreitenden) Verlust der Auswurfleistung des Ventrikels. Die Patienten leiden u. a. unter einer verminderten Belastbarkeit (Belastungsdyspnoe), Herzrhythmusstörungen und Embolien.

Erysipel

Entzündung der Haut und des Unterhautfettgewebes, häufigster Erreger sind Streptokokken.

EULAR-Klassifikation

Die Klassifikationskriterien zur Diagnose der chronischen Gelenkentzündungen, bzw. der Rheumatoiden Arthritis wurden durch das American College of Rheumatology (ACR) und die European League Against Rheumatism (EULAR) entwickelt.

Gaenslen

Das Gaenslen-Zeichen (nach dem amerikanischen Chirurgen Frederick Julius Gaenslen (1877–1937) ist eine diagnostische Methode, eine Entzündung der Fingergrundgelenke (oder der Zehengrundgelenke) mittels des sogenannten Gaenslen-Handgriff zu erkennen. Hierbei werden Hand, bzw. Fuß auf der Höhe der Grundgelenke zusammengedrückt.

Gicht

Gicht ist die klinisch manifestierte Hyperurikämie. Die Hyperurikämie wird als chronische Erhöhung des Serum-Harnspiegels über 7,0 mg/dl bezeichnet (Normalwerte: Mann bis 6,4 mg/dl, Frau vor der Menopause 0,5-1 mg niedriger). Eine Hyperurikämie entsteht aus einer positiven Harnsäurebilanz durch gesteigerte endogene Harnsäuresynthese bzw. vermehrte Zufuhr von Nahrungsproteinen und/oder einer verminderten renalen Harnsäureausscheidung. Symptome einer Gicht sind typischerweise entzündete geschwollenen Gelenke, wie z. B. das Großzehengrundgelenk durch Harnsäurekristalleinlagerungen im Gelenk.

Head'sche Zonen oder Head-Zonen

Bezeichnung für Hautareale (Dermatome), die eine neuronale Verschaltung mit inneren Organen besitzen. Erkrankt das Organ, sind Schmerzen im entsprechenden Hautgebiet spürbar (siehe auch Darmzone).

Ischämie

Ischämie bezeichnet die mangelhafte oder unterbrochene arterielle Versorgung eines Organs oder Gewebes, also eine Unterversorgung mit Sauerstoff. Typische Ursachen sind Arteriosklerose, Embolie, Thrombose, Entzündungen der kleinen Gefäße (Thrombangiitis obliterans) oder Gefäßspasmen. Aufgrund der dadurch induzierten Hypoxie kommt es ggf. zu Nekrose oder Infarkt.

Kardiomegalie

Kardiomegalie bedeutet eine pathologische Vergrößerung des Herzens. Sie stellt kein eigenständiges Krankheitsbild dar, sondern ist eine sekundäre Organveränderung aufgrund verschiedenster kardiopulmonaler Grunderkrankungen.

Karpaltunnelsyndrom

Beim Karpaltunnelsyndrom (KTS, auch Carpaltunnelsyndrom, CTS) ist der Medianus-Nerv im Bereich des Handgelenkes eingeengt, typischerweise durch geschwollene Sehnenscheiden, z. B. durch Überlastung.

Klinefelter-Syndrom

Das Klinefelter-Syndrom bezeichnet eine Erbkrankheit, die durch das Vorhandensein eines dritten Geschlechtschromosoms gekennzeichnet ist (XXY; üblicherweise bei Männern XY, bei Frauen XX). Das ausschließlich bei männlichen Patienten auftretende Syndrom zeichnet sich durch einen Mangel an männlichen Hormonen aus (Androgene), was zu einer mangelnden Ausbildung der männlichen Keimdrüsen, mangelhafter oder völlig fehlender Bildung von Samenzellen, spärlicher oder fehlender Brust-, Achsel- und Bartbehaarung, Gynäkomastie (weibliche Brustbildung beim Mann) und gelegentlich Hochwuchs führt. Die Häufigkeit liegt bei 0,1-0,2 % der männlichen Neugeborenen.

Lymphangitis

Entzündung der Lymphgefäße

Lymphödem

Schwellung unterhalb der Haut durch mangelnden Lymphabfluss

Mesenterialinfarkt

Bei einem Mesenterialinfarkt werden die den Darm umgebenden Gefäße minderdurchblutet oder auch von der Blutversorgung abgeschnitten. Diese Unterversorgung ist lebensbedrohlich und tritt im fortgeschrittenen Alter sowie bei Vorerkrankungen das cardio-vaskulären Systems auf.

Morbidität

Morbidität bedeutet die Häufigkeit einer bestimmten Erkrankungen innerhalb einer Bevölkerungsgruppe.

Mortalität

Als Mortalität wird die Anzahl der Todesfälle in einem bestimmten Beobachtungszeitraum bezeichnet.

myelotoxische Chemikalien

Myelotoxische Chemikalien sind Chemikalien, die eine schädigende Wirkung auf das Knochenmark (griechisch myelos = Mark) bewirken, wie beispielsweise Benzol.

Myokardinfarkt

Ein Myokardinfarkt (Myokard = Herzmuskel) ist eine Verlegung eines oder mehrerer Herzkranzgefäße durch ein Gerinnsel. Dadurch kann das dahinterliegende Herzmuskelgewebe nicht mehr mit dem notwendigen Blut versorgt werden und stirbt nach wenigen Minuten (15 bis 30 Minuten) ab.

Nekrose

Nekrose ist die Bezeichnung für abgestorbene Zellen, deren Zelltod durch äußere, schädigende Faktoren (mechanische Einwirkung, Noxen, Sauerstoffmangel [=Hypoxie]) hervorgerufen wurde. Bei einer Nekrose tritt nach dem Entleeren des Zellinhalts eine Entzündungsreaktion auf. Behandelt wird die Nekrose i.d.R. durch eine mechanische Abtragung, um die Heilung des umliegenden Gewebes zu fördern.

Neutral-Null-Methode

Die Neutral-Null-Methode bezeichnet eine standardisierte Messmethode zur Begutachtung der Gelenkbeweglichkeit, bei der alle Gelenkbewegungen von einer einheitlich definierten Ausgangsstellung aus gemessen werden.

Neutropenie

Neutropenie bedeutet die Verminderung der (neutrophilen) Granulozyten im Blut. Diese wiederum gehören zu den weißen Blutkörperchen (Leukozyten), die für die Infektabwehrzuständig sind. Somit ist die Neutropenie Ausdruck einer Leukozytopenie. Die betroffenen Patienten sind anfällig für bakterielle und Pilz- Infektionen. Da die neutrophilen Granulozyten im Knochenmark gebildet werden, ist die Neutropenie häufig auch Folge von infiltrierenden Prozessen im Knochenmark durch Krebszellen (z. B. leukämische Zellen).

Fantasiereisen

Fantasiereisen sind gelenkte Tagträume, in denen sowohl Erwachsene als auch Kinder lernen, in ihrer Fantasie Vorstellungen zu assoziieren und zu entwickeln, um neue Angriffspunkte für Probleme, Wünsche und Ziele im Alltag zu finden und eine insgesamt bessere Entspannung zu erreichen.

Phlebologe

Phlebologen sind Ärzte der Inneren Medizin mit dem Schwerpunkt der Venen und ihren Erkrankungen (z. B. Venenentzündungen, Krampfadern und Hämorrhoiden).

Pneumothorax

Pneumothorax beschreibt eine pathologische Luftansammlung zwischen der Pleura visceralis (inneres Lungenfell) und Pleura parietalis (äußeres Lungenfell). Im Pleuralspalt befindet sich normalerweise ausschließlich die Pleuraflüssigkeit. Ursache können Traumata oder Lungenerkrankungen sein. Die Lunge kann den Thoraxbewegungen durch die veränderten Druckverhältnisse nicht mehr folgen, somit kollabiert der betroffenen Lungenflügel ganz oder teilweise. Die Patienten fühlen Atemnot, Hustenreiz oder auch stechende Schmerzen bei der Atmung. Die Wiederherstellung des Unterdrucks der Lunge erfolgt durch Einführen eines Drainageschlauches in den Pleuraspalt, mit dem die eignetretene Luft abgesaugt wird.

PNF

PNF ist die Abkürzung für eine physiotherapeutische Technik: Propriozeptive neuromuskuläre Fazilitation. Über PNF fördert der Therapeut das Zusammenspiel zwischen (Proprio-) Rezeptoren (verantwortlich für das Empfinden von Lage und Stellung des Körpers im Raum), Nerven und Muskeln („neuromuskulär"). Über gezielte propriozeptive Reize (Zug und Druck) und Widerstände durch die Hände des Therapeuten werden gangtypische und alltagsbewegungenbezogene Bewegungen beim Patienten angebahnt. Die PNF gehört zu den neurophysiologischen Techniken.

pro-BNP

BNP (brain natriuretic peptide) ist ein Eiweiß, das als biochemischer Marker bei Herzinsuffizienz (Herzminderleistung) quantifiziert wird. BNP wird in den Ventrikeln aber auch in den Atrien (Vorhöfen) aus proBNP produziert. Bei einer Herzinsuffizienz ist die Plasmakonzentration dieses Proteins schon in einem frühen Stadium erhöht und steigt mit fortschreitendem Krankheitsverlauf weiter an.

progressive Muskelrelaxation nach Jacobson

Die progressive Muskelentspannung zeichnet sich durch das bewusste An- und Entspannen bestimmter Muskelgruppen aus und soll einen Zustand tiefer Entspannung des ganzen Körpers bewirken.

QRS-Komplex

Der QRS-Komplex ist Teil des EKGs (Elektrokardiogramm) und bezeichnet eine charakteristische Zackenbildung (Q = leicht negativ, R = positiv, S = leicht negativ) auf dem Graphen. In dieser Phase wird die Erregungsausbreitung im Ventrikelmyokard des Herzens von der Basis zur Spitze bis zum Ventrikelseptum dargestellt. Veränderungen im QRS-Komplex deuten auf eine Schädigung des Myokards hin.

Ratschow-Gehtraining

Das Ratschow-Gehtrainig ist ein standardisiertes Gehtraining. Hier trainiert der Patient mit zwei Drittel der maximalen Gehstrecke zur verbesserten Perfusion der unteren Extremität. Bei regelmäßigem Training bilden sich an verengten Passagen Kollateralgefäße. Diese umgehen die Engpässe und tragen so zur Durchblutung des Gewebes und der Muskeln bei.

Ratschow-Test

Der Ratschow-Test, auch Ratschowlagerungsprobe genannt, geht auf den Internisten Max Ratschow (1904–1964) zurück. Es ist ein Funktionstest zur Überprüfung einer peripheren arteriellen Verschlusskrankheit (pAVK) in den Beinen.

Dabei liegt der Patient in Rückenlage auf einer Liege, die Beine werden senkrecht nach oben gestreckt und die Füßen im Sekundentakt auf und ab bewegt (Dorsalextension und Plantarflexion). Dies wird solange ausgeführt, bis ein Wadenschmerz eintritt (oder die Qualität der Bewegung deutlich nachläßt). Im Anschluss setzt sich der Patient an die Liegenkante, sodass die Beine herabhängen. Anzeichen für eine pAVK sind Abblassen der Beine, Schmerzen und fehlende Hyperämie nach Senken der Beine. Die Testmethode bezeichnet auch ein Training bei arterieller Verschlusskrankheit (Ratschow-Gefäßtraining).

renovaskulär

die Nierengefäße betreffend

Restriktionen

Restriktionen sind Bewegungseinschränkungen eines Organs; der Begriff wird häufig im Zusammenhang mit der mangelnden Ausdehnungsfähigkeit der Lunge verwendet ist, z. B. bei einem bindegewebsartigen Umbau des Lungengewebes (Lungenfibrose). Im weiteren Sinne sind hiermit auch Verhaltensbeschränkungen gemeint (z. B. Alkoholrestriktion).

Rheumafaktoren

Rheumafaktoren (RF) sind menschliche Antikörper, die sich gegen das eigene Immunsystem richten (am häufigsten gegen das Immunglobulin G [IgG]). Ihr Nachweis (meist Antikörper der Klasse IgM) dient der Diagnose einer Rheumaerkrankung.

Rheumaknoten

Rheumaknoten sind hühnereigroße, derbe, verschiebliche subkutane Knoten, die einen Entzündungsherd kennzeichnen. Sie treten in der Regel an Druckstellen auf. Histologisch sind sie Teil eines Granuloms, also einer Gewebeneubildung, das im Innern u. a. Entzündungszellen aufweist.

Rheumaleitlinie

Medizinische Leitlinien sind von (medizinischen) Fachgesellschaften herausgegebene, systematisch entwickelte Handlungsanweisungen, die Angehörige von Gesundheitsberufen bei ihren Entscheidungen über die Diagnostik und Therapie spezifischer Krankheitsbilder unterstützen sollen. Die Rheumaleitlinie ist beispielsweise die Richtschnur für Diagnostik und Behandlung rheumatischer Erkrankungen.

Schenkelblock, (Links-, Rechts-)

In der Elektrokardiographie stellt der „Schenkelblock" eine Leitungsstörung im Bereich der Tawara-Schenkel dar, hierbei ist der QRS-Komplex verbreitert. Je nachdem welcher Tawara-Schenkel betroffen ist, spricht man von einem Links- bzw. Rechtsschenkelblock. Bei einem Schenkelblock ist die Erregungsleitung des Herzens gestört und Symptome wie Schwindel und Synkopen („Kreislaufkollaps") können auftreten. Häufige Gründe für einen Schenkelblock sind die koronare Herzkrankheit, Herzinfarkt, Myokarditis und Kardiomyopathien. Je nach Ausprägung und Klinik ist die Implantation eines Herzschrittmachers angezeigt.

schnelles Lagern

Ein sehr kurzes, jedoch intensiv wirkendes Verfahren zur Regulation des Muskeltonus durch bewusste Körperwahrnehmung im Rahmen der nichtmedikamentösen Schmerztherapie.

Stangerbad

Das Standerbad, entwickelt vom Ulmer Gerbermeister Johann Jakob Stanger, ist ein hydroelektrisches Bad, in dem durch elektrische Reize eine Muskelentspannung erzeugt wird.

stumme Thrombose

Die stumme Thrombose ist schmerzfrei und bleibt aufgrund ihrer fehlenden Symptomatik häufig unbemerkt. Unbehandelt kann sie zu einer Lungenembolie führen.

Supervision

Supervision (lat.) bedeutet so viel wie „von oben betrachten." Supervision ist ein Möglichkeit, das eigene berufliche Handeln mit Hilfe eines Supervisors durch seinen „Blick von außen" zu reflektieren. Ziel ist es, durch ein vertieftes Verständnis des eigenen beruflichen Tuns Handlungsspielräume erweitern. Daher gibt der Supervisor keine Lösungen oder Handlungsanweisungen vor, sondern ermöglicht dem Klienten die Erweiterung seiner eigenen Sichtweisen. So wird ein verständnisvolles und ressourcenschonendes berufliches Handeln erreicht.

tansversaler Bogen

Der Aufbau der Mittelhand beschreibt von distal betrachtet einen Bogen, der sich nach dorsal hin wölbt. Schauen wir beim Faustschluss von ventral auf die geschlossene Hand, so ist die transversale Wölbung der Mittelhandknochen gut zu sehen. Insbesondere im Bereich der rheumatischen Erkrankungen zeigt sich hier eine Abflachung des „Transversalen Bogens" durch z. B. einen insuffizienten Band- und Muskelapparat der Hand.

Tawara-Schenkel

„Tawara-Schenkel" befinden sich im Herzen und gehören sind dort ein Bestandteil des Erregungsleitungssystems. Die Lokalisation ist im Herzen zwischen dem His-Bündel und den Purkinje-Fasern, in die sie einmünden.

Trophik

Ernährungs- oder Stoffwechselzustand eines Gewebes oder eines Organs. Die Beurteilung erfolgt über Faktoren wie Volumen und Oberflächenstruktur.

Die sogenannte Eutrophie bezeichnet den optimalen Zustand und entsprechend des Ausprägungsgrades werden Abweichungen als Atrophie, Hyper-/Hypotrophie und Dystrophie beurteilt. So ist beispielsweise Haut eutroph, wenn sie rosig, intakt, weich und elastisch ist.

Troponin

Das Troponin und insbesondere das Troponin T, eine Untergruppe des Troponins, wird wird bei einer Schädigung des Herzmuskels freigesetzt. Dieser Marker kann somit zur Diagnostik eines Herzinfarkts mit Gewebeuntergang genutzt werden.

Utilisation (Sauerstoff)

Die Sauerstoff-Utilisation ist ein Maß für die Versorgung eines Organs mit Sauerstoff. Der meiste Sauerstoff wird im Myokard benötigt, so liegt dort in Ruhe der Wert bei 60 %, im Hirn bei 35 %, in den Nieren bei 8 %.

Yoga

Philosophische Lehre, die körperliches und mentales Training und die grundsätzliche Verbesserung der Lebensqualität zum Ziel hat. In der Physiotherapie wird Yoga zur Steigerung von körperlichem und seelischem Wohlbefinden angewendet.

Bildquellenverzeichnis

Adobe Systems Software Irland Ltd., Adobe Stock, Dublin, Irland: S. 101/5-6 ©bilderzwerg, S. 121/7 ©Павел Страхов, S. 121/8a ©Seventyfour, S. 121/8b ©sveta, S. 121/8c ©Photographee.eu, S. 121/8d ©Anton Gvozdikov

UKD Universitätsklinikum Düsseldorf: S. 20

Verlag Der Tagesspiegel GmbH, Berlin: S 109/13 ©Mike Wolff/Der Tagesspiegel

Sachwortverzeichnis

Symbole

6-Minuten-Gehtest 20, 90

A

Abflussbehinderung 58
ABI 62, 74
Abrollen 68, 71, 123
Abrollfunktion 55
Abscheidungsthrombus 47
Abszess 99
Achillessehne 115
Adipositas 46, 58, 87
Adipositastherapie 80
ADLs 87, 122, 141
Aktivitäten des täglichen Lebens 87, 122, 141
akute lymphatische Leukämie 151, 152, 167
Alkoholabusus 78
ALL 151, 152, 167
Alltagsbelastbarkeit 37
Alltagstraining 26
Alveolen 47
Amputation 66
Analfistel 111
Anämie 150, 162
Angina abdominalis 62
Angina pectoris 9, 15, 17, 19, 20, 23, 24
Angiografie 68, 69, 87
Angstfragebogen 16
Angststörung 16
ankylosierende Spondylitis 100, 116
anteriore Uveitis 119
Antibabypille 43, 46
Antikoagulation 45
Antikoagulationstherapie 58
Antikonzeptiva 45
Antithrombosestrümpfe 50
Anus praeter 100
Aplasie 155, 163
Armpendel 123
Arrhythmien 29
Arteriosklerose 19, 25, 26, 70, 74
Arthritis, rheumatoide 32
Arthritis urica 132
AS 116
asymmetrische Oligoarthritis 119
Atemtherapie 24, 50, 56, 58, 72
Ausdauer, aerobe 55, 85
Ausdauertraining 23, 58
Ausdauertraining, aerobes 28, 41, 56, 58
Auskultation 63
autogenes Training 72
Autoimmunkrankheit 98
AWMF-Richtlinie 137
Ayurveda 138

B

Bachblüten Therapie 33
Bachblüten-Therapie 18
Baker-Zyste 46
Ballondilatation 20
Bambuswirbelsäule 118
Bauchspannung 106
Beckenboden 101, 109
Beckenbodentraining 108
Beckenvenenthrombose 45, 58
Beinödem 57
Beinvenenthrombose 45
Beinvenenthrombose, tiefe 43
Beinwickel 50
Belastbarkeit, aerobe 26
Belastbarkeit, kardiale 18, 26, 37
Belastbarkeit, reduzierte aerobe 55
Belastbarkeitsminderung 19
Belastungs-EKG 16, 20, 87
Belastungsempfinden, subjektives 21
Belastungsischämie 62
Belastungssteigerung 38
Belüftungsstörungen 58
Bestrahlung 32, 149
Betablocker 17
Bewegungseinschränkung 121
Bewegungserleben 83, 122
Bewegungskoordination 22
BGM 72, 105, 106
Bindegewebsmassage 72, 105, 106
Bindegewebszonen 68, 72
Bio-Feedback Tens 109
Bioresonanz 80
Blähungen 96, 111
Blaseninkontinenz 100
Blasten 152
Blickfeldeinschränkung 121
Blickrichtung 118
Blockade 16
Blow-out-Syndrom 46
Blutdruck 18
Blutgerinnsel 45, 58
Blutsenkung 132
Blutstase 50, 58
Blutstromveränderung 46
Blutverdünnung 45
Blutzuckerspiegel 87
BMI 87
BORG-Skala 13, 20, 21, 23, 25, 35, 85, 143
Bradykardie 41
Braunwald-Klassifikation 15
Brustkyphose 118
Brustschmerz, retrosternaler 26
Brustwirbelblockade 29
BSG 132
BWS-Kyphose 123
BWS-Kyphosierung 118
Bypass 17

C

Calin 115
Capsicin 18
Case-Management 162
CD 98
Charcot-Fuß 84
Chemotherapie 149, 150, 151, 162, 166
Cholesterinspiegel 18
chronische Polyarthritis 133
Claudicatio intermittens 61, 62, 63, 67
Clostridium-difficile-Toxin 97
Colitis ulcerosa 96, 109, 111
Compliance 26
Copingstrategie 109
Cor pulmonale 45, 48, 51
Coxarthrose 137
Coxsackie-Viren 31
Crohn´s disease 98
Crohn, Buririll Berard 98

CRP 30, 87, 132, 152
CT-Angiografie 45

D

Dactylitis 119
Dallas-Klassifikation 32
Darmbeschwerden 96
Darmfehlfunktion 96
Darmkrämpfe 95
Darmspiegelung 96
Darmverschluss 100
Darmzone 96
Daumensattelgelenk 143
DCM 32
D-Dimere 45
D-Dimer-Test 43
Deformation 135
Deformitäten 137
Dehnfähigkeit 69
Dellentest 57
Diabetes mellitus 20, 21, 22, 58, 76
Diabetes mellitus Typ 1 76, 79
Diabetes mellitus Typ 2 76, 78, 79
diabetische Kardiomyopathie 80
diabetische Ketoazidose 80
diabetische Nephropathie 80
diabetische Neuropathie 80
diabetisches Fußsyndrom 80
diabetisches Koma 80
Diätberatung 80
Dickdarmzone 106
Differenzialblutbild 150
DIP 133
Disability and Health 104
Disstress 23, 26
Dopplersonografie 62
Drainagestörung 45
Dreieckslauf 24
Druckpunkte, schmerzhafte 58
Druckschmerz 138
Drucktest 43, 44
Dünndarmzone 106
Durchblutungsförderung 71
Durchblutungssteigerung 72
Durchblutungsstörung, periphere arterielle 87
Durchfälle 95
Dyspnoe 36

E

Eigenbehandlung 74
Eigenmedikation 96
Eigenübungen 88
Eigenverantwortung 23
EKG 16, 20, 29, 41, 43, 44
Elektrokardiogramm EKG 16
Elektrolytverlust 99
Elektrotherapie 72, 109, 137
Embolie 29
Embolisierung 45
Embolus 45, 48
Empfindungsvermögen 87
Endothelalteration 45
Endothelschaden 46
Engegefühl 26
Enteritis regionalis Crohn 98
Enterocolitis regionalis 98
Enterokokken 32
Enteroviren 31
Enthesitis 115, 119
Entspannungsverfahren 41
Entzündung, akute 28
Epitheloidzellen 133
Ernährungsberatung 22, 80, 87
Ersatzstrombahnen 70
Erysipel 46
Erythrozyten 152
EULAR-Klassifikation 134
Exsikkose 46
Extrasystolie 36

F

Fahrradergometrie 15
Fantasiereisen 164, 168
Fatigue 157, 163
Feldenkrais 109
Fernmetastasen 154
Fersenwunde 84
Fibroblasten 133
Fibrose 97
Fingergrundgelenk 133, 143
Fistel 99
Fistelbildung 96
Flatulenz 95, 101
Fontaine 61, 71, 72
Fußbeweglichkeit 55
Fußdeformität 84
Fußgymnastik 88
Fußinspektion 89
Fußpflege 80
Fußpuls 73, 90
Fußsyndrom, diabetisches 80
Fußtastbefund 84
Fußtretübungen 58, 71
Fuß-Venen-Pumpe 89

G

Gallenseine 100
Ganganalyse 36, 68, 74, 86
Gangrän, feuchtes 78
Gastrointestinaltrakt 111
Gefäßtraining nach Ratschow 73
Gefäßwandschäden 45
Gehstrecke 23, 67, 70, 73, 90
Gehstrecke, maximale 68
Gehstrecke, maximal schmerzfreie 74
Gehstrecke, schmerzfreie 74
Gehtest nach Ratschow 68
Gehtraining 24, 70, 73, 88, 89
Gehtraining nach Ratschow 71
Gelenkbeweglichkeit 128
Gelenkdestruktion 138
Gelenkentzündung 132
Gerinnungsneigung, erhöhte 45
Gewebsprobe 96
Gewebsuntergang 61
Gewichtsabnahme 95, 111
Gicht 132, 133
Gleichstrombehandlung 72
Glomerulosklerose 80
Glukoseintoleranz 79
Granulome 97
Granulozytopenie 152, 155, 165
Großzehengrundgelenk 143

H

Hallux rigidus 136
Hallux valgus 136
Haltungsveränderung 127
Hammerzehen 136
Harnsäure 132
Hautkolorit, livides 45
Hautturgor 73
Head'sche Zonen 96
heiße Rolle 109
Herzebene 72
Herzinfarkt 16, 17, 18, 21, 36, 70
Herzinsuffizienz 29, 32, 33, 40, 41
Herzkranzgefäße 18, 23, 26

Herzrhythmusstörung 36, 40, 41
Herzsportgruppe 24
Herzstolpern 36
Herztod, plötzlicher 18
HIV 32
Hoch-Tief-Lagerung nach Ratschow 71
Hoch-Tief-Test nach Ratschow 68
Hüftgelenk, künstliches 137
Hüftstellung 123
hydroelektrische Teilbäder 72
Hydrotherapie 72, 137
Hyperglykämie 80
Hyperkoagulabilität 46
Hyperleukozytose 152
Hypersensitivitätsmyokarditis 32
Hypertonie, ambulatorisch venöse 45
Hypoglykämie 80
hypoglykämischer Schock 85
Hypotonie 36
Hypoxie 17

I

ICF 101, 104
Ileitis terminalis 98
Ileus 100
Imaginationsübung 39
IMET 110
Index zur Messung von Einschränkungen der Teilhabe 110
Infarkt 29
Infektanfälligkeit 168
Influenza 32
Inkontinenz 101
Insuffizienz, chronisch venöse 45, 58
Insulin 79
Insulinwirkung 79
Insult 62
International Classification of Function 104
Interphalagen, distale 133
Interphalangialgelenk 132, 133
Interphalangialgelenke, proximale 131
Intervalltraining 72
Intervention, psychologische 137
Intima 45
Ischämie 26, 62, 65
Ischiocruralmuskulatur 71

K

Kalziumkanalblocker 17
Kardiologe 55
Kardiomyopathie, diabetische 80
Kardiomyopathie, dilatative 32, 33, 34, 37, 40, 41
Kernspinuntersuchung 96
KHK 17, 20, 21, 23, 24, 25, 26
klerosierende Cholangitis 100
Klinefelter-Syndrom 153
Knöchel-Arm-Index 62, 74
Knochemarkzytologie 150
Knochenmark 152
Knochenmarksbiopsie 150
Kollagenose 32
Kollateralbildung 23, 74
Kollateralbildung, arterielle 70
Kölner Modell 24
Kolon 97
Kolonkarzinom 100
Kolonstenose 97
Komorbidität 66
Kompartmentsyndrom 63
Kompression 50
Konstriktion 18
Kontaktatmung 72
Kontrazeptiva 44
Koronare Herzkrankheit (KHK) 9, 13, 16, 17
Koronarsyndrom 17
Koronarsyndrom, akutes 17
Körpereigenwahrnehmung 22
Körperspannung 87
Kraftausdauer 86
Kraftausdauertraining 89
Krampfadern 43
Kraniosakraltherapie 80
Kreatinkinase 13
Kyphosierung 127

L

Lagerström-Formel 160, 164
Langerhans-Zellen 79
Langzeiteis 109
Langzeit-EKG 16
Lateralisierung 123
Lebensqualität 83
Leber-Gallen-Zone 105
Leistungsknick 36
Leistungsschwäche 41
Letalität 25
Leukozytopenie 165
Leukozytose 150, 151
Lösetherapie nach Scharschuch 108
Lösungstherapie 38
Lumbalmuskulatur 118
Lungenembolie 29, 44, 48, 50, 58
LWS-Lordose 123
Lymphangitis 46
Lymphknotenmetastasen 154
Lymphknotenvergrößerung 156
Lymphödem 46

M

Magenzone 105
Mangelernährung 100
Massage 137
MC 98
medizinische Fußpflege 87
Membrana synovialis 143
Merkfähigkeit 71, 88
Mesenterialinfarkt 62
Metabolisches Syndrom 78, 79
Metacarpophalangialglenk 133
Mimik 87
Missempfinden 87
mononukleäre Zellen 133
Morbidität 50
Morbus Bechterew 100, 113, 122
Morbus Crohn 96, 98, 109
Morgensteifigkeit 115, 116, 131, 143
Mortalität 50, 66
Muskelbiopsie 30
Muskeldysbalance 110
Muskelfunktionsprüfung 86
Muskelfunktionstest 86
Muskelkater 160
Muskelrelaxation 109
Muskelrelaxation nach Jacobson 18, 33, 72, 164, 168
Muskel-Venen-Pumpe 56, 57
Muskel-Waden-Pumpe 55, 70
Muskulatur, ischiocrurale 69
Mykosen 156
Myokard 31, 34
Myokardinfarkt 14, 16, 18

Myokarditis 28, 29, 31, 33, 41
Myokardperfusionsszintigrafie 13
Myozytose 32

N
Nekrose 61, 62, 66, 74
Nephropathie, diabetische 80
Neuropathie 78, 88
Neuropathie, diabetische 80
Neutral-Null-Methode 86, 128
Neutropenie 150
Nierensteine 100
Nikotinabusus 18, 25, 95

O
O2-Utilisation 70
Oberflächensensibilität 55, 88
Ödem 85
Ödemneigung 45
Orthese 123
Ovaluationshemmer 46

P
Palpation 63
Pankreas 79
Parasiten 32
Parästhesien 45, 159
Partizipation 87, 121
Pathomechanismus 9
pAVK 60, 61, 74
pAVK-Schweregrad 62
Perforation 100
periphere arterielle Verschlusskrankheit (pAVK) 60
periphere Arthritis 119
Peritonitis 100
Petechien 159, 165
Phlebitis, infektiöse 46
Phlebologe 50, 55
Phlebothrombose 43, 50, 58
Piccolotraktion 132
PIP 131, 133
Plaques 23, 74
Platt-Knickfuß 136
PMR 26
Pneumonie 155
Pneumonieprophylaxe 37, 41
PNF 89
Polyarthritis 100
Polyzythämie 46
postpartale Phase 46
Postthrombotisches Syndrom 50, 55, 56, 57, 58
Postthrombotisches Syndrom (PTS) 45
Pressatmung 22
pro-BNP 30
progressive Muskelrelaxation 24, 26
Propriozeptive Neuromuskuläre Fazilitation 89
Protozoen 32
Protusio acetabulum 137
Psoriasis vulgaris 119
PTS 45, 58
Pulmologe 55
Pulmonalarterien 45, 47, 48

Q
Qigong 108
Querdruckschmerz 133

R
RA 130, 131, 133
Radon-Therapie 138
Ratschow-Gehtraining 39, 71, 73
Ratschow-Test 62, 64, 71, 74
Rauchexposition 18
Raumforderung 152, 168
Rechtsherzinsuffizienz 17
Reflux 45
Regenbogenhaut 117
Rekanalisation 47
Rekanalisation, unvollständige 45
Rekanalisierung 55, 57
renovaskulär 62
Replikation, virale 32
Rescue-Tropfen 18, 33
Retinopathie 80
Revaskularisationstherapie 17
RF 132
Rheumafaktoren 132
Rheumaknoten 133
Rheumaleitlinie 138
rheumatoide Arthritis 130, 131, 133, 142, 145
Risiko, kardiovaskuläres 66
Röntgen-Thoraxaufnahme 16
Rückdrehdehnlage 108
Rückflussförderung 50, 57
Rückfluss, venöser 47, 58
Rudwaleit 115
Ruhe-EKG 16
Ruhepuls 34
Ruhetachykardie 36
Ruhigstellung 50

S
Sakroiliitis 100
Sauerstoffmangel 17, 22
Schaarschuch-Haase 18, 33, 38
Schaufensterkrankheit 67, 74
Schlaganfall 70
Schmerzskala 54, 109
schnelles Lagern 72, 164, 168
Schock, kardiogener 33, 34, 41
Schrittlänge 123
Schrunden 70
Schubquantität 98
Schuhwerk, orthopädisches 137
Schuppenflechte 119
Schwangerschaft 46
Schwellungsneigung 45
Seeigel, betrunkener 108
Sehnenansatzentzündung 119
Sehnenentzündung 115
Selbsteinschätzung 37
Selbstinspektion 88
Sensibilität 85, 88
Sichtbefund 68
Sieper 115
sklerosierende chronische Enteritis 98
Soor 165
SpA 116
Spannungsübungen, isometrische 145
Splenomegalie 156
Spondylarthritiden 116
Spondylitis ankylosans 113
Spreizfuß 136
Staphylokokken 32
Stase 45, 46
Stehpause 70
Steifigkeit 128
Stenose 100
Stentimplantation 17
Stopp-Test 86
Stressreduktion 37
ST-Strecke 13, 16
Stuhlinkontinenz 111

T
Tachykardie 41
Tai-Chi 24, 108

Tastbefund 68
Temperaturtest 57
Tenesmen 96
Theraband 72
Therapie, segmentale 72
Therapie, vegetative 72
Thermotherapie 137
Thromboemboliepropylaxe 33
Thrombopenie 152, 155
Thrombophlebitis 43, 44
Thrombose 36, 44
Thrombosedruckpunkte 44, 57
Thromboseneigung 168
Thromboseprophylaxe 37, 41
Thrombosestrümpfe 55, 58
Thrombose, stumme 52
Thrombozyten 152
Thrombozytopenie 165
Thrombozytose 46
Thrombus 45, 47, 48
Thrombustypen 47
Tiefensensibilität 55, 88
Tiefensensibilitätstest 86
TNM-Klassifikation 154
Trauma 46
Trommelschlegelfinger 22
Trophik 70
TVT 43, 44, 47, 58

U

Überlebensrate 167
Überwärmung 132, 138
Ulcus cruris 49, 66
Ultraschall 69
Ultraschalltherapie 137
Ulzeration, feuchte 78
Ulzeration, trockene 78
Umstimmung, vegetative 102, 107
Utilisation 73
Uveitis anterior 115

V

Varikosis 43, 44, 46, 58
Varizen 45
VAS 20
Vasokonstriktionen 61
VAS-Skala 57, 67
vegetative Umstimmung 72
Venenklappen 45
Venenklappen, insuffiziente 46
Venenthrombose, oberflächliche 43
Ventraltranslation 123
Verdauungsprobleme 95
Verlauf, fulminanter 33
Virchow-Trias 44, 46, 50, 58
Virusnachweis, direkter 30
Viskosität 45, 46, 50
Vorhofflimmern 45

W

Wachstum, appositionelles 45
Wadenaktivität 68
Wadenpumpe 88
Wadenschmerz 67
Wahrnehmungstraining 89
Wells-Score 45
WHO 101
Windmühlenvorfuß 136
Wirbelbildungen 46
Wirbelsäule 16
Wirbelsäulenbeweglichkeit 127
Wundheilungsstörung 66, 78, 85

Y

Yoga 108

Z

Zehenstand 58
Zytogenetik 150
Zytopenie 152, 162